新文京開發出版股份有限公司

NEW WCDP 新世紀・新視野・新文京 — 精選教科書・考試用書・專業參考書

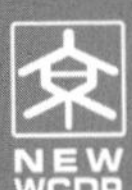

New Wun Ching Developmental Publishing Co., Ltd.

New Age · New Choice · The Best Selected Educational Publications — NEW WCDP

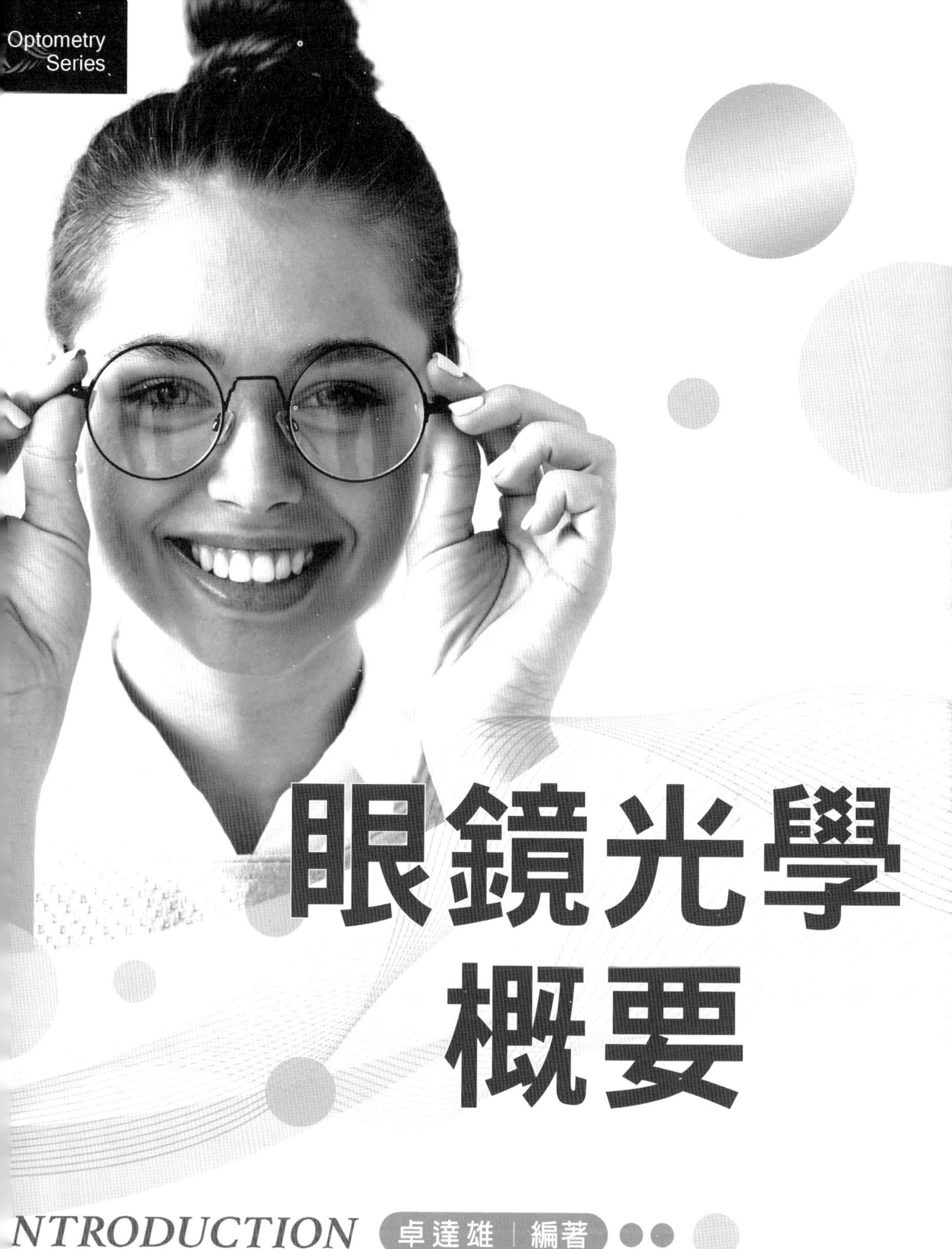

眼鏡光學概要

NTRODUCTION
O SPECTACLE OPTICS

卓達雄 | 編著

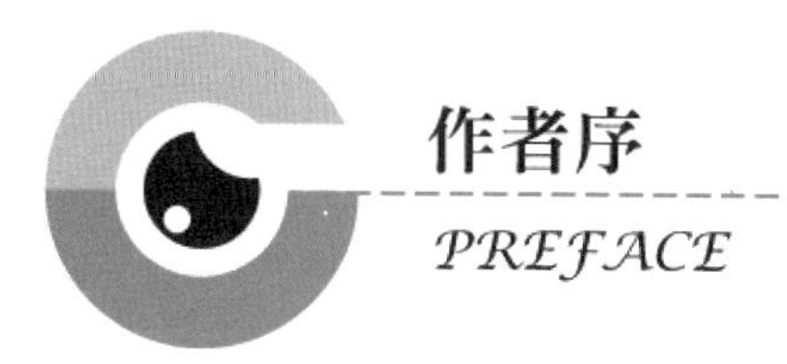

作者序

PREFACE

眼鏡光學概要是將幾何光學理論與各式光學透鏡特性結合起來，應用於矯正眼屈光系統為架構所編輯而成的專業基礎課程，這是視光專業技術中一門重要的入門學科，本書內容主要有光學基礎、球面透鏡、柱面透鏡、複曲面透鏡、稜鏡、眼鏡放大率、處方轉換、屈光不正類型、光學矯正原理、光學像差分析與眼用鏡片設計等項目。

全書以深入淺出之方式，敘述光學的基本原理與透鏡的應用技術及臨床視覺矯正等內容，作為學習的主軸。本書是視光學之專業基礎課程，適合眼科與光學相關領域之實務教學使用，亦可供大專院校視光科系學生學習眼鏡配鏡相關技術之先修教材，也適合視光產業技術人員平時自學或研習之讀物。為因應驗光人員國家考試，本書特收錄最新歷屆考題，供讀者研習精進。

然於撰寫與編輯過程中，難免有筆誤、不盡理想與不足之處，還望各位讀者與同業先進不吝給予指教。

卓達雄 謹識

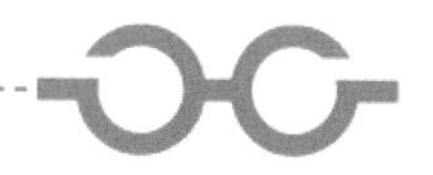

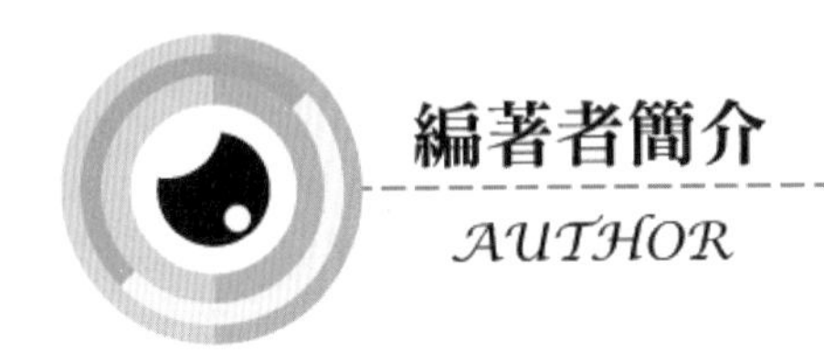

卓達雄

學歷：

國立中正大學 光學物理 博士

淡江大學 物理學 碩士

淡江大學 物理系 學士

中華醫事科技大學 視光系 學士

溫州醫科大學 眼視光學院 醫學士

國立聯合大學 光電工程系 副學士

經歷：

樹人醫護管理專科學校 視光學科 助理教授兼科主任

臺灣眼視光教育學會 理事長

中華民國驗光師公會全國聯合會 副理事長

中華醫事科技大學 國際暨兩岸事務處 處長

現職：

中華醫事科技大學 視光系 副教授

臺南市驗光師公會 常務理事

證照：

中華民國驗光師及驗光生 國家考試及格

中等學校物理 合格教師

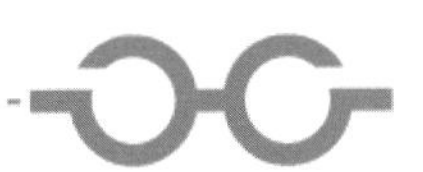

目　錄 CONTENTS

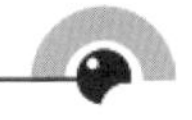

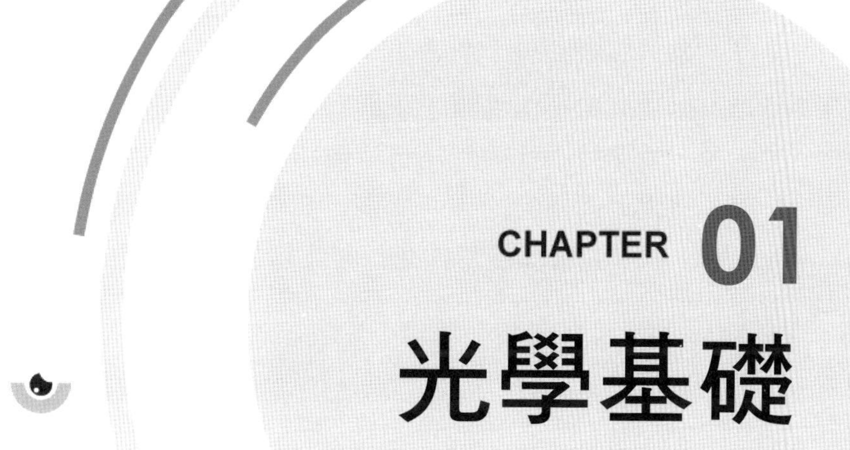

CHAPTER 01

光學基礎

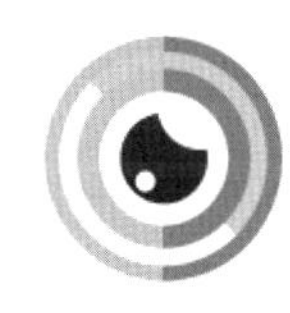

第一節　光是一種電磁輻射
第二節　折射率
第三節　幾何光學基本定律
第四節　光的反射和折射
第五節　光束的聚散度
第六節　單一球面的折射
第七節　實際與視覺深度
第八節　符號規則

應用於眼鏡鏡片的透鏡，主要目的是利用其光學原理矯正眼球的屈光不正。針對不同性質、不同類型和不同程度的屈光不正以及不同的配戴者，要選擇不同的透鏡進行矯正。不同的透鏡都遵循相同的幾何學原理，透鏡共同遵循的幾何學基本原理和成像的基礎知識，是本章的重點內容，對其掌握和瞭解亦是以後學習眼鏡光學的基礎。

第一節 光是一種電磁輻射

從物理學的角度看光學的基本性質，「光」的本質是一種電磁波。電磁波與我們的日常生活密切相關，如：太陽光就屬於電磁波；紅外線、紫外線都是電磁波；手機、電視、收音機接收的電波也屬於電磁波；微波爐還可產生電磁波等等。而我們能看到的「光」，即可見光，只是電磁波的很小一部分。

電磁波都有特定的波長，這是波的一個基本要素。根據波長可以將電磁波分成幾大類：如圖 1-1 所示，波長由短到長依次為 γ 射線、X 射線、紫外線、可見光、紅外線和無線電波等。電磁波的波長範圍很廣，如太陽光的波長範圍從 $10^{-13} \sim 10^{5}\,\text{m}$，即萬分之一奈米(nm)~100 公里(km)，而可見光的波長範圍從 380~760 nm，顯然可見光只是電磁波的很小一部分。我們視網膜的感受器（視錐細胞和視杆細胞）只對這部分的電磁波起反應，對其他波長範圍的電磁波我們將「視而不見」，為不可見光。

光除了給我們亮的感覺外，還可以給我們顏色的感覺。色覺的產生由視網膜上三種含有不同光敏色素的視錐細胞，分別對不同波長的可見光最大限度的吸收，形成三種不同的視訊號，在中樞產生特定的顏色感覺。各種波長可見光的不同組合將產生不同的色覺刺激，例如各種波長的可見光均勻組合，將產生白色的感覺。而單一波長的可見光將產生單一特定的顏色感覺，稱為單色光。

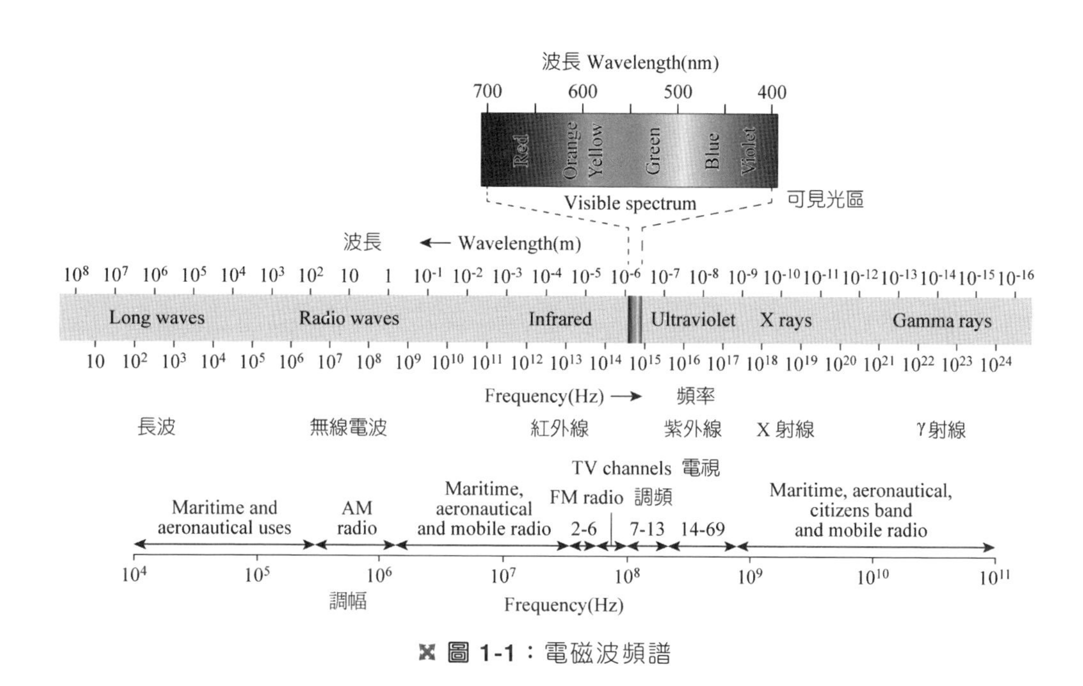

圖 1-1：電磁波頻譜

單色光根據其波長由長到短依次產生紅、橙、黃、綠、藍、靛、紫的感覺，如表 1-1 所示。隨著光的波長逐漸變化，產生的色覺刺激也是逐漸過渡的，沒有截然的界線。

表 1-1：可見光波長與色覺反應的關係

色覺反應	可見光波長(nm)
紅	780~620
橙	620~590
黃	590~560
綠	560~490
藍	490~450
靛	450~430
紫	430~380

第二節 折射率

介質的折射率(Index of Refraction)為光在介質中傳播時，介質對光的一種特徵，它是表示在兩種（等向性）介質中光速比值的物理量，即介質的折射率，為波在參考介質（真空）中的波速(c)與在介質中波速(v)的比值，即：

$$n = \frac{c}{v} \tag{1-1式}$$

由於光在真空中傳播的速度為每秒 30 萬公里，故其他介質的折射率都大於 1。同一介質對不同波長的光，具有不同的折射率。通常說某物體的折射率數值多少，指的是絕對折射率，它可以看作介質相對真空的折射率（例如水為 1.33，水晶為 1.55，金剛石為 2.42，玻璃按成分不同而為 1.5~1.9）；折射率還與波長有關，稱色散現象(Dispersion)，在對可見光為透明的介質內，折射率常隨波長的減小而增大，即紅光的折射率最小，紫光的折射率最大，上述折射率是指對鈉黃光（波長 589.3 nm）而言。

兩種介質的折射率之比，稱為相對折射率。例如，第一介質的折射率為 n_1，第二介質的折射率為 n_2，則 $n_{21} = n_2 / n_1$ 稱為第二介質對第一介質的相對折射率。折射率較大的稱光密介質，折射率較小的稱光疏介質。折射率與介質的電磁性質密切相關，根據電磁理論，ε_r 和 μ_r 分別為介質的相對電容率(Relative Permittivity)和相對磁導率(Relative Permeability)。氣體折射率還與溫度和壓力強度有關，空氣折射率對各種波長的光都非常接近於 1，例如空氣在 20℃、760 毫米汞柱時的折射率為 1.00027，因此一般常把空氣折射率當作 1。

介質的折射率通常由實驗測定，有多種測量方法。對固體介質，常用最小偏向角法或自準直法，液體介質常用臨界角法，氣體介質則用精密度更高的干涉法，即瑞利干涉儀(Rayleigh interferometer)。

介質的折射率 n 是決定光波在此介質中行進的速度。例如：玻璃折射率 1.523，是表示光在介質中行進的速度為光在真空中或空氣中行進速度的 1/1.523 倍。所以，光在真空中的速度為 3×10^8 m/s（準確的數值為 299,792,458 m/s），當光進入其他透明介質時，速度就會減慢。

折射率直接影響透明介質（例如玻璃），兩個常見的性質：一是光線從兩個不同折射率的介質跨越時，因為速率的改變而導致進行方向的轉向；二是光線遇到折射率不同的介質在界面反射的比例，也由兩介質的折射率決定，此即為菲涅耳(Fresnel's)公式，即反射比例(ρ)為：

$$\rho = \left[\frac{n_2 - n_1}{n_2 + n_1}\right]^2 \qquad \text{(1-2)式}$$

其中 n_1 為第一介質的折射率，而 n_2 為第二介質的折射率，若鏡片表面為空氣，則光束入射時鏡片表面的反射百分比(ρ)為：

$$\rho = \left[\frac{n_2 - 1}{n_2 + 1}\right]^2 \times 100\% \qquad \text{(1-3)式}$$

各種不同折射率的透明介質置於空氣中，若光線自介質表面垂直入射則產生表面反射比例，如表 1-2 所示。

表 1-2：光線由空氣中進入折射率 n 時界面反射百分比 ρ

折射率 n	反射百分比 ρ (%)
1.333	2.04
1.39	2.63
1.523	4.30
1.67	6.30
1.75	7.44
1.8	8.16

範例 1-1

某透鏡置於空氣中，已知一束光在透鏡中行進的速度為 20 萬公里／秒，問：
(1) 此透鏡材料的折射率 $n=$？
(2) 光束入射此鏡片表面時產生反射比例為多少？

解答：

(1) $n=\frac{c}{v}=\frac{300{,}000\ \text{km/s}}{200{,}000\ \text{km/s}}$

$n=1.500$

(2) $\rho=(\frac{n-1}{n+1})^2=(\frac{1.500-1}{1.500+1})^2$

$\rho=(\frac{0.5}{2.50})^2=0.04=4\%$

光束入射透鏡時會經過兩個表面，因此兩個介面產生的反射比例總合為 8%，若光線在均質並清澈透鏡內部沒有被散射或吸收，則通過此鏡片光束的穿透率約為 92%。

第三節 幾何光學基本定律

幾何光學基本概念中，當我們研究光是如何成像時，我們可以將光的物理性質放在一邊，不考慮其波長、振幅和頻率，而以簡單的幾何原理進行分析。

以下是幾何光學的幾個基本概念：

1. 光源：能發光的物體稱為光源(light source)或發光體，如太陽、電燈等。如果發光體本身的體積與作用距離相比可以忽略不計，則稱為點光源。例如遙遠的恆星，雖然體積龐大，但與地球距離遙遠，我們仍然可以將其稱為點光源。

2. 光線：將光的傳播方向用一條直線來表示，而忽略其直徑、體積和所有的物理性質，只有位置和方向，這樣的幾何線條稱為光線(ray)，光線是幾何光學最基本的概念。

3. 光束：將一系列有一定關係的光線集合起來，稱為光束(beam of light)。諸多光線所彙集而成的光束型態可分四種：會聚光束(convergent beam)、發散光束(divergent beam)、平行光束(parallel beam)和像散光束(Astigmatic beam)，如圖 1-2。

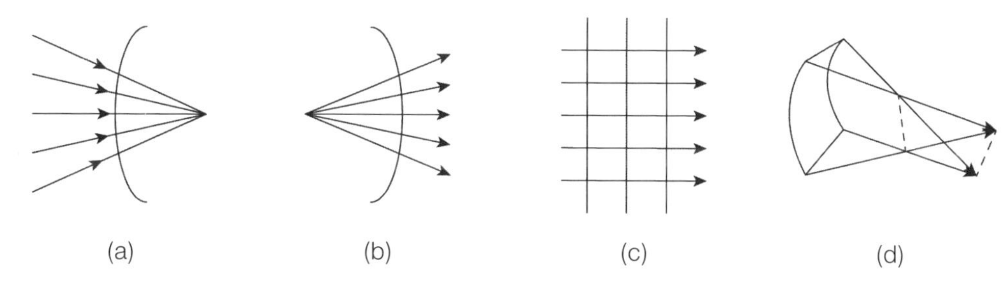

圖 1-2：(a)會聚光束；(b)發散光束；(c)平行光束；(d)像散光束

幾何光學的基本定律為：

1. 光的直線傳播定律：光在各向均勻的介質中沿直線傳播，即在均勻介質中的光線為一條直線或射線。物體的影子、針孔成像都是光線沿直線傳播的基本事實。

2. 獨立傳播定律：一條光線與其他光線相交後，不影響其傳播特性（包括光的振幅、振動方向等）。

3. 折射與反射定律：設光行進通過的介質 1 與介質 2 都是透明、均勻和等向性的，且它們的分界面是平面，當光線由介質 1 入射到界面上時將分解為反射線和折射線兩光線，反射線與折射線的行進規則必須遵守折射與反射定律，我們將於第 4 節中介紹。

在幾何光學中所有的光路分析和計算都遵從這三條定律。從幾何光學的基本定律不難看出，如果光線逆著反射線方向入射，則這時的反射線將逆著原來的入射線方向傳播，如果光線逆著折射線方向介質 2 入射，則射入介質 1 的折射線也將逆著原來的入射線方向傳播。也就是說，當光線的方向反轉時將逆著同一路徑傳播，這個帶有普遍性的結論，稱為光的可逆性原理(Principle of Light Reversibility)。

第四節 光的反射和折射

1. 光的反射：

當光線照射在物體表面，或兩種介質的分界面，都會有一部分光線出現反射(Reflection)，究竟有多少光線反射，則取決於物體的材料和光線投射的角度。

一條光線照射在光滑的表面上，將出現反射。入射光線、反射光線與法線位於同一平面上，入射角 θ_1 等於反射角 θ_2，這就是光的反射定律(Law of Reflection)，用表達式表示為：

$$\theta_1 = \theta_2 \tag{1-4}$$

(1-4)式

光的反射定律與光的波長、物體材料和入射角度均無關。

當一束光照射在光滑的平面上，如一面鏡子上，出現的反射稱為鏡面反射。如圖 1-3(a)所示，一束平行光線照射在光滑的平面上，反射的光線仍然是平行光線。如果光束照射在粗糙的表面上，如圖 1-3(b)所示，每條光線仍然遵循反射定律，但每條反射光線的方向都不一樣，這種現象稱為漫反射(Diffuse Reflection)。

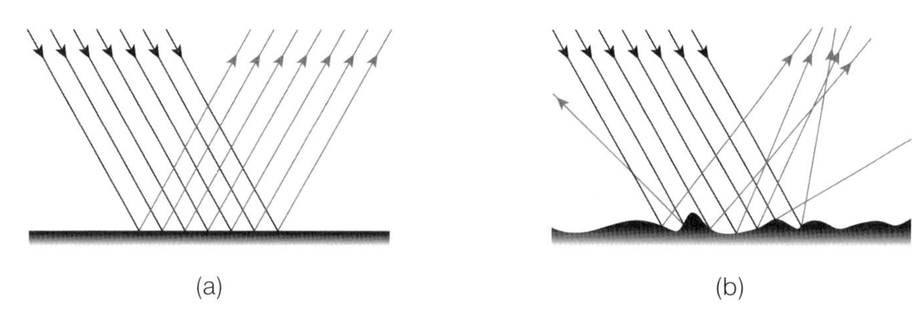

圖 1-3：(a)在光滑的平面上的鏡面反射；(b)粗糙的表面上的漫反射

2. 光的折射：

當光線進入水中，除了一部分會反射，另一部分則進入水中，而且傳播方向將發生改變。比如我們將一根筷子放入水中，會覺得筷子向上折了，其實筷子仍然是直的，只是光線變折射了。如圖 1-4 所示，光線從空氣投射到水面，部分光線進入水中，發生方向偏折，成為折射光線，這種現象稱為光的折射(Refraction)。

發生偏折的原因是光在兩種介質中傳播的速度不一樣。如光線由空氣進入水面，因同一波前在空氣的部分速度快，到了水中則速度減慢，因而傳播方向發生偏折。

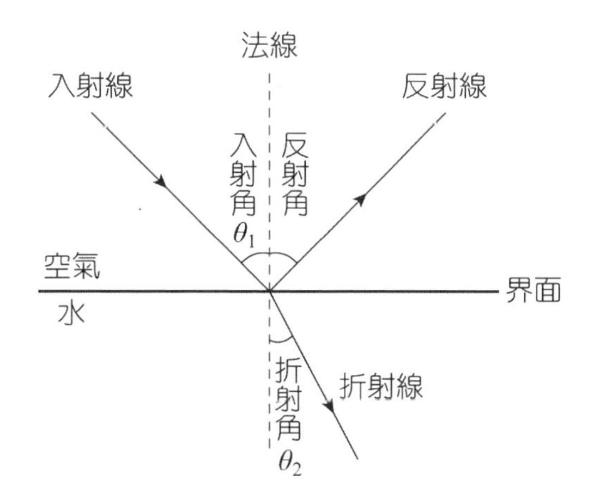

圖 1-4：光線的折射現象

如圖 1-4 所示，若入射光線、折射光線與法線在同一平面上，入射角θ_1的正弦與折射角θ_2的正弦之比，等於第二種介質的折射率n_2與第一種介質的折射率n_1之比，這就是光的折射定律(Law of Refraction)，又稱為司乃耳定律(Snell's Law)。用表達式表示為：

$$\frac{\sin\theta_1}{\sin\theta_2}=\frac{n_2}{n_1} \qquad (1\text{-}5)式$$

範例 1-2

光線從空氣$(n_1=1)$進入玻璃$(n_2=1.523)$，入射角為 45°，折射角θ_2是多少？

解答：

$$\frac{\sin 45°}{\sin\theta_2}=\frac{1.523}{1}$$

$$\theta_2=27.7°$$

因此，光線從折射率低的介質進入折射率高的介質時，折射角小於入射角。反之，從折射率高的介質進入折射率低的介質時，折射角大於入射角。

範例 1-3

光線從玻璃$(n_1=1.523)$進入空氣$(n_2=1)$，入射角為 45°，折射角θ_2是多少？

解答：

$$\frac{\sin 45°}{\sin\theta_2}=\frac{1}{1.523}$$

$$\sin\theta_2 = 1.077$$

θ_2 不存在。

另外，當光線從折射率高的介質進入折射率低的介質，入射角恰好達到某一特定的角度時，折射角為 90°，實際上沒有折射，只有反射，這時的入射角稱為臨界角(Critical Angle) θ_c，臨界角 θ_c 的計算：

$$\frac{\sin\theta_c}{\sin 90}=\frac{n_2}{n_1}$$

$$\theta_c = \sin^{-1}(\frac{n_2}{n_1}) \qquad (1\text{-}6)式$$

範例 1-4

有一光線從玻璃 $(n_1 = 1.523)$ 進入空氣 $(n_2 = 1)$ 中，請問臨界角 θ_c 是多少？

解答：

$$\theta_c = \sin^{-1}(\frac{1}{1.523}) = 41.04$$

∴臨界角為 41.04

光線以大於臨界角入射，將不會出現折射，此現象稱為全反射(Total Reflection)，如圖 1-5 所示。因此，要發生全反射的現象必須當光線從折射率高的介質進入折射率低的介質，並且其入射角大於臨界角時，才有可能發生。

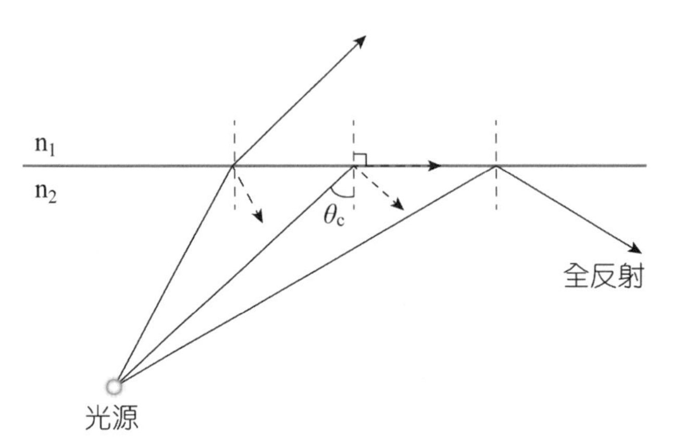

圖 1-5：全反射現象

第五節 光束的聚散度

1. 聚散度與波前

光束的聚散度(Vergence)概念是指光束在空氣中的特定位置，其會聚(Convergence)或發散(Divergence)的程度。如圖 1-6 所示，點光源 *A* 發射出一束發散光束，在距離 *A* 較近的 *B* 點，光束的發散程度較大，而距離 *A* 很遠處的 *C* 點，光束接近平行狀態，發散程度變得很小。因此，光束的聚散度與會聚點或發散點的距離相關，聚散度在數值上等於該位置的波前的曲率。

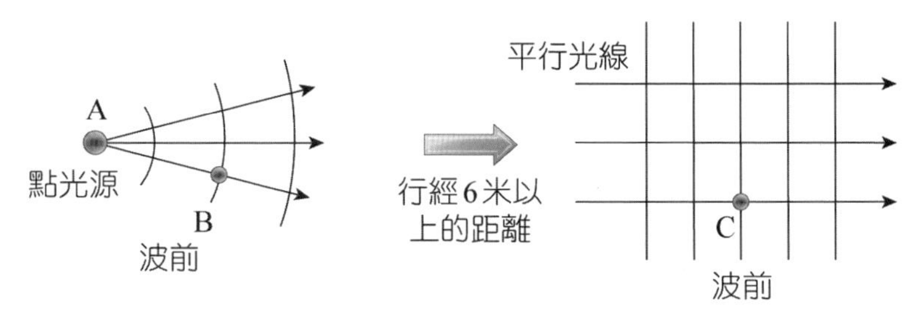

圖 1-6：光束的聚散度

波前(Wave front)是指在波的空間分布中同相位的各點組成的幾何面。如圖 1-7 所示，在均勻的介質中，由點光源發出的光波，其波前就是一圈一圈的同心圓。光線是與波前相垂直的軌跡，以及光線就是通過發光點的直線，它表示光的傳播方向。波前和光線是可以互相轉換的，已知波前可以畫出光線且光線也可以畫出波前。

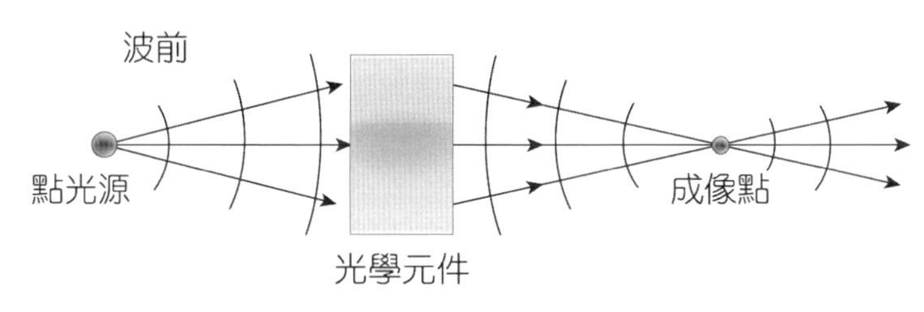

圖 1-7：光線與波前

當光束位於空氣中（空氣的折射率 =1），則光束的聚散度就是該點所在波前的曲率(Curve)。如圖 1-6 所示，由 *A* 點發出的發散光束組成的波前，波前上 *B* 點距離 *A* 較近，所以 *B* 點的波前曲率較大，聚散度較高；而 *C* 點離 *A* 很遠，波前近似於直線，聚散度趨向零。可見在波前上距離光束的交會點越近，聚散度越高，距離交會點越遠，聚散度越低。只有平行光束例外，其波前近於平坦，曲率為零，因此平行光束上各點的聚散度都為零。

2. 聚散度的計算

當光束位於空氣中，其聚散度 (*L*) 是波前的曲率，用波前曲率半徑（即與光束交會點的距離）的倒數來表示，聚散度的單位是屈光度(diopter)，其表達式為：

$$L - \frac{n}{r} \qquad \text{(1-7)式}$$

其中：n 為折射率

r 為與光束交會點的距離（米）

L 為聚散度（屈光度）

為了區分會聚光束和發散光束的聚散度，將會聚光束的聚散定為正，發散光束為負。假設圖 1-6 的 B 點距離 A 點 1 m，則 B 點的聚散度為 $L=1/r=-1.00\,\mathrm{D}$；C 點距離 A 點無窮遠，則 C 點的聚散度 $=0$。

發散光束與收斂光束的聚散度與距離的關係參見圖 1-8 所示，由圖可知聚散度的大小與距離成反比。

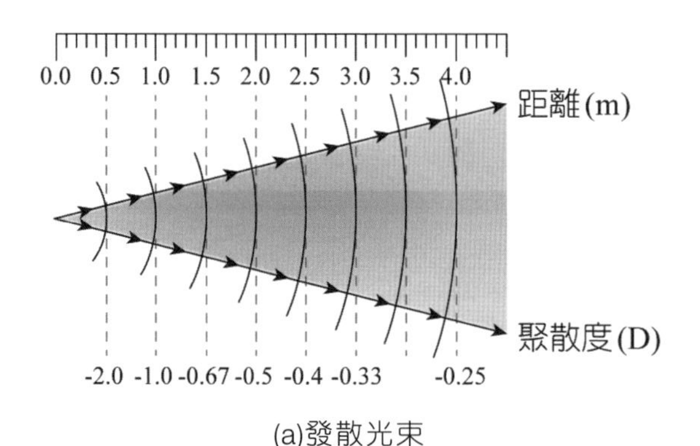

(a)發散光束

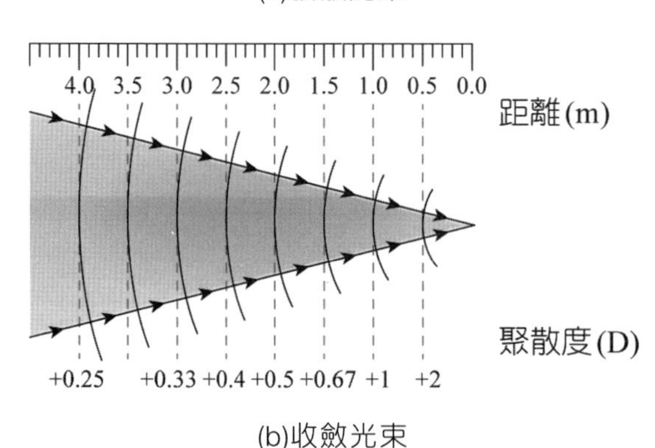

(b)收斂光束

圖 1-8：(a)發散光束；(b)收斂光束之聚散度與距離的關係

3. 用聚散度求透鏡屈光力和成像位置

透鏡可以改變光束的聚散度，如凸透鏡使光束趨於會聚，凹透鏡使光束趨於發散。透鏡使光束聚散度改變的程度稱為透鏡的鏡度或屈光力，用 F 來表示。

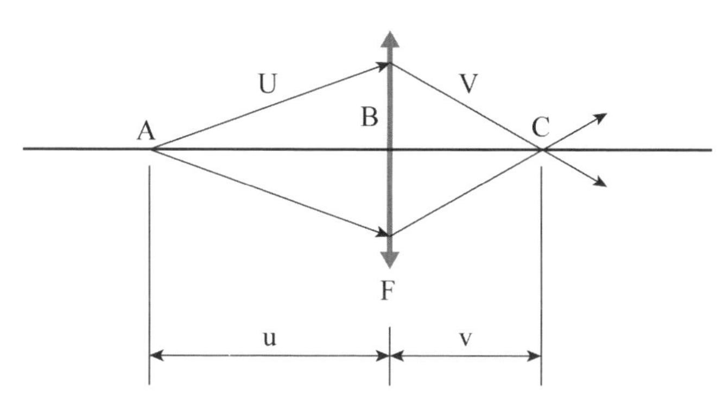

圖 1-9：物體通過正薄透鏡成像

如圖 1-9 所示，物體 A 通過透鏡 B，成像於 C，則光束進入透鏡時的聚散度稱物側聚散度 U，透鏡屈光力 F 與光束離開透鏡時的聚散度即像側聚散度 V 三者的關係如下：

$$U+F=V \tag{1-8}$$

(1-8)式

假設物體 A 距離透鏡 $u=1\text{m}$，即物側聚散度 U 為 -1D，又知透鏡 B 的屈光力 $F=+3.00\text{D}$，可以得出像側聚散度 $V=-1+3=+2\text{D}$，即離開透鏡的光束聚散度 V 為 $+2\text{D}$，故像距離透鏡為 $v=1/V=1/2=0.5\ \text{m}=50\ \text{cm}$。

如果用 u 表示透鏡與物體的距離（物距）、v 表示透鏡與像的距離（像距）、f' 表示透鏡與焦點的距離或稱焦距，其可以由透鏡的屈光力 F 的倒數求出，即 $f'=1/F$，所以可得出成像公式：

$$\frac{1}{v}-\frac{1}{u}=\frac{1}{f'}$$

(1-9)式

(1-8)與(1-9)這兩公式是完全等效的。

注意，這兩個公式只適用於透鏡放在空氣中的成像計算。

第六節 單一球面的折射

設半徑為 r，球心位於 C，折射球面與光軸之交點即頂點為 A，前後介質的折射率分別為 n_1 與 n_2。從軸上物點 O 引入一條光線，折射後重新交光軸於 O'。其中 u 為物距；v 為像距，如圖 1-10 所示。

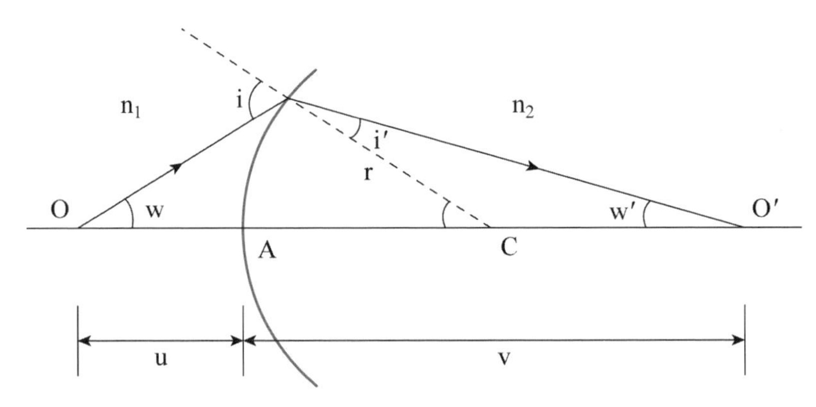

圖 1-10：單一球面的折射示意圖

已知物側聚散度 $U=\frac{n_1}{u}$，像側聚散度 $V=\frac{n_2}{v}$

此單一折射球面的屈光度為：$F=\frac{n_2-n_1}{r}$

由(1-8)式知 $U+F=V$

所以單一折射球面的近軸光線成像公式如下：

$$\frac{n_2}{v}-\frac{n_1}{u}=\frac{n_2-n_1}{r} \qquad \text{(1-10)式}$$

當令 $v \to \infty$ 時，則 $u = f$ ；若令 $u \to \infty$ 時，則 $v = f'$

因此我們可以整理得

第二焦距　$$f' = \frac{n_2 r}{n_2 - n_1} = \frac{n_2}{F}$$ (1-11)式

第一焦距　$$f = -\frac{n_1 r}{n_2 - n_1} = -\frac{n_1}{F}$$ (1-12)式

兩者相比

$$\frac{f}{f'} = -\frac{n_1}{n_2}$$ (1-13)式

故物像距公式也可以物像焦距表示：

$$\frac{f'}{v} + \frac{f}{u} = 1$$ (1-14)式

範例 1-5

已知單一球面的折射如圖 1-10，其中 $n_1 = 1$ 、 $n_2 = 1.6$ ，球面的曲率半徑 $r = +50\text{mm}$ ，物體在界面頂點前 400mm，求成像位置、第一焦距與第二焦距？

解答：

(1) 已知 $u = -0.4$ 、 $r = +0.05$ 、 $n_1 = 1$ 、 $n_2 = 1.6$ ，代入(1-10)式

$$\frac{1.6}{v} - \frac{1}{-0.4} = \frac{1.6 - 1}{0.05} = 12$$

$\therefore v = +0.168\text{m} = 16.8\text{cm}$ ，即成像位置在界面頂點後側 16.8cm

(2)第一焦距 $f=-\frac{n_1}{F}=-\frac{1}{12}=-0.0833\ \text{m}=-8.33\ \text{cm}$

(3)第二焦距 $f'=\frac{n_2}{F}=\frac{1.6}{12}=0.1333\ \text{m}=+13.33\ \text{cm}$

第七節 實際與視覺深度

從水面上方朝池中望去，看到水的深度比實際的淺。從水面上看水中的魚，看到魚的位置比魚的實際位置靠近水面。水的實際深度叫實深(Real Depth)，眼睛看到的視覺深度又稱為視深(Apparent Depth)，實深與視深的關係可由光的折射定律推導出來。

如圖 1-11 所示，從空氣中看水中的物體時，是水中的物體發出的或反射的光線從水中進入空氣中，設 O 是水中的一點，OA、OB 是從 O 射向水面進入眼睛的兩條光線，其中 OB 很接近於法線，眼睛看起來覺得光線好像是由 E 點虛像發出的，所以 AE 即為水的視深。

利用光路的可逆性可得：

水的折射率 $n=\frac{\sin\angle i}{\sin\angle r}$

但 $i=\angle AEB$ ， $r=\angle AOB$

所以 $n=\frac{\sin\angle AEB}{\sin\angle AOB}$

$$=\frac{AB/BE}{AB/BO}=\frac{BO}{BE}$$

當折射角 r 很小時，OB 很接近於 OA，可以令 $BO=AO$ 、 $BE=AE$ 代入上式，

得 $n=\frac{AO}{AE}=\frac{\text{實深}}{\text{視深}}$ (1-15)式

即實深與視深之比等於水的折射率，因為水的折射率為 1.33，所以水的視深約為實深的四分之三。若是隔著厚的平行板玻璃看下方的字時，由於折射關係，字看起來升高了，因為玻璃的折射率是 1.5 左右，所以視深約為實深的三分之二。

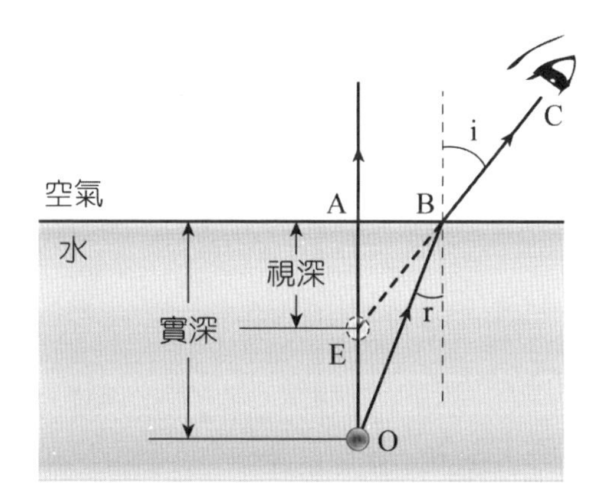

圖 1-11：實深與視深的關係

第八節 符號規則

對眼鏡光學進行成像計算，必須遵循特定的符號規則，以下是遵循卡迪生(Cartesian)座標系統進行推導：

1. 假定所有光線的方向都是從左向右：例如我們要計算一個物體經過透鏡成像在哪裡時，這個物體通常要畫在透鏡的左側，其發出的光線從左到右通過透鏡。

2. 所有距離從透鏡向左的量為負，向右的量為正，這是最重要的一條符號規則：例如物體在透鏡的左側，物距是從透鏡量度到物體，所以物距為負。平行光線從左向右通過凸透鏡焦點在透鏡的右側，所以凸透鏡的焦距為正；反之，凹透鏡的焦距為負。又例如透鏡的表面為球面，對應的圓心在透鏡的右側，則曲率半徑為正，對應的圓心在透鏡的左側，則曲率半徑為負。

3. 所有距離從光軸向下的量為負，向上的量為正。

4. 所有角度由光軸順時針衡量為負，逆時針衡量為正。

符號規則的示意圖如 1-12 所示。

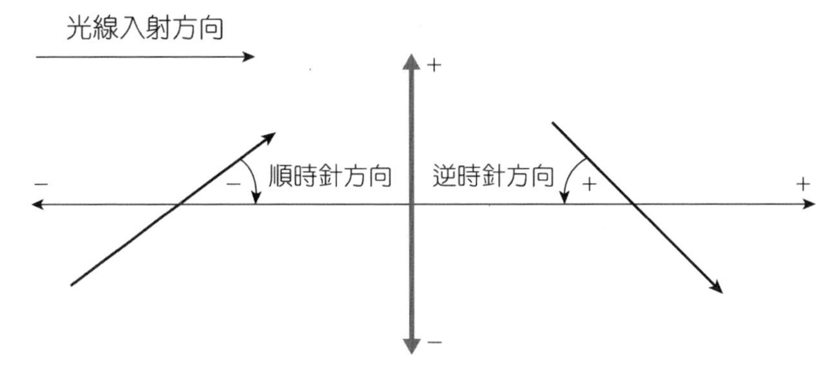

圖 1-12：光學符號規則

習 題

1. (1) 請問焦距為+33.33cm 的透鏡之屈光度為多少？
   (2) 有一透鏡之屈光度為 –4.17D，其焦距為多少？1212
2. 若單一球面的曲率半徑 $r = -4\text{cm}$，球面前為空氣而界面後的折射率 $n = 1.50$，試問：(1)球面的屈光力？(2)前後焦距？
3. 有一空氣-玻璃的界面，已知此界面的屈光力為 –10D，若將前側介質改為水，問此水-玻璃的界面的屈光力為多少？（$n_{水} = 1.33$，$n_{玻璃} = 1.53$）
4. 有一薄透鏡的屈光度為 –5.00D，有一物之成像位置在鏡前 10cm 處，問物的位置？
5. 用焦距為 20 公分的凸透鏡，欲產生將原物放大 4 倍的正立虛像，則物體應放在鏡前多少公分處？
6. 有一物置於+4.00D 透鏡前 70cm 處，入射光線經透鏡折射後，求：
   (1) 在透鏡 30cm 處的聚散度？
   (2) 成像位置與性質？

MEMO :

CHAPTER 02 球面透鏡

由前後兩個折射面組成的透明介質稱為透鏡(Lens)，這兩個折射面至少有一個是彎曲面。彎曲面可以是球面、柱面及環曲面等的形式。球面(sphere)顧名思義，像一個圓球的表面，各子午線有相等的曲率；柱面(cylinder)就像一根柱子的表面，其中一條子午線是直的，與之垂直的子午線彎度最大；環曲面(toric)就像一個鼓的側面，各條子午線都有彎度，其中一條子午線彎度最大，與之垂直的子午線彎度最小；平面(plane)可以看做特殊的球面、半徑無窮大的球面。

本章我們將探討球面透鏡(spherical lens)，簡稱球鏡，如果從光學作用分析，球鏡可以使平行光線形成一個焦點(focal point)，因此，球鏡可分為兩類：一種為凸透鏡，即中央厚而邊緣薄，又稱會聚(convergence)透鏡或正透鏡；另一種為凹透鏡，即中央薄而邊緣厚，又稱發散(divergence)透鏡或負透鏡。

第一節 球面透鏡的分類

球面透鏡(spherical lens)指前後表面均為球面，或一面為球面、另一面為平面的透鏡。球面是由一個圓或一段弧繞其半徑旋轉而得，如圖 2-1 所示，通過球面的任何平面所截得的總是一個圓，通過球心的平面所截得的圓最大。

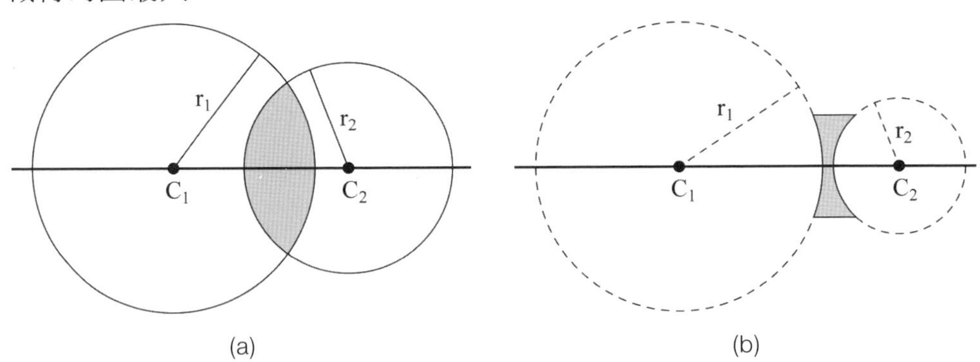

圖 2-1：球面透鏡的幾何形狀：(a)正球鏡；(b)負球鏡

球面透鏡分凸透鏡(convex lens)和凹透鏡(concave lens)兩大類：

凸透鏡為中央厚、周邊薄的球鏡，其對光線有會聚作用，也稱為會聚透鏡。根據透鏡前後兩面的形狀有以下幾種類型：圖 2-2(a)是最常見的雙凸透鏡(biconvex lens)，兩個球的球心分別在透鏡的兩側。因為平面可以視為一個球心在無窮遠、半徑是無窮大的球面，所以當左方的球面退化成平面時，可得圖 2-2(b)，若右方的球面退化成平面，則是圖 2-2(c)，這兩者是所謂的平凸透鏡(plano-convex lens)。如果兩個球心在透鏡的同側，我們就得到凸新月形透鏡(convex meniscus lens)，即為圖 2-2(d)。

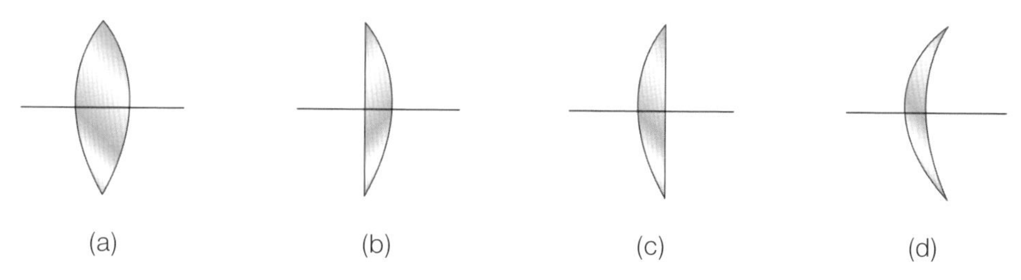

圖 2-2：常見凸透鏡的外形

基於同樣的概念，凹透鏡也有以下的四個形式，我們在前面已看過圖 2-3(a)，這是雙凹透鏡(biconcave lens)；如果有一個球面退化成平面，我們會得到圖 2-3(b)或(c)的平凹透鏡(plano-concave lens)；如果兩個球心在透鏡同側，亦即大球包含了小球，就是圖 2-3(d)的凹新月形透鏡(concave meniscus lens)。

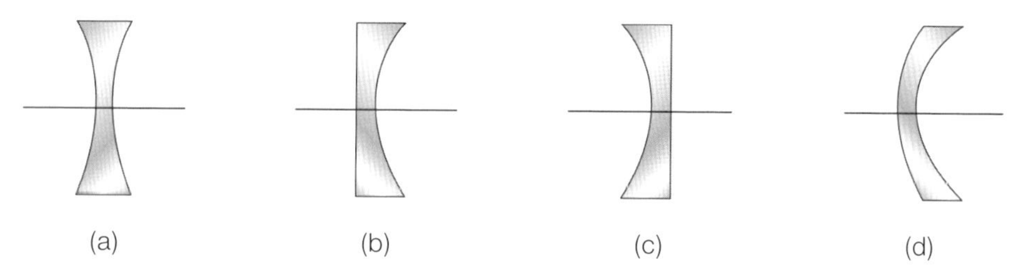

圖 2-3：常見凹透鏡的外形

光軸(optical axis)是通過球鏡前後兩個球面光學中心的直線，圖 2-4 顯示了各種形狀球鏡的光軸，其中 C_1、C_2 分別代表透鏡前、後表面的光學中心。由於光軸通過兩個球面的光心，因此與兩個面皆垂直。光線沿光軸進入球面透鏡，將不會發生偏折，由於物點和像點是共軛的，因此在光軸上的物體，所成的像也必然在光軸上。通過透鏡的距離稱為透鏡的中央厚度(central thickness)，凸透鏡的中央厚度最大，凹透鏡的中央厚度最小。

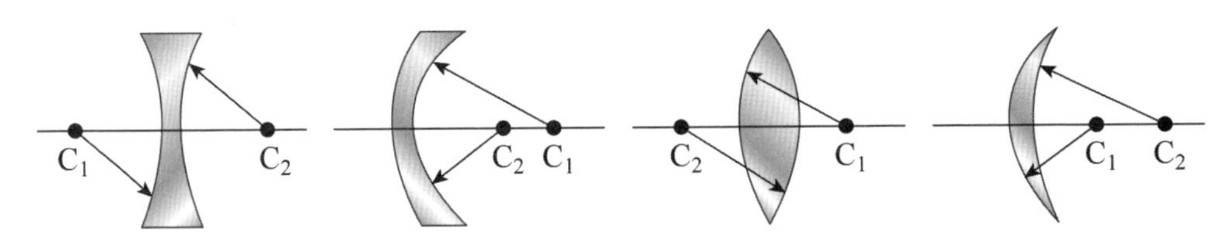

圖 2-4：球面透鏡的光軸

第二節 薄透鏡

如果透鏡的中央厚度薄到一定程度，透鏡的光學性質與其形狀和透鏡的形式無關，這樣的透鏡就稱為薄透鏡(thin lens)，即無論凸透鏡的形狀是雙凸、平凸還是凹凸；或凹透鏡的形狀是雙凹、平凹還是凸凹，薄透鏡中央厚度對其光學性質的影響都可以忽略。這時，凸透鏡用一個相對的雙箭頭表示，而凹透鏡用一個相向的雙箭頭表示，如圖 2-5 所示，運用薄透鏡的概念也將使我們的成像計算與作圖大為簡化。

薄透鏡的總屈折力等於兩個折射面屈折力(refractive power)之和，即 $F = F_1 + F_2$。如 $F_1 = +6.00\,\text{DS}$，$F_2 = -8.00\,\text{DS}$，則 $F = -2.00\,\text{DS}$。平行光線入射正薄透鏡可以會聚成一點，若是平行光線通過負薄透鏡則會發散，其反向延長線也會聚於一點，此點稱為虛焦點。此焦點至薄鏡片中心距離為該薄透鏡的後焦距 f'，$f' = 1/F$。

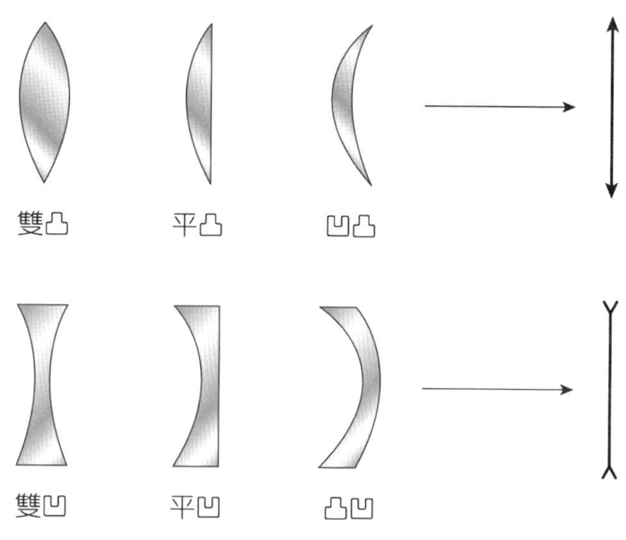

圖 2-5：正、負薄透鏡示意圖

至於薄透鏡前後兩面的屈折力分別為：

$$F_1=\frac{(n-1)}{r_1}\ ;\ F_2=\frac{(1-n)}{r_2} \qquad (2\text{-}1)\text{式}$$

因此薄透鏡的總屈折力為：

$$F=F_1+F_2=(n-1)(\frac{1}{r_1}-\frac{1}{r_2}) \qquad (2\text{-}2)\text{式}$$

其中 r_1 為第一折射面曲率半徑，r_2 是第二折射面曲率半徑，n 是鏡片折射率，且薄透鏡置於空氣中；故(2-2)式又稱薄透鏡造鏡者公式(Len maker's formula)。

範例 2-1

欲加工 $F_1=+6.00$，$F_2=-8.00$ 的薄鏡片，鏡片 $n=1.5$，選用鏡片模具的曲率半徑各為多少？

解答：

第一面 $F_1=\dfrac{(n-1)}{r_1}$

$$r_1=\frac{(n-1)}{F_1}=\frac{(1.5-1)}{6}=0.0833\ \text{m}=83.3\ \text{mm}$$

第二面 $r_2=\dfrac{(1-n)}{F_2}=\dfrac{(1-1.5)}{-8}=0.0625\ \text{m}=62.5\ \text{mm}$

所以模具的曲率半徑分別為 83.3 mm 與 62.5 mm

範例 2-2

有一新月形透鏡，r_1 為 10.46cm，r_2 為 5.23cm，$n=1.523$，問此薄透鏡總屈折力？

解答：

$$F=(n-1)(\frac{1}{r_1}-\frac{1}{r_2})$$

$$=(1.523-1)(\frac{1}{0.1046}-\frac{1}{0.0523})$$

$$=-5.00\ \text{D}$$

所以此薄透鏡總屈折力為 −5.00 D

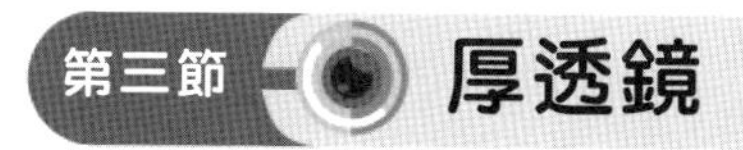

第三節 厚透鏡

如果中央厚度不能忽略，則此透鏡稱為厚透鏡(thick lens)，厚透鏡可以看成具有兩個折射面且有一定厚度的光學透明體。厚透鏡的總屈折力應等於兩折射面屈折力(F_1+F_2)加上此具有一定厚度的光學透明體的屈折力。

在空氣中兩片有一定間隔的薄透鏡如圖 2-6，根據庫斯特蘭德公式，其等效屈折力為：

$$F = F_1 + F_2 - d \times F_1 \times F_2 \qquad \text{(2-3)式}$$

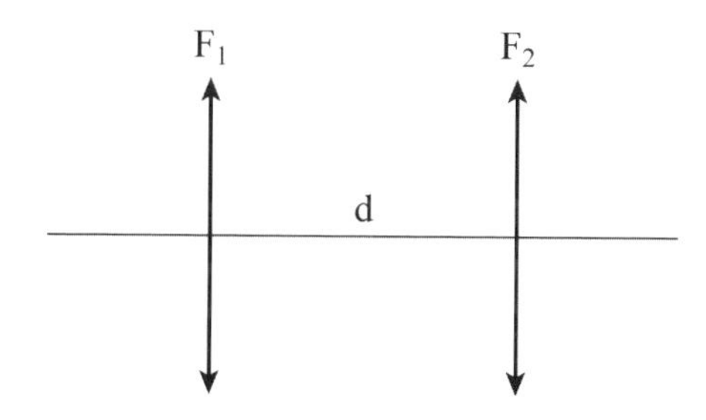

圖 2-6：兩薄透鏡分開的薄透鏡

厚透鏡的主點屈折力也可以根據庫斯特蘭德公式(Gullstrand's equation)，如果圖 2-7 中間隔是鏡片的厚度，則等效空氣距離 d 應為鏡片厚度 t 除以該鏡片折射率 n，即 $d = t / n$ 代入庫斯特蘭德公式，所以厚透鏡之主點屈折力為：

$$F = F_1 + F_2 - \left(\frac{t}{n}\right) \times F_1 \times F_2 \qquad \text{(2-4)式}$$

範例 2-3

一厚透鏡 $F_1=+20.00\text{ D}$，$F_2=-5.00\text{ D}$，$n=1.5$，$t=9\text{ mm}$；求此透鏡主點屈折力？

解答：

已知 $F=F_1+F_2-(\frac{t}{n})\times F_1\times F_2$

$$=20+(-5)-(\frac{0.009}{1.5})\times 20\times(-5)$$

$$=+15.60\text{ D}$$

厚透鏡有一對主點(principal points)，即前側主點與後側主點(front and rear principal points)；與一對節點(nodal points)，即前側節點和後側節點(front and rear nodal points)；還有一對焦點(focal points)，即前側焦點及後側焦點(front and rear focal points)。因等凸厚透鏡置於空氣中時，前焦距等於後焦距且節點在主點內，所以此類厚透鏡可以簡化為一對主點(principal points)和一對焦點(focal points)。

幾何光學解釋，主點是光軸上共軛的兩點，垂直於光軸且通過主點的兩個面為主平面(principal planes)，這對共軛面橫向放大率 = +1，光軸上的兩個主點為前側主點(front principal point)和後側主點(rear principal point)，又稱第一主點和第二主點。光線從左射入至透鏡，則第一主點在前，第二主點在後；主點距厚透鏡前後頂點的位置可以用公式計算：

前側主點 $H=\frac{t\times F_2}{n\times F}$ (2-5)式

後側主點 $H'=-\frac{t\times F_1}{n\times F}$ (2-6)式

因此主點位置受鏡片形式的影響，即 H 位置受 F_2 的影響，而 H' 的位置受 F_1 的影響。雙凸透鏡和雙凹透鏡之兩主點在鏡片中，平凸透鏡前側主點在凸面頂點上，平凹透鏡後側主點在凹面頂點上，正新月或負新月型透鏡則可能在鏡片外面。各種厚透鏡的主點位置如圖 2-7 所示。

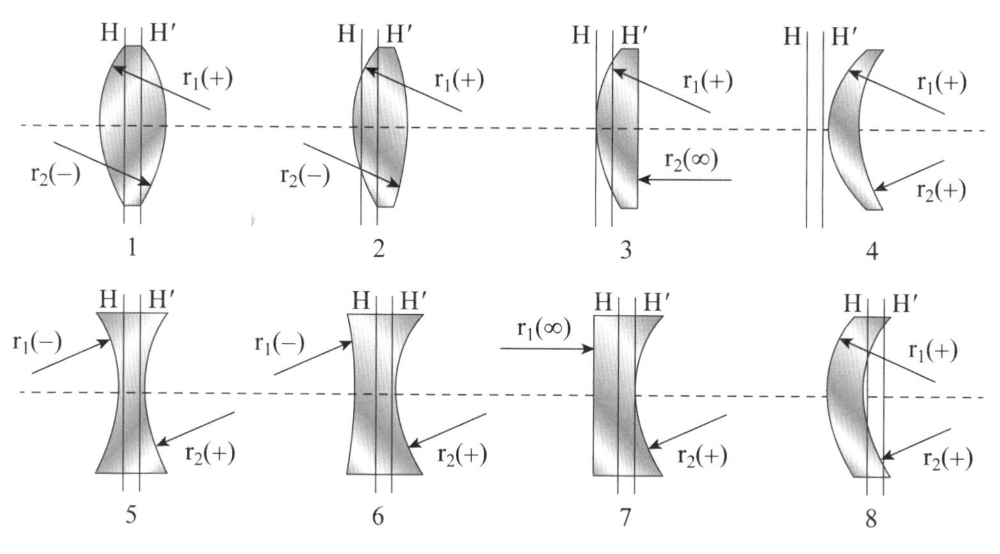

圖 2-7：各種厚透鏡的主點位置

前面講到厚透鏡的主點位置受鏡片形式的影響，在具體測試時，無法從主點起始，因此用頂點屈折力 (F_v) 取代主點屈折力。計算公式（推導過程略）：

$$\text{前頂點屈折力 } F_v = \frac{F}{\left[1-\left(\frac{t}{n}\right)F_2\right]} \quad \text{(2-7)式}$$

$$\text{後頂點屈折力 } F_v' = \frac{F}{\left[1-\left(\frac{t}{n}\right)F_1\right]} \quad \text{(2-8)式}$$

其中 F 為主點屈折力。

範例 2-4

一厚透鏡片 $F_1 = +20.00$，$F_2 = 0.00$，$t = 9\,\text{mm}$，$n = 1.5$；求：

(1) 鏡片的主點屈折力？

(2) 前頂點屈折力及後頂點鏡屈折力？

解答：

由公式(2-4)、(2-7)、(2-8)知

(1) 主點屈折力 $F = F_1 + F_2 - (t/n) \times F_1 \times F_2$

$= +20 + 0 - (0.009/1.5) \times 20 \times 0$

$= +20.00\text{ D}$

(2) 前頂點屈折力 $F_v = F/[1-(t/n) \times F_2]$

$= 20/[1-(0.009/1.5) \times 0]$

$= +20.00\text{ D}$

後頂點屈折力 $F_v' = F/[1-(t/n) \times F_1]$

$= 20/[1-(0.009/1.5) \times 20]$

$= +22.73\text{ D}$

從上可以將厚透鏡的特性歸納如下：

1. 厚透鏡總屈折力不等於兩折射面屈折力之和。
2. 前頂屈折力與第二折射面的形式有關。
3. 後頂屈折力與第一折射面形式相關。

一般單焦點眼鏡鏡片的屈光度檢測標準，是檢測後頂點屈折力 F_v' 為主，如圖 2-8，而隱形眼鏡也是後頂點檢測法，至於雙焦點、三焦點和漸進多焦點鏡片則是外頂焦度法。事實上，可將所有眼鏡鏡片看做厚透鏡，只是中心厚度很薄的鏡片，其中心厚度忽略視為 0。

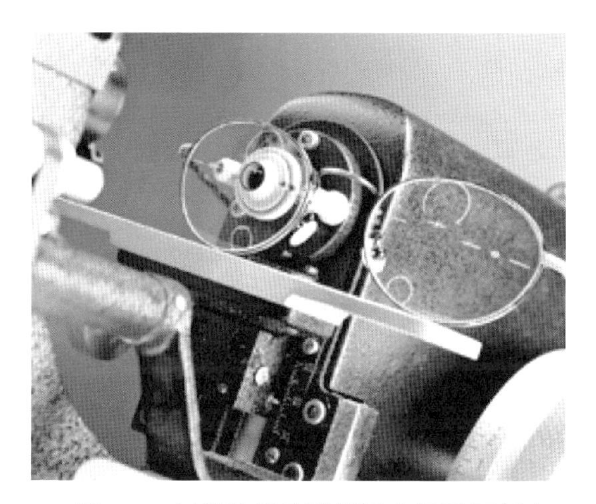

圖 2-8：以鏡片驗度儀測量後頂點屈折力

範例 2-5

已知一透鏡的 $F_1 = +3.00$，$F_2 = -10.00$，$t = 0.8\,\text{mm}$，$n = 1.5$；求後頂點屈折力與採用薄透鏡計算的區別？

解答：

(1) 以薄透鏡形式計算

總屈折力：$F = F_1 + F_2$

$= 3 + (-10)$

$= -7.00\ \text{D}$

(2) 以厚透鏡形式計算

主點屈折力：$F = F_1 + F_2 - t / n \times F_1 \times F_2$

$= -7 - (0.0008 / 1.5) \times 3 \times (-10)$

$= -6.984\ \text{D}$

後頂點屈折力：$F_v' = F / [1 - (t / n) F_1]$

$= -6.984 / [1 - (0.0008 / 1.5) \times 3]$

$= -6.995\ \text{D}$

後頂點屈折力及薄透鏡計算差別為 $-6.995-(-7)=0.005$ D

所以相差不大，可以視為近似。

範例 2-6

已知一透鏡的 $F_1=+9.00$，$F_2=-2.00$，$t=8\text{mm}$，$n=1.6$；求後頂點屈折力及與採用薄透鏡的區別？

解答：

(1) 以薄透鏡形式計算

總屈折力：$F=F_1+F_2$

$=9+(-2)$

$=+7.00$ D

(2) 以厚透鏡形式計算

主點屈折力：$F=F_1+F_2-t/n\times F_1\times F_2$

$=9-2-(0.008/1.6)\times 9\times(-2)$

$=+7.09$ D

後頂點屈折力：$F_v'=F/[1-(t/n)F_1]$

$=7.09/[1-(0.008/1.6)\times 9]$

$=+7.42$ D

後頂點屈折力及薄透鏡計算差別為 $7.42-7=0.42$ D

較範例 2-5 有明顯差異。

顯然：由範例 2-5 與範例 2-6 可知，鏡片中心厚度會影響到後頂點屈折力，另外鏡片加工應控制中心厚度，在不影響強度下盡可能薄。當厚透鏡形式發生改變，如前後表面變彎或變平，透鏡的總體屈光力和前

後頂點屈光力都會相應變化，其偏差的數值不能忽略不計，這使得計算上要複雜得多。

總之，薄透鏡和厚透鏡並沒有明確的分界線。對於一般的眼鏡鏡片，凹透鏡的中央厚度較薄，可以按照薄透鏡的公式計算；而凸透鏡，尤其是度數高、中央厚度大、前後表面較彎的，運用薄透鏡公式則容易造成較大的偏差。

第四節　球面透鏡的屈光力

透鏡對光線聚散度(Vergence)改變的程度，稱為透鏡的鏡度或屈光力(refractive power)。在上一章講述了光束的聚散度公式(1-5)：

$$U+F=V \qquad (2\text{-}9)式$$

其中，U 為物側聚散度，V 為像側聚散度，F 為透鏡的屈光力；

物側聚散度 (U) 與物距 (u) 的關係式：$U=1/u$

像側聚散度 (V) 與像距 (v) 的關係式：$V=1/v$

薄透鏡至第二焦點 (F_2) 的距離為第二焦距，當平行光線通過透鏡所成的像點為第二焦點，即：

像距 $v=f_2$

由於平行光線入射，因此物側聚散度 (U) 為零，則像側聚散度 (V) 與透鏡屈光力 (F) 相等，即：

$$V=F+U=F+0=F$$

由於$V=1/v$，綜合上述公式可以得出：

$$F=\frac{1}{f_2} \qquad \text{(2-10)式}$$

這就是薄透鏡在空氣中的屈光力公式，其中第二焦距的單位為米。

薄透鏡的第一焦距(f_1)是透鏡到第一焦點(F_1)的距離。從第一焦點發出的光線通過透鏡後成為平行光線，即：$u=f_1$

由於成像在無窮遠，像側聚散度(V)為零，即：

$U+F=V=0$，得出$F=-U$

由於$U=1/u$，綜合上述公式可以得出：

$$F=-\frac{1}{f_1} \qquad \text{(2-11)式}$$

可見，$f_2=-f_1$。證明薄透鏡位於空氣中時，第二焦點和第一焦點分居透鏡兩側，且與透鏡的距離相等。

範例 2-7

求屈光度數為+4.00D的凸透鏡，其焦距為多少？

解答：

$f_2=1/F=1/+4.00=+0.25\text{ m}=25\text{ cm}$

$f_1=-1/F=-1/+4.00=-0.25\text{ m}=-25\text{ cm}$

第二焦點和第一焦點均為實焦點。

範例 2-8

求屈光度為 –3.00 D 凹透鏡，其焦距為多少？

解答：

$f_2 = 1/F = 1/-3.00 = -0.333\ \text{m} = -33.3\ \text{cm}$

$f_1 = -1/F = -1/-3.00 = +0.333\ \text{m} = +33.3\ \text{cm}$

第二焦點和第一焦點均為虛焦點。

透鏡屈光力的單位為屈光度 (D)，是國際通用單位。出於計算上的簡便，很多書將透鏡的第二焦點 (F_2) 簡稱透鏡的焦點 (F)，第二焦距 (f_2) 簡稱為透鏡的焦距 (f)，則透鏡的屈光力公式為：

$$F = \frac{1}{f} \qquad \text{(2-12)式}$$

凸透鏡的焦距 (f) 為正，屈光力也為正，因此凸透鏡也稱為正透鏡；凹透鏡的焦距 (f) 為負，屈光力也為負，因此凹透鏡也稱為負透鏡或負鏡。

範例 2-9

有一凸透鏡的焦距為 50cm，其屈光力為多少？

解答：

$F = 1/f = 1/+0.50 = +2.00\ \text{D}$

範例 2-10

有一凹透鏡的焦距為 50cm，其屈光力為多少？

解答：

$F = 1/f = 1/-0.50 = -2.00$ D

透鏡屈光力和處方的規範寫法，透鏡屈光力的屈光度數值一般保留小數點後兩位。屈光度數的間距通常為 1/4 D，如±0.25 D，±0.75 D，±1.00 D 等。有時屈光度數會以 1/8 D 為間距，如±0.12 D，±0.25 D，±0.37 D，±0.50 D，±0.67 D，±0.75 D，±0.87 D，+1.00 D 等。

屈光力的單位為「D」。如果是球鏡，還要記錄球鏡的簡稱「S」。完整球鏡的屈光力記錄為：+1.50 DS，–3.75 DS。如果透鏡屈光度數為零，則記錄 0.00 DS 或平光透鏡(PL)。

兩個球面薄透鏡光學中心緊密疊合，是最簡單的透鏡組合形式，組合的效果相當於原來兩塊球鏡屈光度數的代數和。

範例 2-11

求下列各題中兩個薄透鏡的組合效果：

(1) +1.00 DS 與 +2.50 DS；(2) –1.50 DS 與 –3.00 DS；(3) +1.50 DS 與 –4.00 DS

解答：

(1) +1.00 DS/ +2.50 DS = +3.50 DS

(2) –1.50 DS/ –3.00 DS = –4.50 DS

(3) +1.50 DS/ –4.00 DS = –2.50 DS

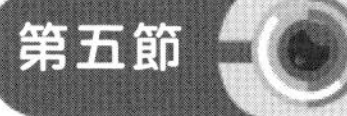

第五節 球面透鏡的識別與中和

鑑別一球鏡是凸透鏡還是凹透鏡，在實際工作中有著重要的意義。我們可以用以下三種簡單快捷的方法對球鏡進行識別。

1. 薄厚法：對於屈光力較大的球鏡，直接觀察或觸摸鏡片，比較鏡片的中心和邊緣厚度即可以識別。
   (1) 凹透鏡：中心較薄，邊緣較厚。
   (2) 凸透鏡：中心較厚，邊緣較薄。
2. 影像法：通過鏡片的成像也可以區分鏡片的性質。
   (1) 凹透鏡：通過凹透鏡看到物體的像是略為縮小的。
   (2) 凸透鏡：通過凸透鏡看到物體的像是略為放大的。

   注意觀察凸透鏡的影像時不要將凸透鏡拿得太遠，超過其焦距將看到縮小、倒立的像，一般將凸透鏡置於眼前 15~20cm 左右為宜。
3. 像移法：手持鏡片（凸面在外）置於眼前，緩慢地上下或左右平移透鏡，透過鏡片所見到的像也會發生移動，如圖 2-9。
   (1) 如果像的移動方向與鏡片的移動方向相同，稱為順動(with motion)，表示此透鏡為負透鏡。
   (2) 如果像的移動方向與鏡片的移動方向相反，稱為逆動(against motion)，表示此透鏡為正透鏡。

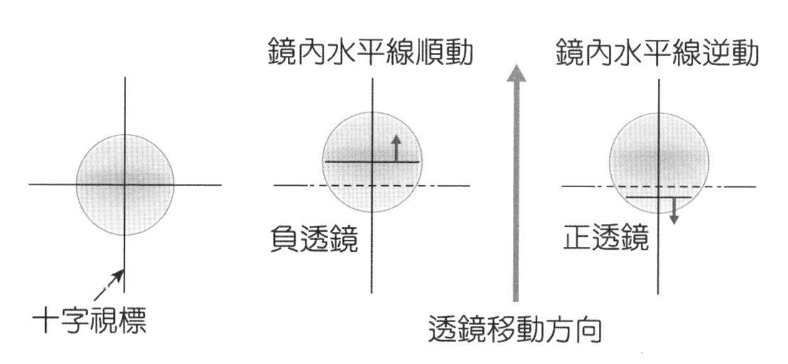

圖 2-9：以像移法鑑別正負球鏡的類型

對凸透鏡進行識別時，如果透鏡與眼睛的距離超過透鏡的焦距，將看到倒立、縮小和順動的像。為了避免判斷失誤，一般將透鏡放在眼前約 15~20cm 處。如果看到倒立縮小的像，應將透鏡移近，若像不動，則表示此透鏡為平光鏡，透鏡的屈光力越大，移動越快；屈光力越小，移動越慢。

我們也可以將鏡片前後移動來識別球面透鏡。鏡片由眼前向遠處移動時，透過鏡片看到物像也向遠處移動；當鏡片由遠處向眼前移動時，透過鏡片看到物像向眼前移動，這種現象也稱為順動，表示此透鏡為凹透鏡。如果像的移動方向與透鏡的移動方向相反，稱為逆動，表示此透鏡為凸透鏡；在臨床上，上下、左右、平移透鏡的方法較常用。

像移法是球鏡中和法的基礎，中和法是指用已知度數的透鏡與未知度數的透鏡相組合，尋找與未知透鏡屈光力相抵消的已知透鏡，以測量未知透鏡的度數，常用試鏡片箱的已知鏡片進行中和。

例如，使用像移法看未知透鏡，若出現順動，則判斷為凹透鏡，此時使用試鏡片箱的凸透鏡進行中和。將兩塊透鏡疊合，繼續觀察像移情況，如果還是順動，表示試鏡片度數不夠，應換更高度數的試鏡片繼續中和；如果聯合後變為逆動情形，則表示試鏡片度數太高。反覆更換試鏡片直至組合後影像不動。如用 +2.00 D 試鏡片達到中和狀態，則未知鏡片的度數為 –2.00D 。

習　題

1. 已知角膜前表面曲率半徑為 7.8 mm，後表面曲率半徑為 6.5 mm，角膜介質折射率為 1.376，房水折射率為 1.333，設角膜為薄透鏡形式，求角膜之屈光度？
2. 有一平凸透鏡之前表面屈光度為+12.00 D，後表面屈光度為 0，中心厚度為 12 mm，介質折射率為 1.523，試求此透鏡之：(1)屈光力；(2)頂點屈光力；(3)主點位置。
3. 一厚透鏡前後側表面的屈光力分別為 +8.00 D、−5.00 D，中心厚度為 9 mm，折射率為 1.5，求總屈光力與前、後頂點屈光力？
4. 有兩片屈光力同為 +10.00 D 的薄透鏡，其分開距離為 40 cm，若置於空氣中，有一物放在第一面透鏡前 20 cm 處，問最後成像位置？
5. 由兩薄透鏡所組成的光學系統，若第一面透鏡屈光力為+20.00D，第二面透鏡屈光力為 +30.00 D，其間隔為 70mm，試計算此系統的等效屈光力與後頂點屈光力？
6. 已知一厚透鏡前側的屈光力為+10.00D，而後側的屈光力為 −5.00 D，中心厚度為 5 mm，$n=1.5$，有一物置於鏡前 25 cm 處，問：
   (1) 成像位置？
   (2) 透鏡的前、後頂點屈光度？

MEMO :

CHAPTER 03 柱面透鏡

第一節　柱面透鏡的光學性質與軸向表示
第二節　柱面透鏡的正交組合
第三節　球柱面透鏡的處方轉換
第四節　柱面透鏡的斜向屈光度
第五節　柱面透鏡的鑑別
第六節　斜交柱鏡的疊加

散光(Astigmatism)眼由於其在互相垂直的兩個子午線方向上有最大及最小的屈光力，進而成像狀態為前後兩條互相垂直的焦線。所以，球面透鏡不能矯正散光的屈光異常狀況。矯正散光眼需要在不同子午線上有不同屈光力的透鏡，這種透鏡的某一子午線內屈光力最小，屈光力逐漸增加至與其垂直子午線內屈光力達到最大，這種包含最大與最小屈光力的子午線稱為主子午線或主經線(principal meridian)。

本章我們將探討矯正散光眼常用的柱面透鏡(Cylindrical Lens)和球柱面透鏡(Sphero-cylinderical Lens)。

第一節 柱面透鏡的光學性質與軸向表示

如果散光眼的兩條主子午線中的一條不需要矯正，則可以使用平柱透鏡(Plano Cylindrical Lens)矯正。平柱透鏡可以從一透明圓柱體（如玻璃）沿軸方向切下而得到，即一面為平面另一面為圓柱面的透鏡，如圖 3-1 所示。

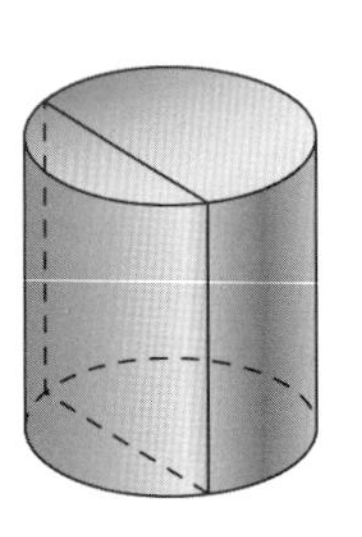
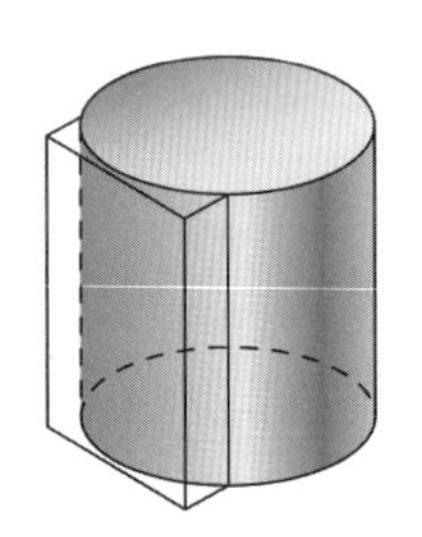

圖 3-1：圓柱體與正、負平柱透鏡

由於柱面透鏡在與柱軸(Cylinder Axis)平行的方向上曲率為零（沒有彎曲），所以光線通過柱面透鏡在這個方向上沒有屈折，柱面透鏡在與軸垂直的方向上有最大的曲率，所以光線通過柱面透鏡在這個方向上受到最大的屈光力。平行光通過柱面透鏡後匯聚到焦點，焦點集合成一直線稱為焦線(Focal Line)，柱面透鏡的焦線與柱軸平行。

柱面透鏡的光學特性：

1. 當投射光平面與柱鏡軸平行時，通過柱鏡後形成一條與軸平行的直線。
2. 當投射光平面與柱鏡軸垂直時，通過柱鏡後形成一個焦點。
3. 當空間光束為圓形光束時，可以將圓形光束分解成無數個平行平面或者垂直平面，圓形光束通過柱面透鏡時，形成一條與軸平行的直線。

如圖 3-2 為平行光束經過正平柱透鏡與負平柱透鏡的成像情形。

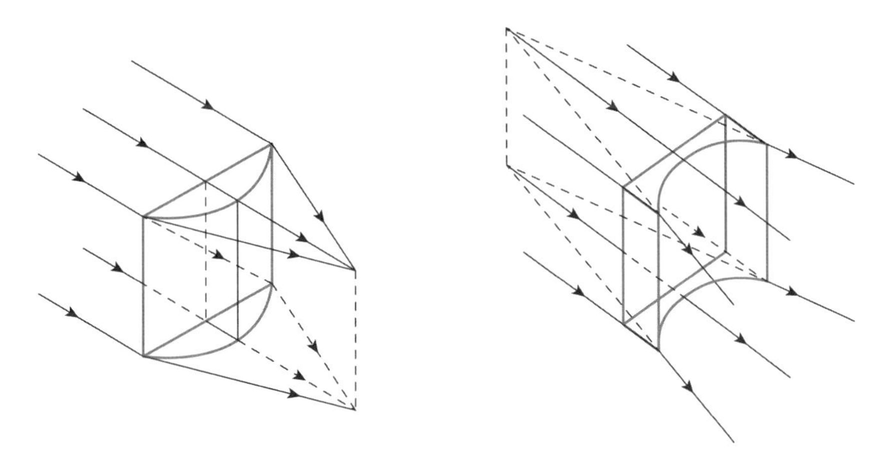

圖 3-2：正平柱透鏡與負平柱透鏡的成像

柱面透鏡又稱為散光透鏡，沿軸方向的曲率為零，與軸垂直方向有最大的曲率，該方向的屈光力為柱鏡的屈光力。如果柱面最大曲率的半徑為 r，透鏡的折射率為 n，則柱面的屈光力為：

$$F = \frac{n-1}{r} \tag{3-1式}$$

範例 3-1

有一玻璃的折射率 $n=1.523$，柱面最大曲率的半徑為 0.02 m，則該柱面的屈光力為何？

解答：

$$F=\frac{n-1}{r}=\frac{1.523-1}{0.02}=26.15D$$

柱面透鏡的軸向標示方式應有統一規定。現在國際上普遍採用的是德國光學學會(Techniaxher Ausschuss fur Brillin Optik)建議使用的標準標記法，又稱 TABO。標記法中規定：由水平方向起，從被檢查者的左向右逆時針旋轉為 0°～180°。在這樣的規定下，垂直子午線稱為 90° 子午線，水平子午線習慣稱為 180° 子午線，度數符號「°」可以省略，這樣可以避免使 10° 誤認為 100。

在絕大多數散光眼中，兩主子午線互相垂直。如果已知一主子午線的軸向，另一主子午線的軸向可由前軸向 ±90° 而得到。由於標準標記法中規定散光軸是 0°～180°，所以若加 90° 大於 180° 時，應採用減 90°。

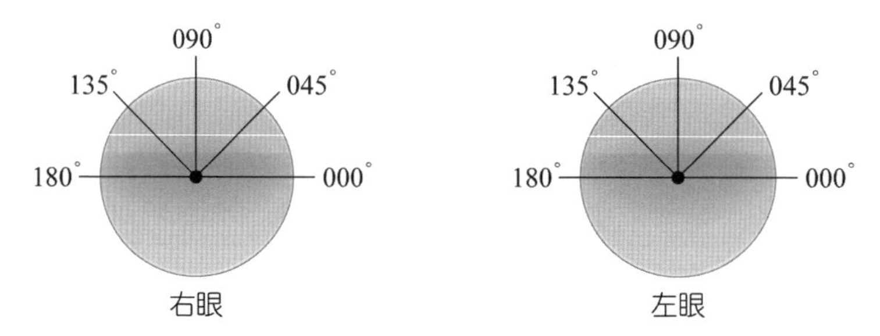

圖 3-3：TABO 標記法

為了表示柱面透鏡不同子午線方向的屈光度，常採用光學十字(optical cross)記錄法。先在紙上畫出一個正「十」字線圖，垂直線與水平線分別表示不同子午線方向的屈光度，這種十字線圖又稱為光學十字，如圖 3-4。

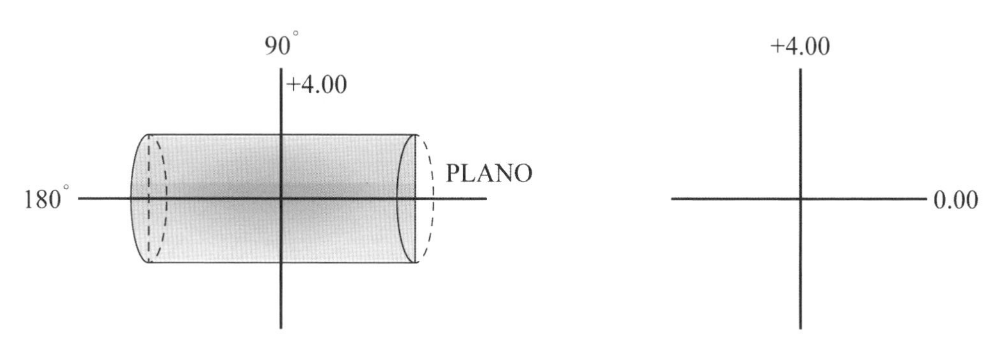

圖 3-4：柱面透鏡的光學十字圖

一般以 DS 表示球面屈光度、DC 表示柱面屈光度，Ax 或 X 表示柱面透鏡的軸向，記錄柱面透鏡的屈光度時要同時記錄軸向。

例如，一個柱面透鏡 +3.00 D 屈光度，軸向在垂直方向，則此柱面透鏡可以表示為：+3.00 DCX90；若是一個 –2.00 D 球面透鏡加上一個柱面透鏡+1.00 DCX90 的組合，可以表示為：–2.00 DS/ +1.00 DCX90，其光學十字圖表示如下：

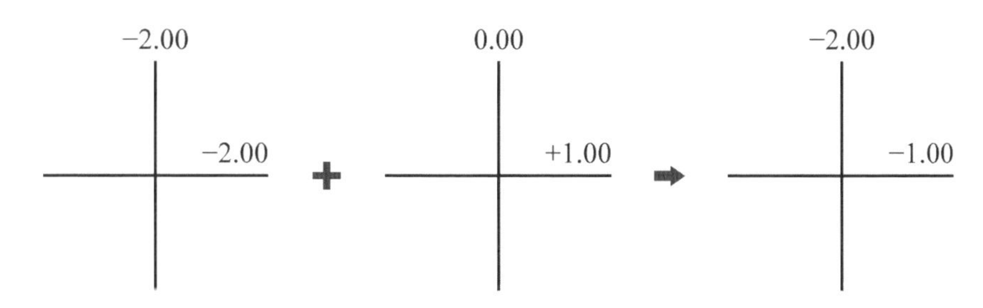

圖 3-5：球柱面透鏡的組合

第二節 柱面透鏡的正交組合

在討論散光鏡片的時候，常利用「十」字圖，由於可以在圖中「十」字的水平和垂直兩方向上直接標出屈光力，所以在討論柱鏡疊加等問題時非常直觀、方便。

兩柱面透鏡正交組合有以下性質：

1. 軸向相同的兩柱面透鏡疊加：其效果等於單一個柱面透鏡，其屈光力為兩個透鏡屈光力的代數和。

範例 3-2

試計算下列兩柱面透鏡的合成等效度數：

(1) +1.00 DCX 90 / +1.50 DCX 90

(2) −2.00 DCX180 / +3.00 DCX180

解答：

(1) +1.00 DCX 90 / +1.50 DCX 90 = +2.50 DCX 90　如下圖 3-6。

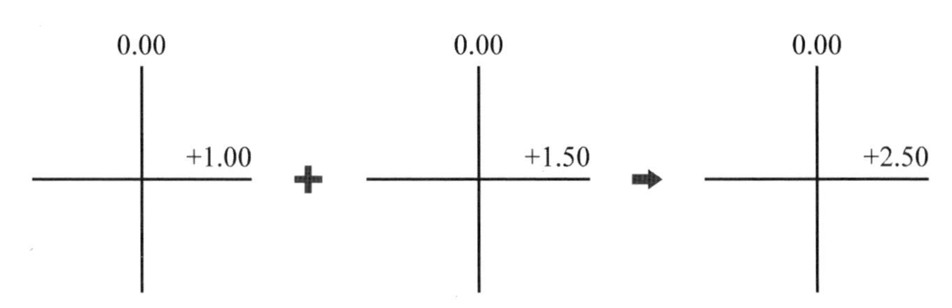

圖 3-6：兩軸向在 90 度方向之柱面透鏡組合

(2) −2.00 DCX180 / +3.00 DCX180 = +1.00 DCX180　如下圖 3-7。

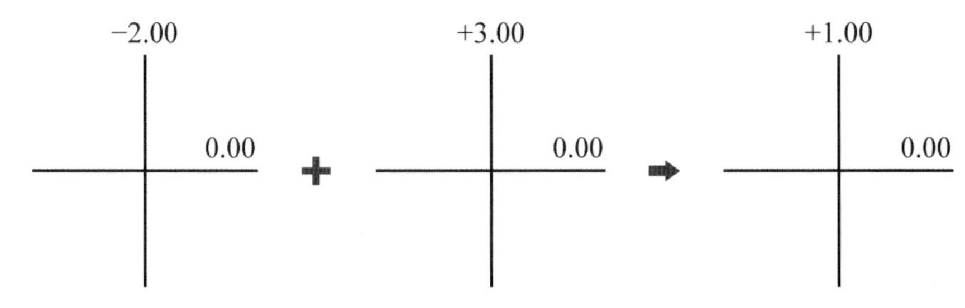

圖 3-7：兩軸向在 180 度方向之柱面透鏡組合

2. 軸向與屈光力相同但正負不同的兩柱面透鏡疊加：其結果為互相中和。

範例 3-3

試計算下列兩柱面透鏡的合成等效度數：+2.00 DCX180 / −2.00 DCX180

解答：

+2.00 DCX180 / −2.00 DCX180 = 0.00　如下圖 3-8。

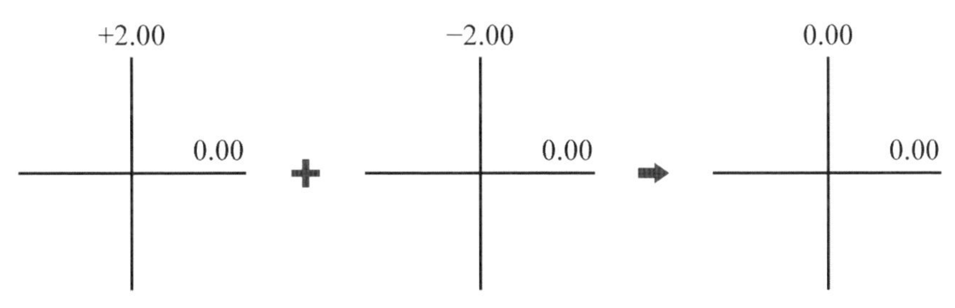

圖 3-8：正負不同的兩柱面透鏡互相中和的組合

3. 兩軸向相互垂直且相同屈光力的柱面透鏡疊加：其效果為一球面透鏡且球面透鏡的屈光力等於柱面透鏡的屈光力。

範例 3-4

試計算下列兩柱面透鏡的合成等效度數：

(1) +1.00 DCX90 / +1.00 DCX180

(2) −2.00 DCX180 / −2.00 DCX90

解答：

(1) +1.00 DCX 90 / +1.00 DCX180 = +1.00 DS　如下圖 3-9。

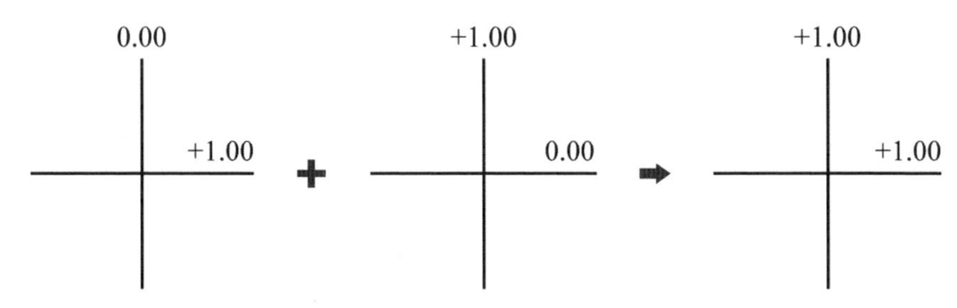

圖 3-9：軸向相互垂直且相同屈光力的正柱面透鏡組合

(2) −2.00 DCX180 / −2.00 DCX 90 = −2.00 DS　如下圖 3-10。

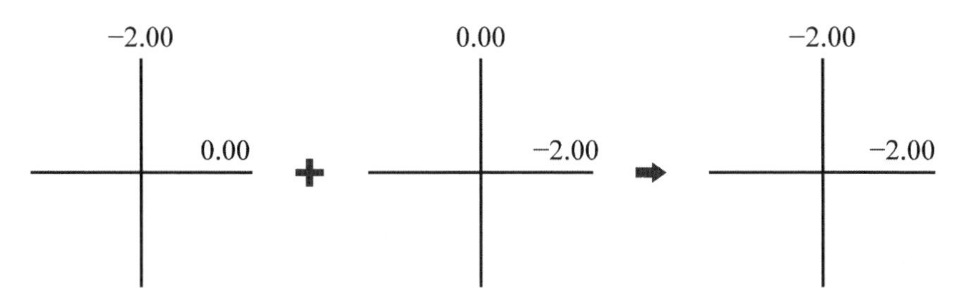

圖 3-10：軸向相互垂直且相同屈光力的負柱面透鏡組合

4. 一個柱面透鏡可分解為：一相同屈光力的球面透鏡與一個屈光力相同但符號相反且軸向垂直的柱面透鏡的組成。

範例 3-5

請將柱面透鏡處方 +2.50 DCX 90 分解為球面與柱面透鏡組合形式。

解答：

+2.50 DCX 90 = +2.50 DS / −2.50 DCX180 如下圖 3-11。

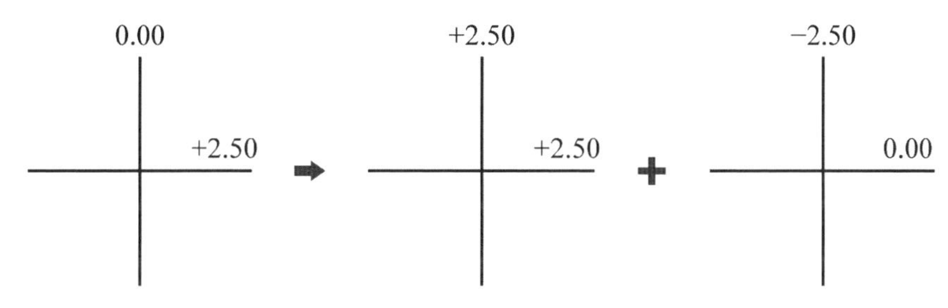

圖 3-11：一個柱面透鏡的分解

5. 兩屈光力不等但軸向互相垂直的柱面透鏡組合：其效果為一球面透鏡與一柱面透鏡的疊加。

範例 3-6

請將以下兩透鏡組合化為球面與柱面透鏡的疊加：

(1) −1.00 DCX 90 / −2.00 DCX180

(2) −1.00 DS / −1.00 DCX180

(3) −2.00 DS / +1.00 DCX 90

解答：

(1) −1.00 DCX 90 / −2.00 DCX180 (C / C)

= −1.00 DS / −1.00 DCX180 (S / −C)

如下圖 3-12。

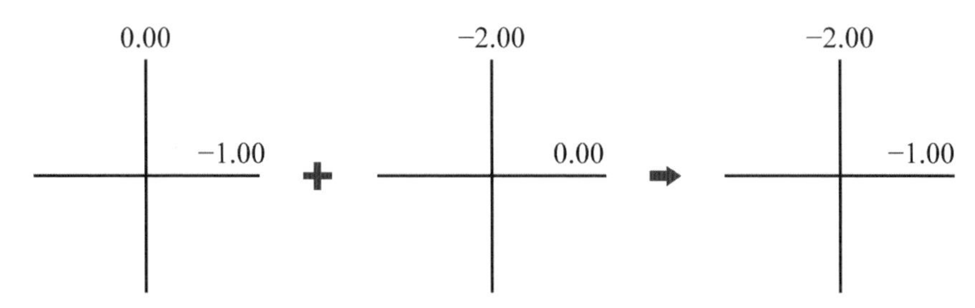

圖 3-12：兩屈光力不等但軸向互相垂直的柱面透鏡組合

(2) −1.00 DS / −1.00 DCX180

= −2.00 DS / +1.00 DCX 90 (S / +C)

如下圖 3-13。

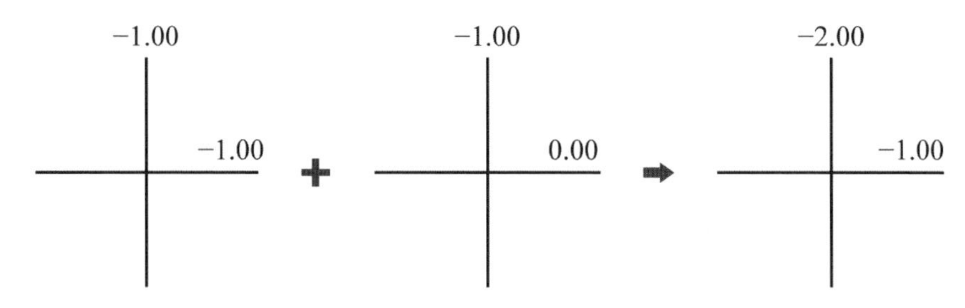

圖 3-13：一球面透鏡與一負柱面透鏡的組合

(3) −2.00 DS / +1.00 DCX 90 的光學十字表式如下圖 3-14。

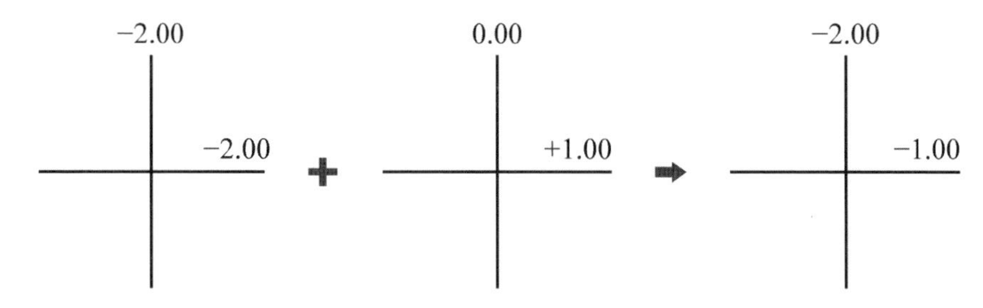

圖 3-14：一球面透鏡與一正柱面透鏡的組合

由範例 3-6 中可以看出：(1)是兩柱面透鏡疊加，(2)是球面與負柱面的疊加，(3)是球面與正柱面的疊加；這三者的光學十字表示結果是一樣的，這說明了相同的光學十字效果的球柱透鏡，可以有三種處方的表示。

第三節 球柱面透鏡的處方轉換

通常柱面透鏡只能矯正一個主子午線的屈光不正，但多數散光眼是兩條主子午線都需要矯正，因此球柱面透鏡就可以解決這樣的問題。薄透鏡的總屈光力是前後兩面屈光力之和，若將透鏡的一面製成球面而另一面製成柱面，則兩面之和就得到一個球柱面透鏡。

一個球柱面鏡片可以有三種處方表示形式，即：

1. 球面+負柱面(S−C)：如 −2.00 DS/ −1.00 DCX180
2. 球面+正柱面(S+C)：如 −3.00 DS / +1.00 DCX90
3. 柱面+柱面 (C+C)：如 −3.00 DCX180 / −2.00 DCX90

在實際應用中「球面+負柱面」的表示形式最為常見，即不論球面值為正值還是負值，柱面都以「負」柱面的形式表示；「球面+正柱面」的表示形式比前者應用要少。但是當球面值為「正」值時，有些廠家為表示「正球面+正柱面」為矯正遠視散光的鏡片，故在鏡片出廠時還習慣用該表示方法；「柱面+柱面」的表示形式應用更少，但還是有一些習慣檢影驗光的驗光師偶爾會開出這樣的處方。

由於三種表示形式都可以表示同一鏡片，不統一的表示形式必然會對工作帶來麻煩，因此，有必要對鏡片的表示形式進行統一。目前，視光學界將鏡片的表示形式統一規範為：球面+負柱面，即不論球面值為「正」值還是為「負」值，柱面都以「負」柱面的形式表示。如：+3.00 DS / +2.00 DCX180 應該表示為 +5.00 DS / −2.00 DCX90

球柱面鏡片可以有三種處方表示，且三種表示目前臨床上都可能見到，因此有必要熟練掌握三種表示方法之間的轉換，下面介紹三種表示處方的互相轉換方法：

1. 「球面+負柱面」與「球面+正柱面」之間的轉換：
   (1) 原球面與柱面的代數和為新球面；
   (2) 將原柱面的符號改變為新柱面；
   (3) 新軸與原軸垂直。

   以上方法可歸納為：代數和、變號、轉軸。

範例 3-7

將 –2.00 DS / –1.00 DCX180 轉變為正柱面形式。

解答：

新球面： $-2.00+(-1.00)=-3.00$ DS

新柱面： $-1.00 \rightarrow +1.00$ DC

新軸： $180 \rightarrow 90$

寫出處方： –3.00 DS / +1.00 DCX90

---

2. 「球面+柱面」與「柱面+柱面」之間的轉換：
   (1) 原球面為一新柱面，其軸與原柱面軸垂直；
   (2) 原球面與柱面的代數和為另一柱面，軸為原柱面軸。

範例 3-8

將 −2.00 DS / −1.00 DCX180 轉變為柱面+柱面形式。

解答：

−2.00 DS → −2.00 DCX 90

−2.00 + (−1.00) = −3.00 DCX180

寫出處方：−2.00 DCX 90 / −3.00 DCX180

---

3. 「柱面+柱面」變為「球面+柱面」：
   (1) 設兩柱面分別為 *A* 和 *B*；
   (2) 若選 *A* 為新球面，則 *B* 減 *A* 為新柱面，軸為 *B* 軸；
   (3) 若選 *B* 為新球面，則 *A* 減 *B* 為新柱面，軸為 *A* 軸。

範例 3-9

將 −3.00 DCX180 / −2.00 DCX 90 轉變為球面+柱面形式。

解答：

(1) −3.00 DC → −3.00 DS

−2.00 − (−3.00) = +1.00 DCX 90

寫出處方：−3.00 DS / +1.00 DCX 90

(2) −2.00 DC → −2.00 DS

−3.00 − (−2.00) = −1.00 DCX180

寫出處方：−2.00 DS / −1.00 DCX180

第四節 柱面透鏡的斜向屈光度

前面討論柱面透鏡疊加的時候，考慮的都是正交柱鏡的疊加，用簡單的代數加法可以得到疊加的結果，如果兩個疊加柱面透鏡軸向是斜交的話，光用簡單的代數加法是不能解決問題的。

柱面透鏡中間方向的屈光力即柱軸方向屈光力為零，從軸向開始向垂軸方向過渡的過程中，屈光力逐漸增加，當到達與軸垂直的方向時，屈光力達到最大。經證明，在柱鏡軸向與垂軸方向之間任意方向的屈光力可由下式求得：

$$F_{\theta} = F\sin^2\theta \quad \text{(3-2)式}$$

式中 θ 為該方向與柱面透鏡軸向之夾角，F 為柱面透鏡的最大屈光力，如圖 3-15 所示。常見柱面透鏡斜向屈折力與柱軸夾角兩者關係如表 3-1：

表 3-1：常見柱面透鏡屈折力分布百分比

與柱軸夾角	30	45	60	90	120	135	150	180
斜向屈折力(%)	25	50	75	100	75	50	25	0

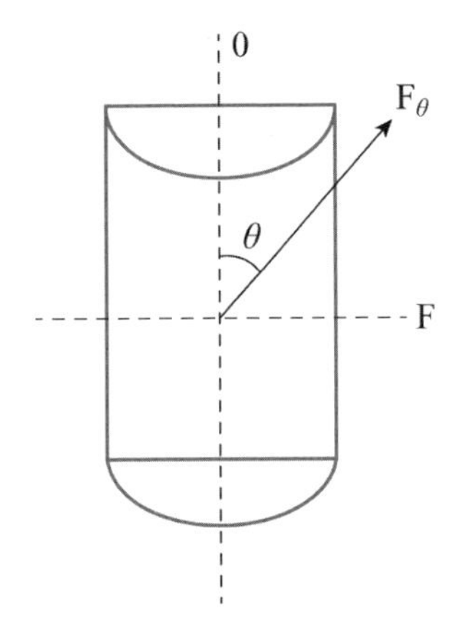

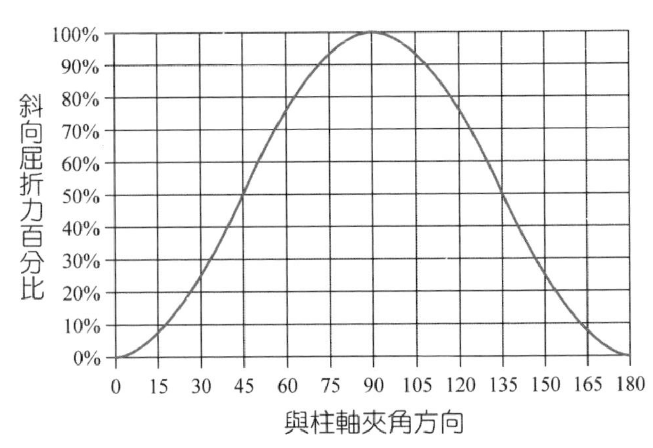

圖 3-15：與柱軸方向夾角為方向 θ 的斜向屈光力 F_{θ}

若為球柱面透鏡的形式，則與柱鏡軸向之夾角 θ 方向的屈光力，可以用球面屈光度與柱面斜向屈光度 $F_\theta = F\sin^2\theta$ 的和來表示。設一球柱面透鏡的球面屈光力值為 S，柱面最大值為 C 而軸向 180°，則處方為 S/CX180。該透鏡與柱鏡軸向之夾角 θ 方向的屈光力為下式：

$$F_\theta = S + C\sin^2\theta \qquad (3\text{-}3)\text{式}$$

該公式是柱面軸向為 180°的一個特例，若球柱面透鏡的柱面軸為任意方向的 α 時，則 θ 方向的屈光力為：

$$F_\theta = S + C\sin^2(\theta - \alpha) \qquad (3\text{-}4)\text{式}$$

(3-4)式中 S 為透鏡的球面屈光度值，C 為透鏡的柱面屈光度之最大值，$(\theta - \alpha)$ 為離軸向之夾角。

範例 3-10

求 −3.00 DS / −1.00 DCX 90 透鏡在 30°方向的屈光力為多少？

解答：

$$F_{30} = -3.00 + (-1.00)\sin^2(90 - 30)$$
$$= -3.00 + (-1.00) \times 0.75$$
$$= -3.75\,D$$

所以 30°方向的屈光力為 −3.75 D

第五節 柱面透鏡的鑑別

1. 柱面鏡片軸向的測定

我們定義過鏡片光心，屈光度為零的直線稱為柱面鏡片的軸線，柱面鏡片的軸線實際上是平柱面透鏡的圓弧面的母線方向，軸向的測定可使用鏡片驗度移來測量，也可用十字視標之目測法標記，使用十字視標目測法測定時，手持柱面鏡片令其對準十字圖像，上下左右調整鏡片位置，使鏡片內的十字圖像與目標十字線相重合，如圖 3-16(a)，然後將鏡片沿十字線兩方向各作一次平移，其中不使十字像移的方向便是柱面鏡片的軸向。

2. 柱面鏡片正負屈光度的鑑別

將一個柱面透鏡置於眼前，觀看「十」字視標，當透鏡沿軸向移動時，由於軸向無曲率，故無視覺像移現象，當透鏡沿最大曲率方向移動時，將產生視覺像移。若是正柱鏡，像移與透鏡移動方向相反；若是負柱鏡，則像移與透鏡移動方向相同。

以柱面透鏡的中心為軸進行旋轉時，通過透鏡可觀察到「十」字的兩條線在隨著透鏡的旋轉進行「張開」繼而又「合攏」狀的移動。這種現象稱之為「剪刀運動」(scissors movement)，如圖 3-16(b)(c)，正柱面透鏡出現逆向剪刀運動而負柱面透鏡出現順向剪刀運動。該現象是因為柱面透鏡各子午線方向的屈光力不同所致。

3. 柱面鏡片屈光度的測量

柱面鏡片屈光度測量可用中和法、鏡度表和鏡片驗度儀進行量測，其中鏡片驗度儀測量柱面鏡片鏡度的精度最高，建議最好採用這種方法。

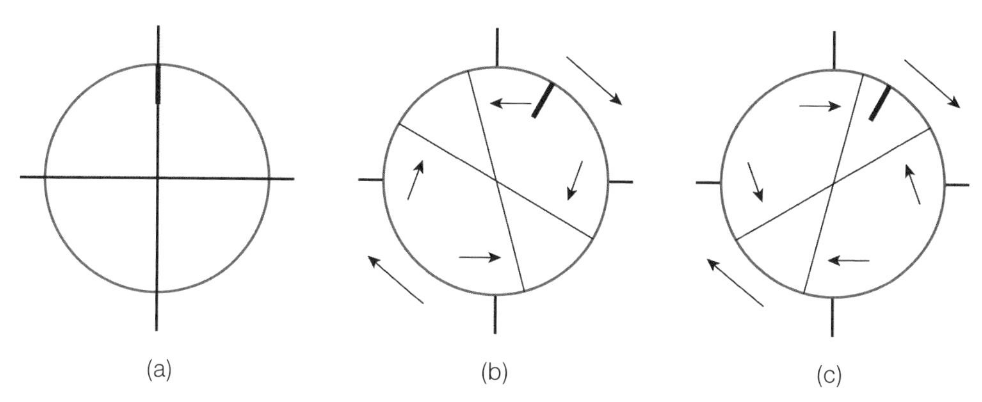

圖 3-16：(a)十字標示、(b)正柱面透鏡的逆向、(c)負柱面透鏡的順向—剪刀運動

第六節　斜交柱鏡的疊加

將兩個柱鏡片，$F_1 \times \varphi_1$和$F_2 \times \varphi_2$合成為一新的鏡片，新鏡片由球面度數 S，柱面度數 C 與軸向角度Φ組成，即$S / C \times \Phi$ 。

設 $\varphi_1 = 0$（先轉過φ_1，最後再加φ_1）

$\theta = \varphi_2 - \varphi_1$（為兩軸之間的夾角，若$|\theta| > 90$可將原處方轉換使$|\theta| < 90$再做計算）

則

$$F_\alpha = F_1 \sin^2 \alpha + F_2 \sin^2(\alpha \quad \theta)$$
$$= \frac{1}{2}(F_1 + F_2) - \frac{1}{2}\left[(F_1 + F_2 \cos 2\theta)\cos 2\alpha + F_2 \sin 2\theta \sin 2\alpha\right] \qquad \text{(3-5)式}$$

設 $\tan 2\varphi = \dfrac{F_2 \sin 2\theta}{F_1 + F_2 \sin 2\theta}$

$$C = \pm\sqrt{(F_1 + F_2 \cos 2\theta)^2 + (F_2 \sin 2\theta)^2}$$
$$= \pm\sqrt{F_1^2 + F_2^2 + 2F_1F_2 \cos 2\theta} \quad C \text{ 與 } F_1 \text{ 需要同符號} \qquad \text{(3-6)式}$$

則 $\sin 2\varphi = \dfrac{F_2}{C}\sin 2\theta$

$$\cos 2\varphi = \frac{F_1 + F_2\cos 2\theta}{C}$$

將以上兩式代入(3-5)式得

$$F_\alpha = \frac{1}{2}(F_1 + F_2) - \frac{C}{2}\left[\cos 2\varphi\cos 2\alpha + \sin 2\varphi\sin 2\alpha\right]$$

$$F_\alpha = \frac{1}{2}(F_1 + F_2 - C) + C\sin^2(\alpha - \varphi) \qquad \text{(3-7)式}$$

由(3-7)式可知道：

新的球面屈光度 $S = \dfrac{1}{2}(F_1 + F_2 - C)$

新柱面的屈光度 $C = \pm\sqrt{F_1^{\,2} + F_2^{\,2} + 2F_1F_2\cos 2\theta}$

而最後的軸向為 $\Phi = \varphi + \varphi_1$

若原來的透鏡有球面與柱面成分，如 $S_1 / F_1 \times \varphi_1$ 與 $S_2 / F_2 \times \varphi_2$ 疊加後，在(3-8)式中將原有的球面加上即可

$$S = S_1 + S_2 + \frac{1}{2}(F_1 + F_2 - C) \qquad \text{(3-8)式}$$

範例 3-11

求兩透鏡 −5.00 DCX180 與 −3.00 DCX100 疊加後的合成度數？

解答：

$F_1 = -5.00$ DCX180，$F_2 = -3.00$ DCX100

$\theta = 100 - 180 = -80$

$C = -\sqrt{(-5)^2 + (-3)^2 + 2(-5)(-3)\cos 2\times(-80)} = -2.41$ D（C 與 F_1 同號）

$S = \frac{1}{2}(-5 - 3 + 2.41) = -2.79$ D

$\sin 2\varphi = \frac{-3}{-2.41}\sin 2(-80) = -0.426$

$2\varphi = -25.2°$

$\varphi = -12.6°$

$\Phi = 180° + (-12.6°) = 167.4°$

合成度數：-2.79 DS / -2.41 DCX167.4

範例 3-12

求兩透鏡 +2.00 DCX30 與 –2.00 DCX150 疊加後的合成度數？

解答：

$\theta = 150 - 30 = 120 > 90$

故須將 –2.00 DCX150 轉換為 –2.00 DS / +2.00 DCX60

$F_1 = +2.00$ DCX30，$F_2 = +2.00$ DCX60，$S_1 = 0$，$S_2 = -2.00$ D

$\therefore\ \theta = 60 - 30 = 30$

$C = +\sqrt{(2)^2 + (2)^2 + 2\times 2\times 2\cos 2\times 30} = 3.46$ D（C 與 F_1 同號）

$S = 0 + (-2.00) + \frac{1}{2}(2 + 2 - 3.46) = -2.00 + 0.27 = -1.73$ D

$\sin 2\varphi = \frac{2}{3.46}\sin 2\times 30 = 0.5$

$2\varphi = 30 \qquad \varphi = 15^\circ$

$\Phi = 30^\circ + 15^\circ = 45^\circ$

合成度數： −1.73 DS / +3.46 DCX 45

在矯正屈光不正時，由於各種情況不一定都進行完全矯正；如 −3.00 DS 近視眼，戴 −2.00 DS 的眼鏡，還有 −1.00 DS 未矯正，這部分未矯正的值稱為殘餘屈光不正。設完全矯正值為 F_f，實際戴鏡值為 F，殘餘屈光不正值為 F_r，則：

殘餘屈光不正值 = 完全矯正值 − 實際戴鏡值

$$F_r = F_f - F \qquad \text{(3-9)式}$$

對於散光眼的矯正，若完全矯正值與實際戴眼鏡的柱鏡軸相同或垂直，仍可以利用(3-9)式求得殘餘散光。但如果柱鏡軸是斜交組合的話，則需要利用(3-7)式計算殘餘散光值。

範例 3-13

若某人驗光後的完全矯正度數為 −2.00 DCX 90，若戴上度數為 −2.00 DCX180 的眼鏡時，殘餘屈光不正值為多少？

解答：

殘餘散光值

$F_r = F_f - F$

$= -2.00\ \text{DCX}\ 90 - (-2.00\ \text{DCX}180)$

$= -2.00\ \text{DCX}\ 90 - (-2.00\ \text{DS} / +2.00\ \text{DXC}\ 90)$

$= +2.00\ \text{DS} / -4.00\ \text{DCX}\ 90$

殘餘散光度數為： +2.00 DS / −4.00 DCX 90

範例 3-14

完全矯正度數為 −1.00 DCX180 的人戴上 −1.00 DCX170 眼鏡時的殘餘屈光不正值為？

解答：

可以看成 $F_1 = -1.00$ DCX180 與 $F_2 = +1.00$ DCX170 的疊加組合，

$$\therefore \theta = 170 - 180 = -10$$

$$C = -\sqrt{(-1)^2 + (1)^2 + (-1)\times 1 \times 2\cos 2\times(-10)} = -0.35\ \text{D}$$

$$S = \frac{1}{2}[1 + (-1) - (-0.35)] = +0.17\ \text{D}$$

$$\sin 2\varphi = \frac{+1}{-0.35}\sin 2\times(-10) = 0.9772$$

$$2\varphi = 78 \qquad \varphi = 39^\circ$$

$$\Phi = 180^\circ + 39^\circ = 39^\circ$$

殘餘散光度數為： +0.17 DS / −0.35 DCX39

習　題

1. 將下列處方轉為其他兩種表示式：
   (1) +5.75 DS / –3.25 DCX63
   (2) –4.50 DS / +2.75 DCX77
   (3) –1.75 DCX90 / +1.25 DCX180
2. 有一球柱鏡處方為：+2.50 DS / –0.50 DCX135，求在垂直方向（90度）的屈光度？
3. 求兩透鏡 +3.00 DCX0 與 –3.00 DCX30 疊加後的合成度數？
4. 求兩透鏡 +1.00 DS / +1.00 DCX0 與 –1.00 DCX120 疊加後的合成度數？
5. 一球柱透鏡 +2.00 DS / –1.25 DCX180 與另一球柱透鏡組合後成為一個球鏡，其屈光度為+4.00 DS，試問另一球柱透鏡的處方？
6. 小明的屈光異常度數為 OD: –2.00 DS / –1.50 DCX180，OS: –2.50 DS / –1.75 DCX90；若戴上眼鏡度數為 R: –2.00 DS / –1.50 DCX90，L: –2.00 DS / –1.50 DCX90，問殘餘屈光度為多少？

CHAPTER 04

環曲面透鏡

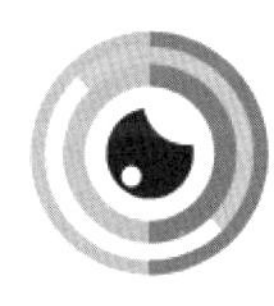

環曲面又稱托立克(Toric)面或複曲面，其定義為：一個圓弧繞一與其同平面、但不通過其曲率中心的軸旋轉而成的曲面。一般眼鏡鏡片的兩個面至少有一個是複曲面，就稱為環曲面透鏡。

第一節 環曲面透鏡的分類

「環曲面」一詞來自拉丁文「Torus」，指古希臘建築中石柱下的環形石。環曲面有互相垂直的兩個主要曲率半徑，形成兩個主要的曲線弧，其中曲率半徑較大的圓弧稱為基弧(Base Curve)，基弧的曲率半徑以 $\overline{rb}$ 表示。曲率半徑較小的圓弧稱為正交弧(Cross Curve)，正交弧的曲率半徑以 $\overline{rc}$ 表示。圖 4-1 為常見輪胎形、圓桶形與絞盤形三種環曲面樣式。

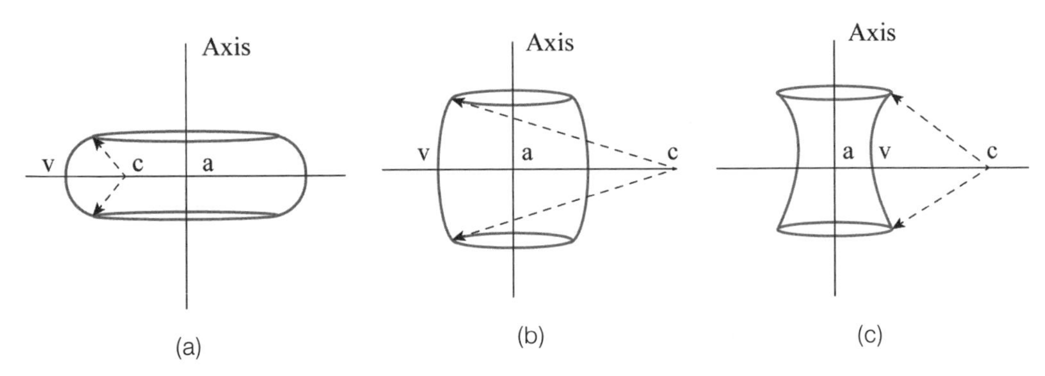

圖 4-1：(a)輪胎形環曲面；(b)圓桶形環曲面；(c)絞盤形環曲面

1. 輪胎形環曲面：$\overline{cv}=\overline{rc}$，$\overline{av}=\overline{rb}$；
2. 圓桶形環曲面：$\overline{av}=\overline{rc}$，$\overline{cv}=\overline{rb}$；
3. 絞盤形環曲面：$\overline{av}=\overline{rc}$，$\overline{cv}=\overline{rb}$；也有絞盤形環曲面：$\overline{av}=\overline{rb}$，$\overline{cv}=\overline{rc}$

其中 $\overline{rb}$ 表示基弧的曲率半徑；$\overline{rc}$ 表示正交弧的曲率半徑。

環曲面透鏡的兩個表面一面是環曲面、另一面是球面，與球柱面透鏡相比，環曲面透鏡無論在外觀上還是成像品質上都優於球柱面透鏡。圖 4-2 為平柱面透鏡與環曲面透鏡。

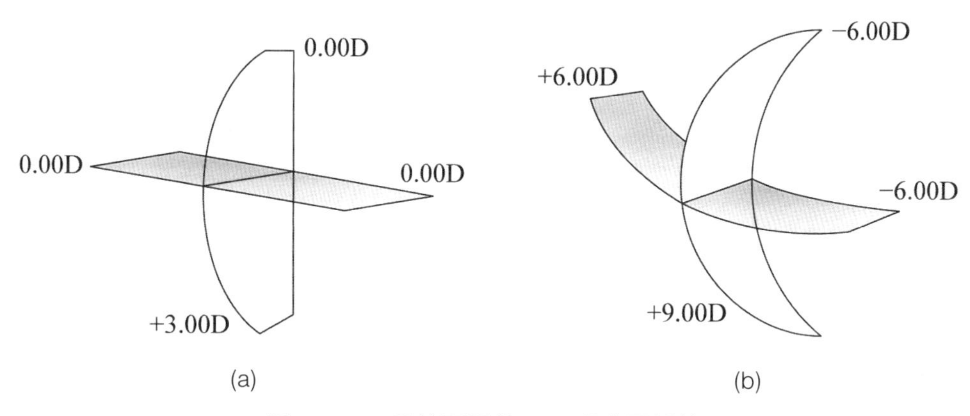

圖 4-2：(a)平柱面透鏡；(b)環曲面透鏡

其中圖 4-2(a)為一個 +3.00 DCX180 柱面鏡，其前表面在垂直方向上有 +3.00 D，水平方向（軸向）屈光力為零，後表面是一個平面；圖 4-2(b)是一個環曲面透鏡，前表面水平方向基弧屈光力為 +6.00 D，垂直方向正交弧屈光力為 +9.00 D，後表面為 −6.00 DS 的球面弧度，見圖 4-2 兩透鏡的屈光度數是相同的光學效果，即 +3.00 DCX180 的度數。

若是將環曲面製作在透鏡的外側表面而內側表面為球面，則稱為正（外）環曲面(Plus Toric Lens)，通常眼鏡行業稱之外散鏡片。而將環曲面製作在透鏡的內側表面、外側表面為球面，則稱為負（內）環曲面(Minus Toric Lens)，通常眼鏡行業稱之為內散鏡片。

因為內環曲面透鏡的外表面是正度數的球面，所以外觀比外環曲面鏡片好看，更主要的是內環曲面透鏡在消像差及提高成像品質等方面都明顯優於外環曲面。因此，現在被人們普遍接受並採用，一般出現在眼鏡上的鏡片，大多是內環曲面鏡片。

第二節 環曲面透鏡的製作

在環曲面透鏡的製作中，常對透鏡的基弧有一定的要求，即按一固定的基弧製作鏡片。這必須將一已知的散光處方即球柱面鏡片形式的一種，轉換成要求的片形，步驟如下：

1. 將原處方中柱面符號轉變為與基弧相同的符號；
2. 將轉換後處方中的球面減去基弧，其差值為環曲面鏡片的球弧(Spherical Curve)值；
3. 基弧為要求的值，軸向與轉換後處方中柱面的軸垂直；
4. 轉換後處方中的柱面加基弧成為正交弧，其軸向與基弧軸向相互垂直；
5. 寫出環曲面鏡片片形。

書寫環曲面透鏡的表示式時，通常把正面屈光力寫在橫線上方（分子），背面屈光力寫在下方（分母）；基弧寫在前面而正交弧寫在後面。因此，環曲面透鏡的表示式可寫成：

1. 外散鏡片：

$$\frac{\text{基弧(Base Curve)／正交弧(Cross Curve)}}{\text{球弧(Spherical Curve)}} \quad \text{(4-1)式}$$

2. 內散鏡片：

$$\frac{\text{球弧(Spherical Curve)}}{\text{基弧(Base Curve)／正交弧(Crross Curve)}} \quad \text{(4-2)式}$$

如已知基弧，要將球柱形處方轉為環曲面形式，則：

正交弧＝基弧＋柱面部分

球弧＝球面成分－基弧

若要從環曲面形式轉回原球柱形處方，則：

球面＝基弧＋球弧

柱面＝正交弧－基弧（軸與正交弧相同）

範例 4-1

將處方 +3.00 DS / +1.00 DCX 90 轉換為基弧 −6.00 D 的環曲面形式。

解答：

處方轉換，使柱鏡部分符號與基弧相同：

+3.00 DS / +1.00 DCX 90 → +4.00 DS / −1.00 DCX180

+4.00 − (−6.00) = +10.00 DS

−1.00 + (−6.00) = −7.00 DCX180

寫出環曲面形式：

$$\frac{+10.00\,\text{DS}}{-6.00\,\text{DCX}\,90\,/\,-7.00\,\text{DCX}180}$$ 為內散鏡片

驗證：

若將以上環曲面鏡片的前後表面屈光度相加則得：

$$\frac{+10.00\,\text{DCX}\,90\,/\,+10.00\,\text{DCX}180}{-6.00\,\text{DCX}\,90\,/\,-7.00\,\text{DCX}180}$$

→ +4.00 DCX 90 / +3.00 DCX180

上式處方再經轉換可得：

+3.00 DS / +1.00 DCX 90 與原球柱表示式一致。

有時會固定鏡片球弧度數來設計環曲面鏡片的形式，若假設透鏡的球面屈光力 A，柱面屈光力 B，處方為：A DS / B DCX θ，其轉換為環曲面鏡片的形式方法如下：

1. 將原處方 A 加減一球面值 C（C 的大小為 $A+C=D$，D 為要求的球弧值）；
2. 將另一球面 C 分解為兩正交柱面，軸分別為 θ 及 $\theta\pm90$；
3. 將柱面合併；
4. 寫出處方。

範例 4-2

將 +3.00 DS / −1.00 DCX 90 轉換成球弧為 −6.00 DS 的環曲面透鏡。

解答：

+3.00 DS / −1.00 DCX 90 / −9.00 DS / +9.00 DS

= −6.00 DS / −1.00 DCX 90 / +9.00 DS

= −6.00 DS / −1.00 DCX 90 / +9.00 DCX 90 / +9.00 DCX180

= −6.00 DS / +8.00 DCX 90 / +9.00 DCX180

$$=\frac{+8.00\,\text{DCX}\,90\,/\,+9.00\,\text{DCX}180}{-6.00\,\text{DS}}$$

另解：

(1) 將原處方轉換為：F_1 DCX90 / F_2 DCX180 (C_1 / C_2) 形式，

即 +3.00 DS / −1.00 DCX90 → +2.00 DCX90 / +3.00 DCX180

已知環曲面鏡片的球弧為 −6.00 DS，填入下式的分母中：

$$\frac{\text{DCX90 / \quad DCX180}}{-6.00\text{DS}}$$

(2) 因環曲面鏡片的前後表面屈光度相加需與原處方相同，因此得出：

基弧 = +2.00 − (−6.00) = +8.00

正交弧 = +3.00 − (−6.00) = +9.00

即得出 $\frac{+8.00\text{ DCX90 / }+9.00\text{ DCX180}}{-6.00\text{ DS}}$ 為外散鏡片

範例 4-3

將以下環曲面鏡片轉為球柱面之處方表示式：

(1) $\frac{+6.00\text{ DS}}{-3.50\text{ DCX90 / }-4.00\text{ DCX180}}$　(2) $\frac{+6.25\text{ DCX90 / }+4.75\text{ DCX180}}{-8.00\text{ DS}}$

解答：

(1) 此環曲面可以寫成：

+2.50 DCX90 / +2.00 DCX180 (C_1 / C_2) 形式

故球柱面(S-C)之處方表示式為：

+2.50 DS / −0.50 DCX180

(2) 此環曲面可以寫成：

−1.75 DCX90 / −3.25 DCX180 (C_1 / C_2) 形式

故球柱面(S-C)之處方表示式為：

−1.75 DS / −1.50 DCX180

第三節 環曲面透鏡的鑑別

環曲面透鏡的識別，除了透過環曲面透鏡看「十」字視標會有剪刀運動外，還有以下辦法：

1. 環曲面透鏡與球面透鏡的區別：

球面透鏡的前後表面都是球面，所以透鏡的邊緣厚度是一樣的。環曲面透鏡則與球面透鏡不同，由於環曲面有兩個互相垂直且不同的曲率，這就使得環曲面透鏡的邊緣厚度不同，曲率大的方向厚度薄，相反曲率小的方向厚度厚。

因此，觀察透鏡邊緣，周邊厚度一樣則為球面透鏡；若厚度不同且在互相垂直的方向上有最厚與最薄的區別，鏡片為環曲面鏡。

2. 內環曲面透鏡與外環曲面透鏡的區別：

因為外環曲面鏡片的內表面是球面，所以透鏡內側的邊緣是平的。若將外環曲面透鏡內面朝下放在一個平面（如桌面）上，會很穩地與平面接觸，沒有晃動。相反，內環曲面透鏡的內表面是環曲面，各方面的曲率不同造成了透鏡內側的邊緣為波浪式的不平。因此將內環曲面透鏡內面朝下放在平面上，由於接觸面不平，所以會旋轉不穩及晃動。

換言之，若透鏡的邊緣厚度不同，則為環曲面透鏡；放置在平面上時，平衡且無晃動為外環曲面透鏡，如圖 4-2(b)，若不平穩，用手輕拍透鏡時會晃動，則為內環曲面透鏡，如圖 4-3。

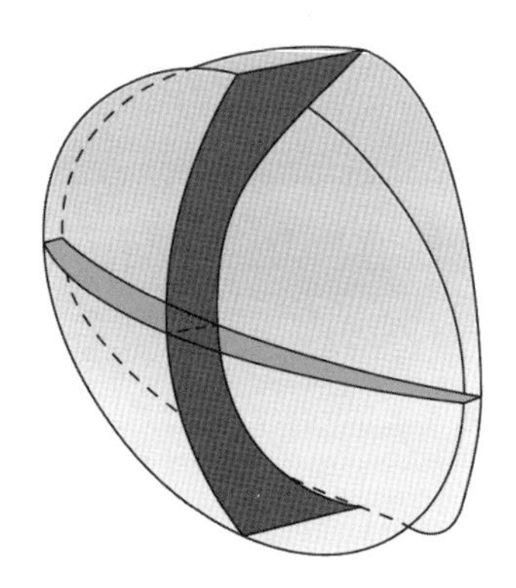

圖 4-3：內環曲面透鏡

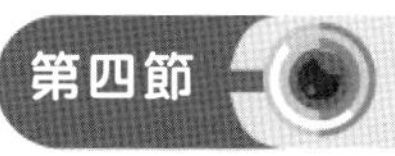

第四節 環曲面透鏡的成像

球面透鏡上各方向的屈光力是一樣的，因此光線通過後可以成一點像。然而散光透鏡各方向的屈光力不同，且在互相垂直的兩方向上有最大及最小的屈光力，這就使得光線通過散光透鏡後不能像球面透鏡那樣成一點像。圖 4-4 為一散光透鏡所形成的像散光束，稱為史坦姆光錐 (Sturm's Conoid)。

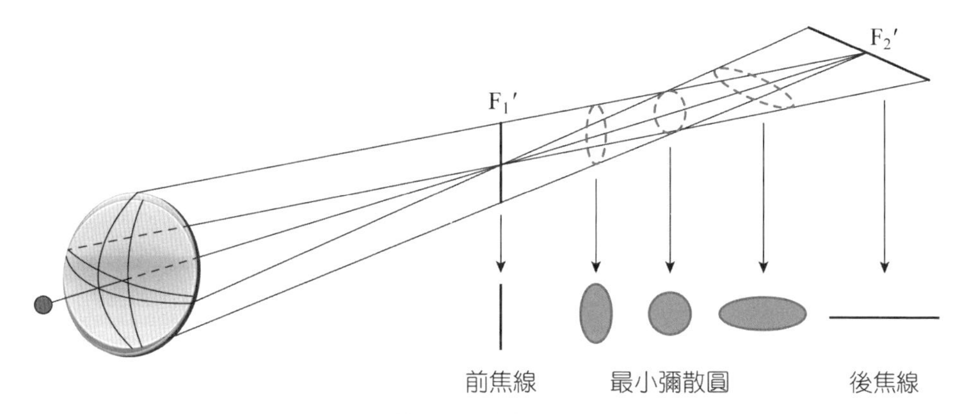

圖 4-4：史坦姆光錐

上圖散光透鏡在水平方向上有最大的屈光力，在垂直方向上有最小的屈光力，透鏡為圓形。當平行光線通過透鏡後，由於水平方向的屈光力最強，所以通過水平方向的光線先會聚於 F_1'，同時通過垂直方向的光線由於屈光力最弱，所以在 F_1' 並沒有會聚，而繼續向前會聚於 F_2'。若將屏幕放置在 F_1' 時會看到一條垂直焦線，稱為前焦線，而將屏幕放置在 F_2' 時會看到一條水平焦線，稱為後焦線。

由於透鏡是圓形，光線通過透鏡折射剛離開透鏡時，將屏幕放置在透鏡後看到的應為圓形，隨著屏幕移至前焦線 F_1' 後方附近，線圖形逐漸變成長橢圓形，其長軸與前焦線方向一致，若繼續向後移動，長橢圓形逐漸變成扁橢圓形，長軸與後焦線方向一致。由長橢圓形過渡為扁橢圓形的過程中一定會有一個圓形出現，此圓稱為最小彌散圓(Circle of Least Confusion)。前焦線與後焦線的間隔稱為史坦姆間隔(Sturm's Interval)，它的大小表示了垂直方向與水平方向屈光度數的差異值，通常稱為散光(Astigmatism)度數的大小。

史坦姆光錐或稱散光光束中，各參數的計算、焦線長度、最小彌散圓的位置和直徑可由圖 4-5 的幾何關係中求得，該圖為散光光束的頂視圖及側視圖。

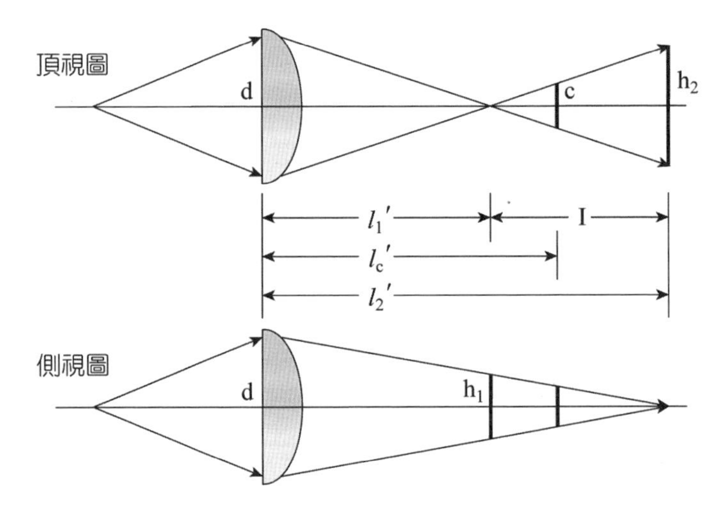

圖 4-5：散光光束的頂視圖及側視圖

在圖 4-5 中，透鏡到前焦線的距離為 l'_1，透鏡到後焦線的距離為 l'_2，透鏡到最小彌散圓的距離為 l'_c，h_1 為前焦線長度，h_2 為後焦線長度，透鏡直徑為 d，I 為史坦姆間隔。根據圖中關係，焦線長度 h_1、h_2 分別為：

$$h_1 = \frac{d(l'_2 - l'_1)}{l'_2} = \frac{d \times I}{l'_2} \quad \text{(4-3)式}$$

$$h_2 = \frac{d(l'_2 - l'_1)}{l'_1} = \frac{d \times I}{l'_1} \quad \text{(4-4)式}$$

焦線的位置 l_1' 及 l_2' 可根據 $L_1' = L + F_1$ 及 $L_2' = L + F_2$ 求出。

由圖 4-5 可以看出：

$$\frac{c}{d} = \frac{(l_c' - l_1')}{l_1'} = \frac{l_2' - l_c'}{l_c'}$$

由此可得鏡片至最小彌散圓的距離：

$$l_c' = \frac{2l_1'l_2'}{l_1' + l_2'} \qquad (4\text{-}5)式$$

該距離以屈光度的形式表示為：

$$L_c' = \frac{L_1' + L_2'}{2} \qquad (4\text{-}6)式$$

最小彌散圓的直徑 c 為：

$$c = \frac{d(l_2' - l_1')}{l_1' + l_2'} = \frac{d \times I}{l_1' + l_2'} \qquad (4\text{-}7)式$$

範例 4-4

一透鏡之處方為：+5.00 DS / +4.00 DCX90，直徑 40 mm，求透鏡前 1 m 的物點發出的光，經透鏡後所形成焦線及最小彌散圓的位置與大小。

解答：

已知 $L = -1.00$ D，$d = 40$ mm，

$F_1 = +9.00$ D（軸向 90），$F_2 = +5.00$ D（軸向 180）

所以 $L_1' = L + F_1 = -1.00 + 9.00 = +8.00$ D

∴前焦線位置　$l_1' = +12.5$ cm

$L_2' = L + F_2 = -1.00 + 5.00 = +4.00\ \text{D}$

∴後焦線位置 $l_2' = +25\ \text{cm}$

$L_c' = \dfrac{L_1' + L_2'}{2} = \dfrac{8.00 + 4.00}{2} = +6.00\ \text{D}$

∴最小彌散圓位置 $l_c' = 16.67\ \text{cm}$

史坦姆間隔 $I = l_2' - l_1' = 12.5\ \text{cm}$

前焦線大小 $h_1 = \dfrac{d \times I}{l_2'} = \dfrac{40 \times 12.5}{25} = 20\ \text{cm}$

後焦線大小 $h_2 = \dfrac{d \times I}{l_1'} = \dfrac{40 \times 12.5}{12.5} = 40\ \text{cm}$

最小彌散圓直徑 $c = \dfrac{d \times I}{l_1' + l_2'} = \dfrac{40 \times 12.5}{12.5 + 25} = 13.33\ \text{cm}$

習 題

1. 一處方 +4.00 DS / +2.50 DCX 90 的雙環曲面鏡片，如果鏡片外側磨製成 +8.00 DCX180 / +11.50 DCX90，那麼鏡片的內側應磨製成多少度？
2. 試將球柱鏡處方：+8.00 DS / –3.00 DCX180 寫成基弧為 +9.00 DC 的環曲面形式。
3. 試將球柱鏡處方：–1.00 DS / +2.00 DCX165 寫成球弧為 +4.00 DS 的環曲面形式。
4. 一正環曲面透鏡之基弧半徑為 125mm，正交弧半徑為 83.3mm，另一面為球弧，半徑為 50mm，透鏡材料折射率為 1.5；假設基弧軸向為 90 度，試以環曲面形式表示此透鏡。
5. 將下列環曲面表示式寫成球柱面透鏡之處方：

   (1) $\dfrac{+2.00\,DS}{-10.50\,DCX110 / -9.75\,DCX20}$

   (2) $\dfrac{+7.25\,DCX180 / +8.75\,DCX90}{-6.00\,DS}$

6. 使用鏡片測度表測出鏡片各面的屈光度如下，試寫出鏡片的環曲面形式處方與正交柱面處方：

   (1) 基弧 –2.50 DC，正交弧 –3.50 DC，球弧 +6.00 DS

   (2) 基弧 +2.75 DC，正交弧 +4.50 DC，球弧 –2.00 DS

   (3) 基弧 –3.00 DC，正交弧 –3.75 DC，球弧 +6.00 DS

MEMO :

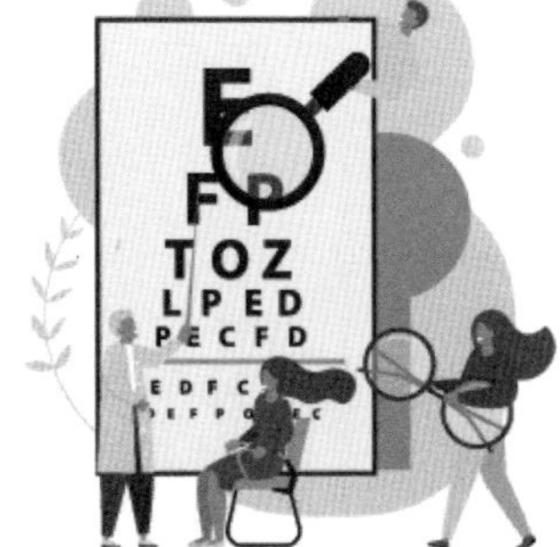

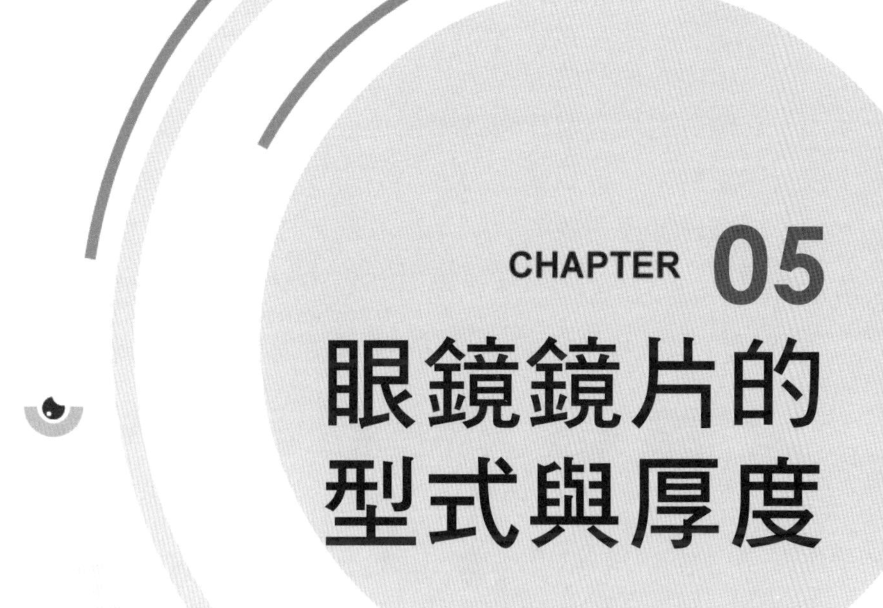

CHAPTER 05

眼鏡鏡片的型式與厚度

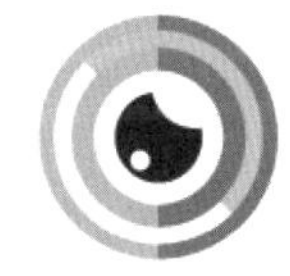

眼鏡鏡片的厚度與透鏡的屈光力有關，而決定屈光力的主要因素是透鏡材料的折射率和透鏡前後表面的曲率半徑。透鏡材料的折射率如果選定的話，決定屈光力大小的主要因素就是透鏡的曲率半徑，因此，透鏡的厚度與透鏡的曲率半徑有關。本單元將從透鏡的曲率半徑開始介紹透鏡曲率大小與透鏡厚度的關係，以及臨床中測量與計算透鏡的簡單工具和方法。

第一節 鏡片的垂度公式

在裝配眼鏡時，常常要考慮眼鏡的厚度。事實上，眼鏡的作用除了視力矯正外，還需講究美觀實用，故鏡片不宜太厚，只要能裝入鏡架，同時又有足夠的安全性就可以。透鏡的厚度與鏡片的屈光力有關，凸透鏡的中心較邊緣為厚，凹透鏡則邊緣較中心為厚，且屈光力越高、厚度越厚。

一般情況下，要控制透鏡的厚度，只需要控制它的邊緣厚度即可。所以在不同的情況下，計算透鏡的邊緣厚度可以藉由垂度公式(Sag Formula)，因為大多數鏡片的主子午線是圓弧，所以透鏡的厚度，可透過計算它的垂度（Sagitta 簡寫 Sag）或稱為弧矢高度(Height of the Curvature)而得到，如圖 5-1 所示。

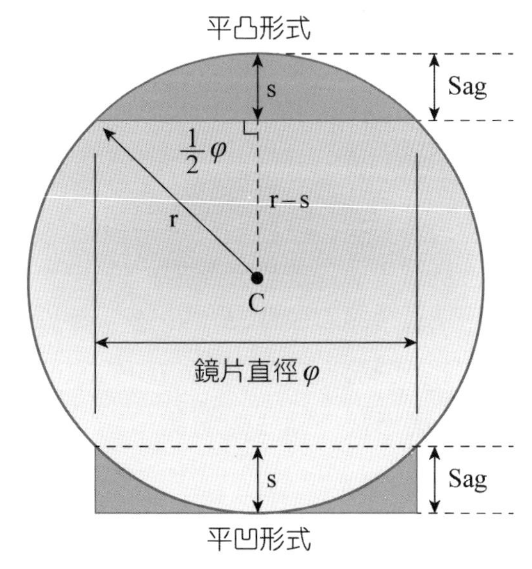

圖 5-1：兩平凸與平凹鏡片的垂度

圖 5-1 中 C 為圓心，r 為曲率半徑，φ 代表平凸鏡片與平凹鏡片的直徑，該平凸鏡片透鏡的邊緣厚度為零，平凹鏡片的中心厚度也為零，若以 $\frac{\varphi}{2}$ 代表平凸鏡片直徑的一半，圖 5-1 應用商高定理可知：

$$(r-s)^2+(\frac{\varphi}{2})^2=r^2$$

$$\therefore (r-s)=\sqrt{r^2-(\frac{\varphi}{2})^2}$$

故垂度公式可整理如下：

$$s=r-\sqrt{r^2-(\frac{\varphi}{2})^2} \qquad \text{(5-1)式}$$

由公式(5-1)可知，垂度 s 與曲率半徑 r 和鏡片的直徑 φ 有關。設已知曲面的屈光力 F，則鏡片的曲率半徑 r 可由下式進行計算：

$$r=\frac{n-1}{F} \qquad \text{(5-2)式}$$

所以，如果已知透鏡的直徑 φ 和曲面的屈光力 F，則垂度 s 可以使用(5-2)與(5-1)式求出。

若垂度 s 值與鏡片的直徑 φ 值皆遠小於鏡片的曲率半徑 r 值（即較平的曲面或是較小直徑的鏡片），則垂度公式可用近似式表達如下：

由(5-1)式展開可得

$$\cancel{r^2}-2rs+s^2+(\frac{\varphi}{2})^2=\cancel{r^2} \qquad \because s^2\to 0$$

$$\therefore s=\frac{(\frac{1}{2}\varphi)^2}{2r} \qquad \text{(5-3)式}$$

若將(5-2)式帶入(5-3)式，則垂度公式的近似式如下：

$$s=\frac{(\frac{1}{2}\varphi)^2\times F}{2(n-1)} \qquad \text{(5-4)式}$$

由(5-4)式可知，若鏡片的直徑 φ 與鏡片材料折射率 n 固定，則垂度 s 值與鏡片的曲面屈光力 F 成正比。然而若鏡片有相同的曲面屈光力 F 及折射率 n，則垂度 s 值也與鏡片的直徑 φ 成正比。如圖 5-2 所示，鏡片的直徑 φ 較大者垂度 S_L 值較大，但鏡片的直徑 φ 較小者垂度 S_S 值較小。

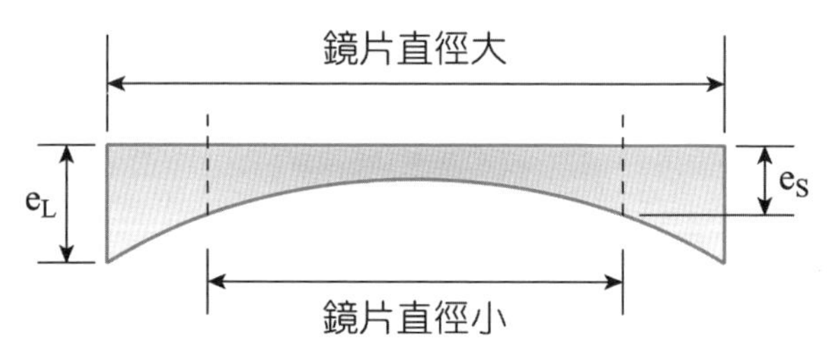

圖 5-2：鏡片的直徑 φ 與垂度的關係

範例 5-1

有一片+10.00 D 的平凸形鏡片，若材料折射率為 $n=1.50$，鏡片的直徑 $\varphi=70$ mm，請問此鏡片之垂度值為多少？

解答：

$$r=\frac{n-1}{F}=\frac{1.5-1}{10}\times1000=50\text{ mm}$$

$$s=r-\sqrt{r^2-(\frac{\varphi}{2})^2}=50-\sqrt{50^2-(\frac{70}{2})^2}$$

$$=50-35.7$$

$$=14.3\text{ mm}$$

若使用(5-4)式，則求出垂度 s 的近似值為：

$$s=\frac{(\frac{1}{2}\varphi)^2\times F}{2(n-1)}=\frac{0.035^2\times 10}{2(1.5-1)}\times 1000$$

$$=12.25\text{ mm}$$

由以上結果可知垂度 s 的近似值與實際值誤差很大，所以 r 若沒有遠大於 s 值，則垂度的計算還是要用(5-1)的公式，所得結果較為正確。

第二節 鏡片的厚度

任何透鏡的厚度都可先用垂度公式求出曲面的垂度或環曲面的兩個垂度，再加上透鏡所規定的最小厚度，即為透鏡的真實厚度。若是正透鏡，最小厚度在透鏡的邊緣，以 e 表示邊緣厚度，若是負透鏡，最小厚度在透鏡的光心，以 t 表示中心厚度。

圖 5-3 為不同形式正透鏡的厚度，另透鏡的中心厚度 t 與邊緣厚度 e 的關係如下表 5-1：

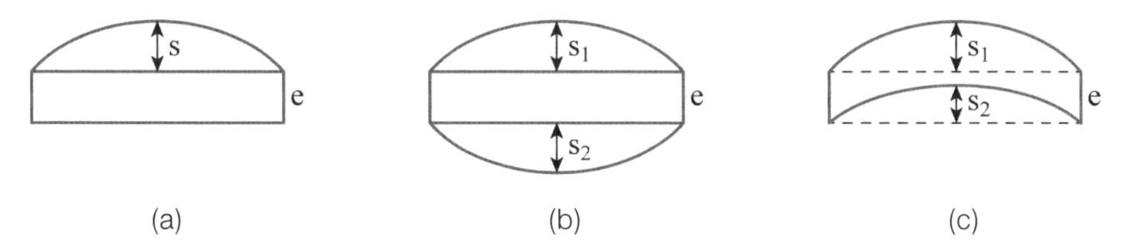

圖 5-3：(a)平凸透鏡；(b)雙凸透鏡；(c)正新月形透鏡的垂度與邊緣厚度

表 5-1：各類型正透鏡的中心與邊緣厚度的關係

類型	平凸透鏡	雙凸透鏡	正新月形透鏡
中心厚度	$t=s+e$	$t=s_1+s_2+e$	$t=s_1-s_2+e$
邊緣厚度	$e=t-s$	$e=t-(s_1+s_2)$	$e=t-(s_1-s_2)$

圖 5-4 為不同形式負透鏡的厚度，另透鏡的中心厚度 t 與邊緣厚度 e 的關係如下表 5-2：

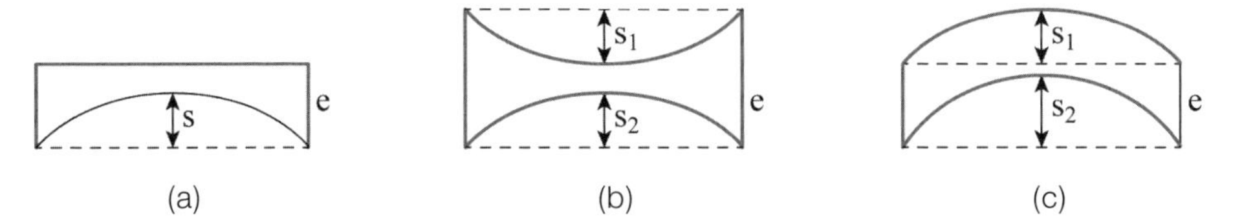

圖 5-4：(a)平凹透鏡；(b)雙凹透鏡；(c)負新月形透鏡的垂度與邊緣厚度

表 5-2：各類型負透鏡的中心與邊緣厚度的關係

類型	平凹透鏡	雙凹透鏡	負新月形透鏡
中心厚度	$t=e-s$	$t=e-s_1-s_2$	$t=e+s_1-s_2$
邊緣厚度	$e=t+s$	$e=t+s_1+s_2$	$e=t-s_1+s_2$

範例 5-2

試計算 +10.00 DS 的正新月形透鏡 ($n=1.50$) 的邊緣厚度。已知兩個面屈光力分別為 +14.00 DS 和 −4.00 DS，透鏡的直徑為 70 mm，中心厚度為 25 mm。

解答：

已知本透鏡形式如圖 5-3(c)

(1) 先求出兩球面的曲率半徑：

$$r_1=\frac{n-1}{F_1}=\frac{1.5-1}{14}\times 1000=35.71\text{ mm}$$

$$r_2=\frac{1-n}{F_2}=\frac{1-1.5}{-4}\times 1000=125\text{ mm}$$

(2) 再求出兩球面的垂度：

$$s_1 = r_1 - \sqrt{r_1^2 - (\frac{\varphi}{2})^2} = 35.71 - \sqrt{35.71^2 - (\frac{70}{2})^2}$$

$$= 28.62 \text{ mm}$$

$$s_2 = r_2 - \sqrt{r_2^2 - (\frac{\varphi}{2})^2} = 125 - \sqrt{125^2 - (\frac{70}{2})^2} = 5 \text{ mm}$$

∴邊緣厚度 $e = t - (s_1 - s_2) = 25 - 28.62 + 5 = 1.38 \text{ mm}$

範例 5-3

一負新月形透鏡 $n=1.5$，已知一面的屈光力為 +8.00 DS，另一面 −10.00 DS，直徑 70 mm，邊緣厚度為 6 mm，試計算此透鏡的中心厚度？

解答：

已知本透鏡形式如圖 5-4(c)

(1) 先求出兩球面的曲率半徑：

$$r_1 = \frac{n-1}{F_1} = \frac{1.5-1}{8} \times 1000 = 62.5 \text{ mm}$$

$$r_2 = \frac{1-n}{F_2} = \frac{1-1.5}{-10} \times 1000 = 50 \text{ mm}$$

(2) 再求出兩球面的垂度：

$$s_1 = r_1 - \sqrt{r_1^2 - (\frac{\varphi}{2})^2} = 62.5 - \sqrt{62.5^2 - (\frac{70}{2})^2} = 10.71 \text{ mm}$$

$$s_2 = r_2 - \sqrt{r_2^2 - (\frac{\varphi}{2})^2} = 50 - \sqrt{50^2 - (\frac{70}{2})^2} = 14.3 \text{ mm}$$

∴中心厚度 $t = e + s_1 - s_2 = 6 + 10.71 - 14.3 = 2.41 \text{ mm}$

第三節 球柱鏡片和環曲面鏡片的厚度

柱面透鏡不同於球面透鏡，其各方向厚度不同。圖 5-5(a)所示為正柱面透鏡其軸在水平方向，由圖可知其邊緣的最大厚度在軸向的兩端，邊緣的最小厚度在垂軸方向。圖 5-5(b)所示為負柱面透鏡其軸在水平方向，由圖可知其邊緣的最小厚度在軸向的兩端，邊緣的最大厚度在垂軸方向。

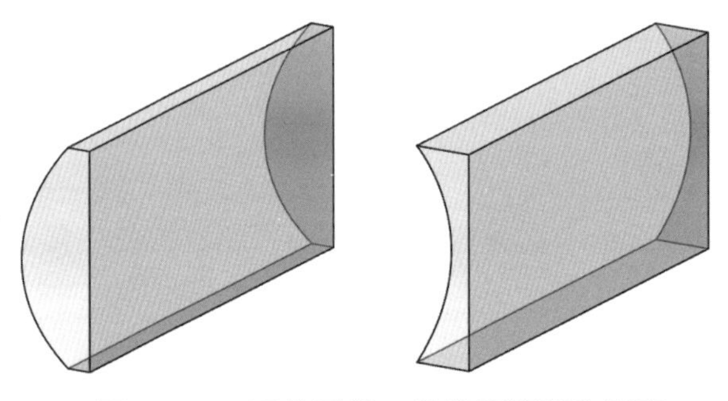

圖 5-5：(a)正柱面與(b)負柱面透鏡的厚度

如果正柱面透鏡的屈光力為 +5.00 DCX180，邊的最厚位置即在與軸平行方向，就是在 180° 位置，如果柱鏡的軸向在 30° 方向，最大的邊厚就在 30° 軸向的頂端。如果與軸垂直方向的圓弧半徑為 r，其在軸方向的厚度可按球面透鏡(5-1)式的垂度公式計算出。

負柱面透鏡與正柱面透鏡不同的是，邊緣的最小厚度在沿軸方向的兩端、邊緣的最大厚度在垂軸方向。如果柱面透鏡的曲率半徑為已知，該面的垂度就可用前述(5-1)式求得。如果該負柱面透鏡的屈光力為 –5.00 DCX180，則最大邊厚在 90°方向，例如 –5.00 DCX180 也可以寫成 –5.00 DS / +5.00 DCX90，因此，可以說柱面透鏡或環曲面透鏡的「正柱軸向」代表最大邊緣厚度所在的軸向。

範例 5-4

有一個 +3.00 DS / +3.00 DCX60 圓形平凸球柱透鏡，設鏡片直徑為 40 mm，$n = 1.523$，薄邊厚度為 2 mm，試計算其最大的邊厚為多少？

解答：

此透鏡的兩個面屈光力為：

+3.00 DCX150 / +6.00 DCX60

最薄邊位於 150°軸向的頂端，最厚邊則位於 60°軸向的頂端，

(1) +6.00 D 上的垂度（在 150°軸向上）

$$r_1 = \frac{n-1}{F_1} = \frac{1.523-1}{6} \times 1000 = 87.17 \text{ mm}$$

$$s_1 = r_1 - \sqrt{r_1^2 - (\frac{\varphi}{2})^2} = 87.17 - \sqrt{87.17^2 - (\frac{40}{2})^2}$$

$$= 2.33 \text{ mm}$$

(2) 中心厚度＝（邊厚）＋（40 mm 鏡片直徑的 6.00 垂度）

$$= 2 \text{ mm} + 2.33 \text{ mm}$$

$$= 4.33 \text{ mm}$$

(3) +3.00 D 上的垂度（在 60°軸向上）

$$r_1 = \frac{n-1}{F_1} = \frac{1.523-1}{3} \times 1000 = 174.33 \text{ mm}$$

$$s_1 = r_1 - \sqrt{r_1^2 - (\frac{\varphi}{2})^2} = 174.33 - \sqrt{174.33^2 - (\frac{40}{2})^2}$$

$$= 1.15 \text{ mm}$$

(4) 最大的邊厚＝（中心厚度）－（40 mm 鏡片直徑的 3.00 垂度）

$$= 4.33 \text{ mm} - 1.15 \text{ mm}$$

$$= 3.18 \text{ mm}$$

範例 5-5

將 –8.00 DS / +4.00 DCX180 的鏡片加工成基弧為 +3.00 D 的環曲面鏡片，鏡片製成 50 mm × 40 mm 的橢圓形，在 +3.00 D 基弧上的邊厚為 3 mm，試問該鏡片的最大邊厚度為多少？

解答：

(1) 環曲面表示式：

–8.00 DS / +4.00 DCX180 可轉成

–8.00 DCX90 / –4.00 DCX180

∴此環曲面透鏡的兩個面屈光力為：

$$\frac{+3.00\ \text{DCX}90 / +7.00\ \text{DCX}180}{-11.00\ \text{DS}}$$

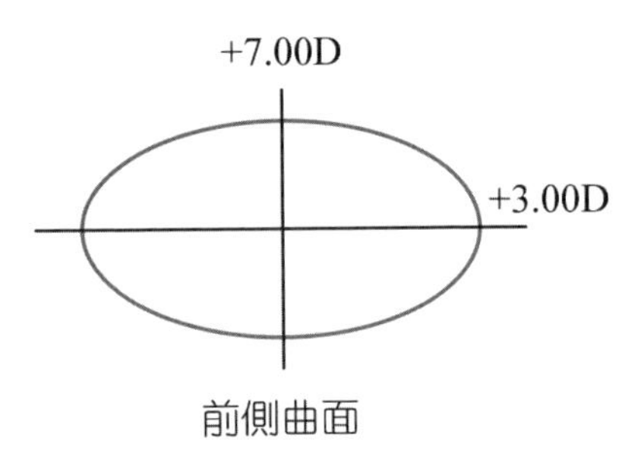

(2) 計算各屈光力的曲率半徑：

(a) –11.00 D 球弧的曲率半徑

$$r_s = \frac{1-1.523}{-11.00} \times 1000 = 47.5\ \text{mm}$$

(b) +3.00 D 基弧的曲率半徑

$$r_b = \frac{1.523-1}{+3.00} \times 1000 = 174.3\ \text{mm}$$

(c) +7.00 D 正交弧的曲率半徑

$$r_c = \frac{1.523-1}{+7.00} \times 1000 = 74.7\ \text{mm}$$

(3) 計算各屈光力的垂度：

(a) –11.00 D 球弧 50 mm 方向的垂度

$$s_{s50mm} = r_s - \sqrt{r_s^2 - (\frac{\varphi}{2})^2} = 47.5 - \sqrt{47.5^2 - (\frac{50}{2})^2} = 7.11\ \text{mm}$$

(b) +3.00 D 基弧 50 mm 方向的垂度

$$s_{b50mm} = r_b - \sqrt{r_b^2 - (\frac{\varphi}{2})^2} = 174.3 - \sqrt{174.3^2 - (\frac{50}{2})^2} = 1.8 \text{ mm}$$

(c) −11.00 D 球弧 40 mm 方向的垂度

$$s_{s40mm} = r_s - \sqrt{r_s^2 - (\frac{\varphi}{2})^2} = 47.5 - \sqrt{47.5^2 - (\frac{40}{2})^2} = 4.42 \text{ mm}$$

(d) +7.00 D 正交弧 40 mm 方向的垂度

$$s_{c40mm} = r_c - \sqrt{r_c^2 - (\frac{\varphi}{2})^2} = 74.7 - \sqrt{74.7^2 - (\frac{40}{2})^2} = 2.73 \text{ mm}$$

(4) 計算各軸向的邊厚：

(a) 最薄邊位於垂直軸向的頂端，

中心厚度＝（薄邊厚度）－（40 mm 鏡片直徑的 11.00 垂度－40 mm 鏡片直徑的 7.00 垂度）

∴中心厚度 $t = e - (s_{s40mm} - s_{c40cm}) = 3 - (4.42 - 2.73) = 1.31 \text{ mm}$

(b) 最大邊厚度＝（50 mm 鏡片直徑的 11.00 垂度）－（50 mm 鏡片直徑的 3.00 垂度）＋（中心厚度）

∴最大邊厚 $= s_{s50mm} - s_{b50cm} + t = 7.11 - 1.8 + 1.31 = 6.62 \text{ mm}$

故此鏡片的最大邊厚度為 6.62 mm

一般眼鏡鏡片的外形並不規則與對稱，若不規則外形的正球面透鏡其邊緣厚度與光心距離成反比，即離光心越遠邊厚越薄，而不規則外形的負球面透鏡其邊緣厚度與光心距離成正比，即離光心越遠鏡片的邊厚越厚。

範例 5-6

如圖 5-6，不規則外形之眼鏡鏡片的屈光度為 −5.00 D，其中前表面為 +5.00 D 而後表面為 −10.00 D，折射率 $n=1.50$，已知 OA 為 25 mm，此處之邊厚為 5 mm，若 $OB=20$ mm，問 B 處之邊厚為多少？

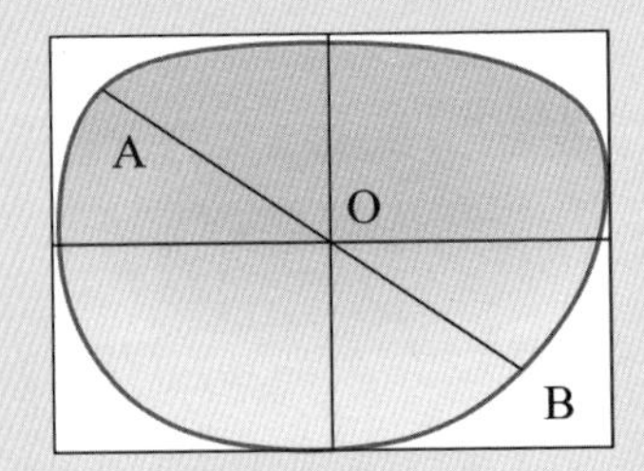

圖 5-6：不規則眼鏡鏡片的邊厚

解答：

前後表面之曲率半徑

$$r_1=\frac{1.5-1}{+5.00}\times 1000=100\text{ mm}$$

$$r_2=\frac{1-1.5}{-10.00}\times 1000=50\text{ mm}$$

OA 方向子午線兩個面之垂度：

$$s_1=r_1-\sqrt{r_1^2-y^2}=100-\sqrt{100^2-25^2}=3.18\text{ mm}$$

$$s_2=r_2-\sqrt{r_2^2-y^2}=50-\sqrt{50^2-25^2}=6.70\text{ mm}$$

光心 O 處的中心厚度為：

$$t=e-(s_2-s_1)=5-(6.70-3.18)=1.48\text{ mm}$$

OB 方向子午線兩個面之垂度：

$$s_1=100-\sqrt{100^2-20^2}=2.02\text{ mm}$$

$$s_2=50-\sqrt{50^2-20^2}=4.17\text{ mm}$$

B 點處的邊厚為：

$$e=t-(s_1-s_2)=1.48-(2.02-4.17)=3.63\text{ mm}$$

第四節 柱面鏡片斜向的厚度

計算球柱面或環曲面鏡片沿主子午線以外的其他方向厚度，要注意柱面透鏡的斜向屈光力在沿軸方向為最小，而與軸子午線垂直時為最大。與柱軸夾角之斜軸方向某點的厚度，實際上只和該點與軸的垂直距離有關。計算時不考慮其斜軸方向的柱面屈光力或曲率半徑。圖 5-7 所示為柱軸在垂直方向的凸柱面透鏡。它在柱軸(90°)方向的曲率為零，水平方向（屈光力方向）*CPD* 為一圓弧，沿斜軸方向 *EPF* 的曲率為橢圓。如果要計算 *B* 點的厚度，該厚度等於中心厚度減去橢圓弧在 2*QB* 透鏡直徑的垂度，實際上等於中心厚度減去圓弧 *EPF* 在 2*AB* 透鏡直徑的垂度。

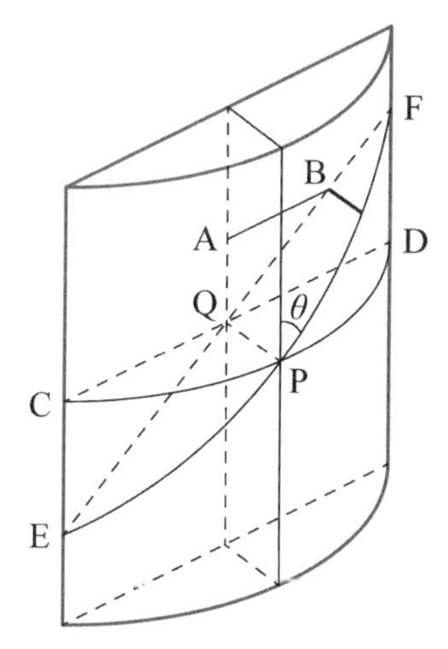

圖 5-7：柱面鏡片與柱軸夾角之斜軸方向某點的厚度

由圖中幾何關係，$AB = QB\sin\theta$，設 y 為 Q 至 B 的距離，則 $AB = y\sin\theta$。因此，直徑為 $2y$ 的柱面透鏡，沿斜向軸向剖面的透鏡厚度為

$$s = r - \sqrt{r^2 - AB^2}$$

或

$$s = r - \sqrt{r^2 - y^2 \sin^2 \theta} \qquad (5\text{-}5)式$$

(5-5)式所得的結果與球面透鏡圓弧的垂度公式非常相似。

範例 5-7

計算 +10.00 DCX90 平柱面透鏡在 60°軸向的邊厚。設此鏡片為圓形，其直徑為 60 mm，材料 $n = 1.523$，且最薄邊厚度為 1 mm。

解答：

(1) 垂直軸向的曲率半徑：

$$r = \frac{n-1}{F} = \frac{1.523-1}{10} \times 1000 = 52.3 \text{ mm}$$

(2) 垂直軸向的垂度：

$$s = r - \sqrt{r^2 - y^2} = 52.3 - \sqrt{52.3^2 - 30^2} = 9.46 \text{ mm}$$

(3) 透鏡的中心厚度：

中心厚度＝（鏡片直徑為 60mm 的 10.00 垂度）+（薄邊厚度）

$$= 9.46 + 1 = 10.46 \text{ mm}$$

即在 90°軸向的邊厚亦為 10.46 mm

(4) 60°軸向的邊厚：

已知 60°軸向與軸的夾角為 30°

在 $\theta = 30°$ 方向的柱面垂度

$$s = r - \sqrt{r^2 - y^2 \sin^2 \theta}$$

$$= 52.3 - \sqrt{52.3^2 - 30^2 \sin^2 30}$$

$$= 52.3 - 50.1 = 2.2 \quad \text{mm}$$

∴ 60°軸向的邊厚 = (中心厚度) − (沿 60°軸向的柱面垂度)

$= 10.46 - 2.2$

$= 8.26\ \text{mm}$

第五節 鏡片的測量

垂度計(Sag Gauges)與鏡片測度表(Lens Measures)如圖 5-8，常用來測量鏡片屈光力，它的測量精度雖不高，但因體積小、便於攜帶，故使用非常方便。而焦度計(Foci-meter)或自動鏡片驗度儀(Lensometer)，雖然其測量精度高、使用簡易，但因體積較大且價格較高，因此各有其優缺點。

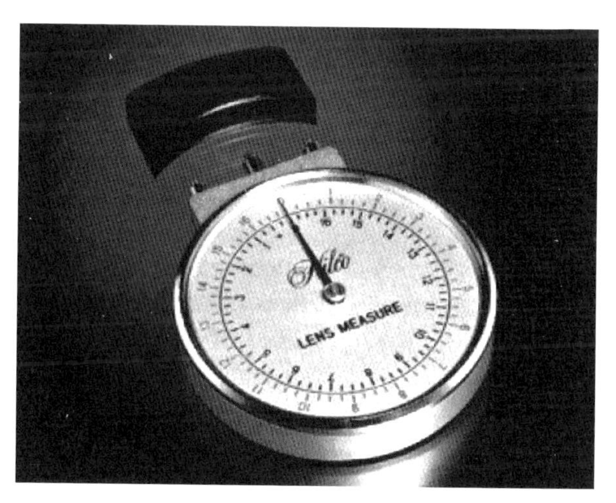

圖 5-8：垂度計或鏡片測度表的外形

垂度計的原理如圖 5-9 所示，該測度表可量出鏡片表面任兩點 K 與 L 之間的垂度 s，其中間活動腳是可以伸縮的，且內部與指針之齒輪連接於刻度表中指示數值，此刻度即為該鏡片表面的屈光力。

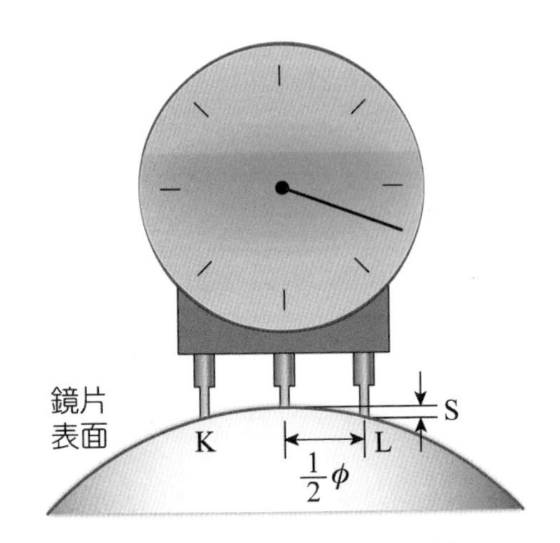

圖 5-9：垂度計測量原理

根據垂度公式：

$$s = r - \sqrt{r^2 - (\frac{\varphi}{2})^2}$$

將等式兩邊平方

$$s^2 = r^2 - 2r\sqrt{r^2 - (\frac{\varphi}{2})^2} + r^2 - (\frac{\varphi}{2})^2$$

$$= 2r[r - \sqrt{r^2 - (\frac{\varphi}{2})^2}] - (\frac{\varphi}{2})^2$$

$$= 2rs - (\frac{\varphi}{2})^2$$

所以得到表面曲率半徑：

$$r = \frac{(\frac{\varphi}{2})^2 + s^2}{2s}$$

鏡片屈光力：

$$F=\frac{(n-1)}{r}$$

若 s 值與 KL 距離的單位為 mm，則鏡片測度表所示的表面屈光力為：

$$F_s=\frac{2000(n-1)s}{(\frac{\varphi}{2})^2+s^2} \quad \text{(5-6)式}$$

若垂度 s 值與鏡片的直徑 φ 值皆遠小於鏡片的曲率半徑 r 值（即較平的曲面或是較小直徑的鏡片），則(5-6)式可用近似式表達如下：

$$F_s=\frac{2000(n-1)s}{(\frac{\varphi}{2})^2} \quad \text{(5-7)式}$$

鏡片測度表是以一定的折射率設計的，通常採用玻璃材料的折射率 $n=1.523$，若 KL 距離為 20 mm（即 $\frac{\varphi}{2}=10\,\text{mm}$）

這樣表面屈光力為：

$$F_s=\frac{2000(1.523-1)s}{(10)^2}$$

$$F_s=10.46s \quad \text{(5-8)式}$$

由(5-8)式可知，鏡片的表面屈光力大小與垂度值成正比。

範例 5-8

使用垂度計測量一玻璃鏡片表面之垂度，若中間指針上升了 0.5 mm，問此鏡片的表面屈光力？

解答：

$F_s = 10.46s = 10.46 \times 0.5 = 5.23$ D

所以，用鏡片測度表測量 $n = 1.523$ 的鏡片才準確。若所測鏡片 $n \neq 1.523$，則真實屈光力需要經過換算，即

$$F_s = \frac{2000(1.523-1)s}{(\frac{\varphi}{2})^2 + s^2}$$

$$F_n = \frac{2000(n-1)s}{(\frac{\varphi}{2})^2 + s^2}$$

整理上兩式得

$$\frac{F_s}{0.523} = \frac{F_n}{(n-1)} \qquad (5\text{-}9)式$$

一個鏡片若不知道其材質的折射率，則可以藉由焦度計測出鏡片的真實屈光力 F_n、以鏡片測度表測出兩表面的屈光力總合 F_s，再使用(5-9)式則可求出鏡片材質的折射率 n。

範例 5-9

使用 $n=1.523$ 的鏡片測度表測量 $n=1.49$ 的 CR39 鏡片，得到讀數為 +5.00 D，求此鏡片的真實屈光力？

解答：

$$F_n = \frac{(n-1)F_s}{0.523} = \frac{(1.49-1)\times 5.00}{0.523} = +4.68\ \text{D}$$

習　題

1. 有一平凸透鏡由 $n=1.6$ 的材質製成，其直徑為 50 mm，若此透鏡的表面屈光度為 +8.00 D，問此透鏡之頂點高度為多少？
2. 直徑為 46 mm 的正透鏡，其前側的屈光度為 +12.25 D，而後側的屈光度為 −4.00 D，邊緣厚度為 1 mm，鏡片材質 $n=1.491$，問此鏡片的中心厚度？
3. 有一直徑為 60 mm 的負透鏡，其前側的屈光度為 +2.00 D，而後側的屈光度為 −7.00 D，中心厚度為 1 mm，若鏡片材質分別為：(1) $n=1.50$，(2) $n=1.80$；問鏡片的邊緣厚度分別為多少？
4. 處方為 +4.50 DS / +2.50 DCX90 的環曲面透鏡，其片型為 $\dfrac{+13.00\ \text{DS}}{-6.00\ \text{DCX}90/-8.50\ \text{DCX}180}$，是用折射率為 1.5 的材料製成，直徑為 50 mm 的圓形鏡片，其最薄邊為 1.5 mm，求邊緣最厚處的厚度？
5. 使用垂度計測量一玻璃鏡片 ($n=1.523$) 表面之垂度，若中間指針上升了 1.0 mm，問此鏡片的表面屈光力？($\dfrac{\varphi}{2}=10$ mm)
6. 使用 $n=1.523$ 的鏡片測度表測量一高折射率鏡片，得到讀數為 −5.00 D，此鏡片若用自動驗度儀測出屈光度為 −6.25 D，求此鏡片的材質折射率 $n=$？

CHAPTER 06 眼用稜鏡

稜鏡的主要特性是能夠使入射光改變行進的方向，使其往基底(Base)方向產生偏斜(Deviation)，該特性常用於眼睛的相關檢測，如雙眼平衡(Binocular Balance)、隱斜量(Phoria)檢查等等，稜鏡也可以用於眼鏡處方中矯正眼睛的隱斜與斜視(Strabismus)等問題。一般正負球面透鏡也包含稜鏡的成分和效果，有關稜鏡的光學原理與應用技術的學習，可以幫助我們有效利用稜鏡的特徵來提高視覺功能品質，另外，配鏡時也要注意避免因稜鏡效果而產生的視覺像移不適等現象。本單元就光學稜鏡和稜鏡的合成與分解效果做介紹，並對稜鏡的臨床應用進行分析與探討。

第一節 稜鏡的光學特性

三稜鏡最常用於光線的色散，這是將白色光分解成為不同的光譜成分，利用不同波長光線的折射率不同，在折射時會偏轉不同的角度、造成色散(Dispersion)的現象，因此常用阿貝數(Abbe number)來評估一個光學系統色散能力好壞的數值。

稜鏡(Prism)在外觀上呈現幾何的三角形，兩個折射面的交線稱為稜線、其夾角稱為頂角(Apex)，頂角所對應的第三個面稱為基底(Base)。當一束光線入射到稜鏡上時，透過稜鏡的出射光束會向基底方向偏折，偏折後的出射光線與入射光線的夾角稱為偏向角。故一般人眼透過稜鏡觀察物體時，影像會向稜鏡的頂部偏移，如圖 6-1。

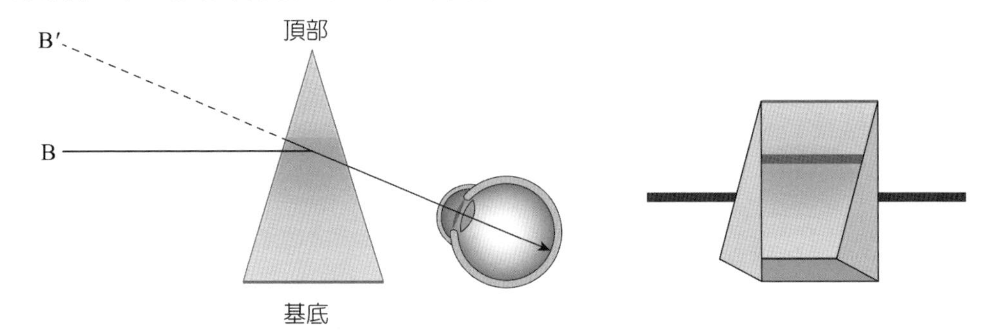

圖 6-1：通過稜鏡所見的像移現象

圖 6-2 是一個頂角為α的稜鏡，材料折射率為n，當一條光線垂直入射於該稜鏡的第一面時，光線不發生折射，入射至第二面時，入射光線與該面法線成i角，出射光線與法線成i'角，故偏向角為δ。

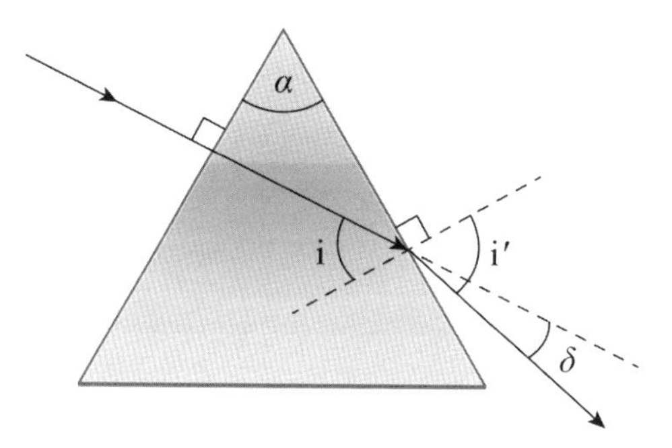

圖 6-2：稜鏡的頂角與偏向角的關係

由圖 6-2 中各夾角的關係可知：

$\delta = i' - i$ ， $i = \alpha$

故 $i' = \alpha + \delta$

光線行進至第二面時，由折射定律可知：

$n\sin i = \sin i'$

$n\sin\alpha = \sin(\alpha + \delta)$ (6-1)式

眼用稜鏡多小於 10^{Δ}，故α和δ都很小。當α與δ都很小時，有以下近似關係：

$\sin\alpha \approx \alpha$ ， $\sin\delta \approx \delta$ 代入(6-1)式

得 $n\alpha = \alpha + \delta$

∴偏向角

$$\delta = (n-1)\alpha \qquad (6\text{-}2)式$$

若稜鏡材料折射率 $n=1.523$ 時，頂角 $\alpha=1^\circ$，則偏向角 $\delta=0.523^\circ$

第二節 稜鏡的單位與標示

測量稜鏡將入射光線偏向的能力常用稜鏡度(Prism Diopter)作為單位，其符號為 P^Δ，1^Δ 屈光力的稜鏡是指當光線通過該稜鏡時，使出射光線相對入射光線在 100 單位距離處，偏移 1 單位的距離，如圖 6-3。

因此稜鏡度可以用下式呈現：

$$P^\Delta = \frac{y_{cm}}{x_M} \qquad (6\text{-}3)式$$

其中 y_{cm} 是指光線偏移量以公分為單位，x_M 是指光線偏移的位置以公尺為單位。

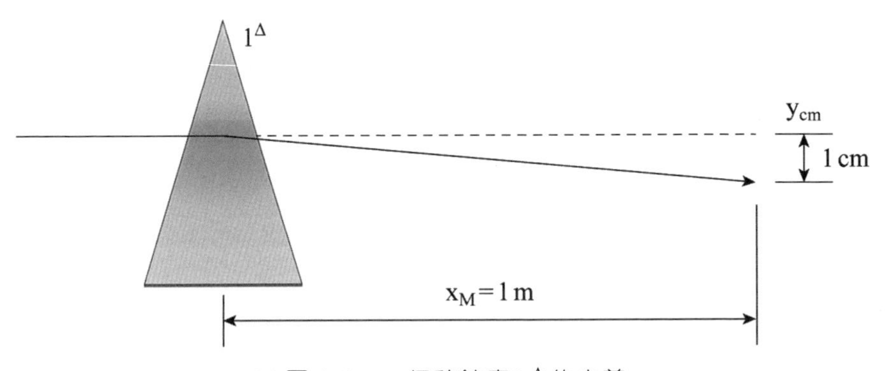

圖 6-3：一個稜鏡度(1^Δ)的定義

由(6-3)式可知，若一稜鏡在 1 m 處能使光線偏移 1 cm 的稜鏡為 1^{Δ}，能偏移 3 cm 即為 3^{Δ}，假如偏移 100 cm 則為 100^{Δ}。

換言之，如果某一稜鏡可使出射光線相對入射光線偏折一個 δ 角，且該角的正切值為 0.01 時，該稜鏡度為 1^{Δ}。另外，我們可由圖 6-3 得知，此稜鏡對入射光線的偏向角 δ 可由三角形正切(tan)關係求得，即：

$$\tan\delta = \frac{y_{cm}}{100x_M} = \frac{P^{\Delta}}{100}$$

偏向角 $\delta = \tan^{-1}(\frac{P^{\Delta}}{100})$ (6-4)式

或稜鏡度 $P^{\Delta} = 100\tan\delta$ (6-5)式

顯然，1^{Δ} 的稜鏡偏向角 $\delta = \tan^{-1}(\frac{1^{\Delta}}{100}) = 0.5729° = 34.376'$，當長度為 1 m，偏移 5 cm 時，$\tan\delta = \frac{5}{100} = 0.05$，$P = 100 \times 0.05 = 5^{\Delta}$。

範例 6-1

若有一稜鏡在 4 公尺處能將光線偏移 2 公分，問：

(1)此稜鏡的度數為何？

(2)偏向角為何？

解答：

(1) $P^{\Delta} = \frac{y_{cm}}{x_M} = \frac{2\,cm}{4\,m} = 0.5^{\Delta}$

(2) $\delta = \tan^{-1}(\frac{P^{\Delta}}{100}) = \tan^{-1}\frac{0.5}{100} = 0.286°$

因為稜鏡對眼位的矯正可能是各方向的，所以必須對稜鏡底頂線方向作出標示。通常以稜鏡的基底(Base)位置表示其方向，稜鏡的基底以大寫的英文字母 B 來表示。

稜鏡的基底表示方法有三種：即老式英國標記法、新式英國標記法及 360°(TABO)標記法。稜鏡有四個主要的基底方向，因為相對於人的雙眼，鼻側為內、顳側為外。故有：基底向內(BI)，基底向外(BO)，基底向上(BU)，基底向下(BD)；如圖 6-4。

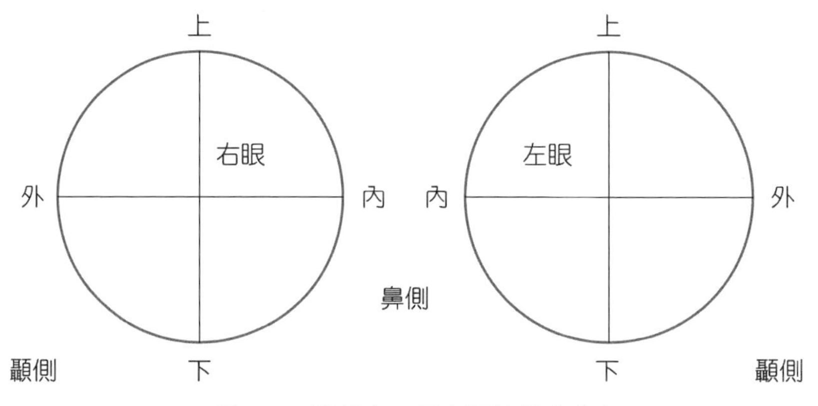

圖 6-4：稜鏡有四個主要的基底方向

1. 老式英國標記法：將眼睛分為四個象限，即「上內」、「上外」、「下內」、「下外」，並標出基底方向，如圖 6-5。

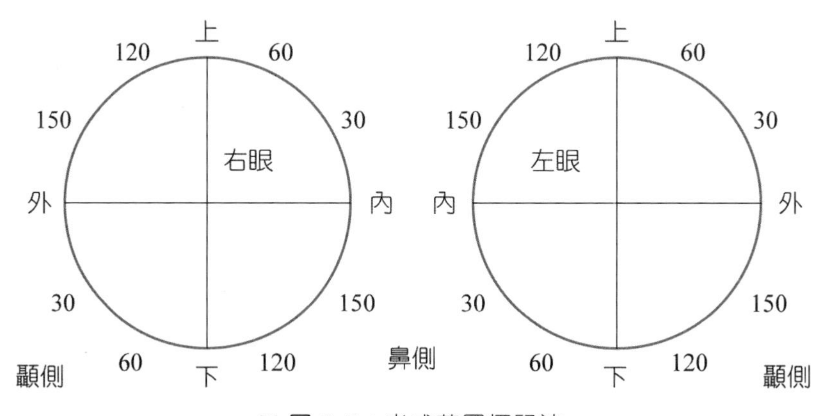

圖 6-5：老式英國標記法

2. 新式英國標記法：將眼睛分為上下兩個半圓，並標示出基底方向，如圖 6-6。

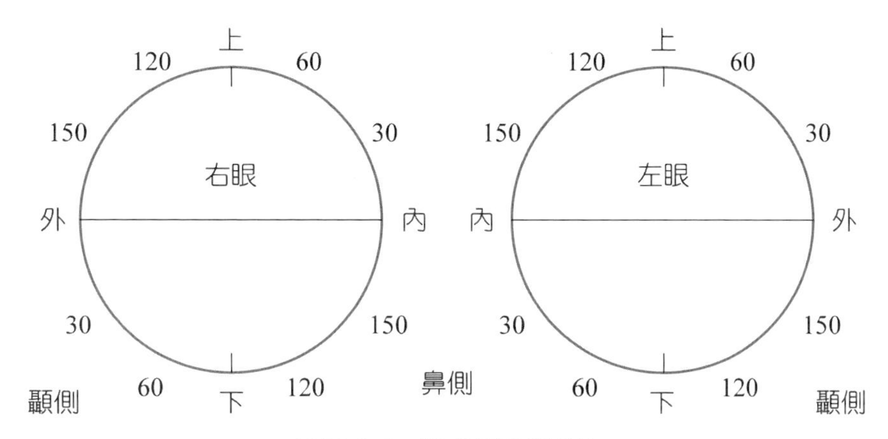

圖 6-6：新式英國標記法

3. 360°標記法：與散光軸位表示相似，即雙眼都由左向右逆時針旋轉 360°表示基底方向，如圖 6-7。由於其對眼睛的 360°方位都有明確表示，故為較常用的表示方法。需要注意的是，對於左眼來說，0°表示基底向外，180°表示基底向內。而右眼則相反，0°表示基底向內，180°表示基底向外。在本單元中，如不特別註明，都採用此方法。

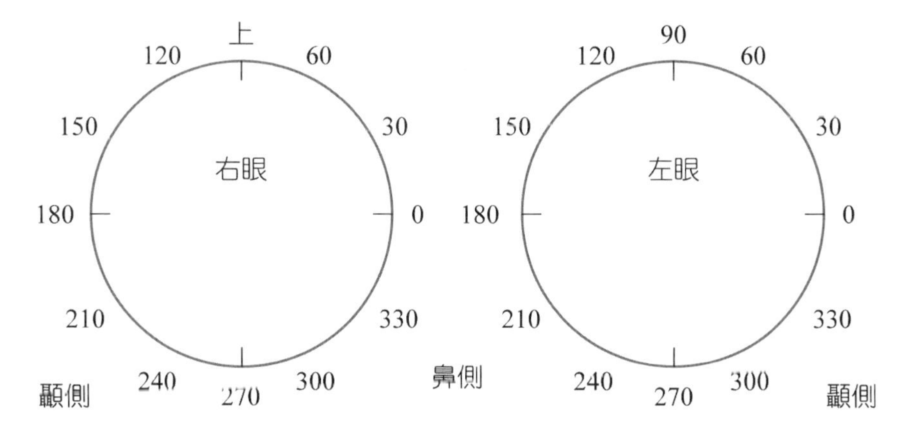

圖 6-7：360°標記法

第三節 稜鏡的厚度差

稜鏡頂底線方向某兩點間的厚度之差為稜鏡的厚度差。有時，在製作眼用稜鏡的時候，需要考慮其厚度差。設一個圓形稜鏡，其頂角為 α，直徑為 Φ，稜鏡底和頂之間的厚度差為 t，如圖 6-8 所示。

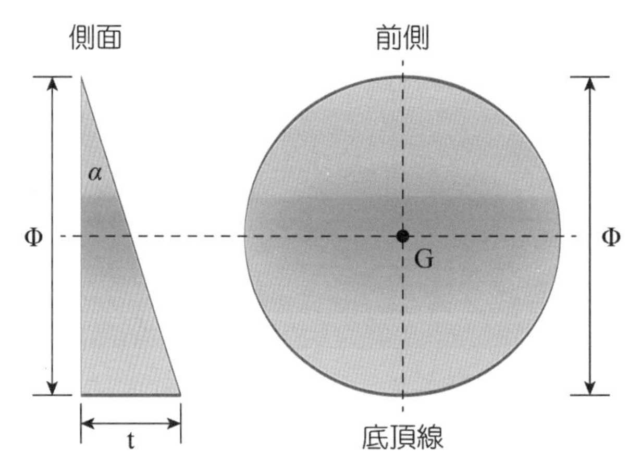

圖 6-8：稜鏡的厚度差

通常眼用稜鏡的頂角較小，故其基底厚度很薄。

因此頂角 $\alpha \approx \tan\alpha = t/\Phi$

由(6-2)式知偏向角 $\delta = (n-1)\alpha$

所以 $\delta = (n-1) \times t/\Phi \approx \tan\delta$（$\delta$ 很小）

又因稜鏡度 $P^{\Delta} = 100 \times \tan\delta = 100 \times (n-1)t/\Phi$

可得到沿底頂線方向兩點間厚度差公式：

$$t = \frac{P \times \Phi}{100(n-1)} \qquad \text{(6-6)式}$$

上式中 P 為稜鏡度，Φ 為沿底頂線方向兩點間距離，n 為稜鏡材料的折射率。利用 6-6 式只能求出兩點在底頂線方向的厚度差，如果要求厚度差的兩點不在底頂線方向，而與底頂線方向偏一個角度；以稜鏡中心為原點，與底頂線成 β 角方向的稜鏡厚度差公式為：

$$t_{\beta} = \frac{P \times \Phi \times \cos\beta}{100(n-1)} \qquad \text{(6-7)式}$$

假設一鏡片材質折射率為 1.53，且頂部的厚度為 0，表 6-1 說明不同稜鏡度的稜鏡片之鏡片直徑與厚度差的關係：

表 6-1：稜鏡直徑與厚度差的關係

稜鏡度	直徑 Φ					
	50 mm	55 mm	60 mm	65 mm	70 mm	75 mm
2^{Δ}	1.9	2.1	2.3	2.5	2.6	2.8
4^{Δ}	3.8	4.2	4.5	4.9	5.3	5.7
6^{Δ}	5.7	6.2	6.8	7.4	7.9	8.5
8^{Δ}	7.6	8.3	9.1	9.8	10.6	11.3
10^{Δ}	9.4	10.4	11.3	12.3	13.2	14.2
	厚度差(mm)					

範例 6-2

有一片 2^{Δ} 的稜鏡，其材質折射率 $n=1.60$，若稜鏡底頂線間距離 $\Phi = 45$ mm，如圖 6-8 所示，問此稜鏡的厚度差 $t=$？

解答：

由厚度差公式知

$$t=\frac{P\times\Phi}{100(n-1)}=\frac{2\times 45}{100(1.6-1)}=1.5\text{ mm}$$

$\therefore$厚度差為 1.50 mm

範例 6-3

一眼用稜鏡 5^{Δ} B180° 直徑為 60 mm，$n=1.523$，今在與稜鏡中心呈 45°方向且距稜鏡邊 5 mm 處打一螺釘孔，已知孔厚度為 3 mm，試求該稜鏡最薄邊厚度？

解答：

按題意，該稜鏡底在 180°方向，頂在 0°方向，且在 $\beta=45°$ 方向打孔，如圖 6-9，因該稜鏡直徑為 60 mm，半徑為 30 mm，孔距邊緣 5 mm

故孔與中心距 25 mm

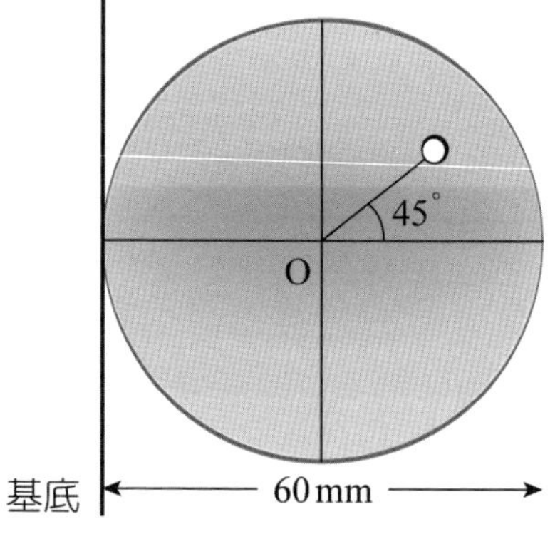

圖 6-9：與稜鏡底頂線方向偏一個角度位置的厚度差

故該孔中心與稜鏡中心的厚度差為：

$$t_{45}=\frac{5\times 25\times \cos 45^{\circ}}{100(1.523-1)}=1.69\text{ mm}$$

即中心厚度為：$1.69+3=4.69$ mm

因稜鏡最薄得在頂方向，故中心與頂的厚度差為：

$$t=\frac{5\times 30}{100(1.523-1)}=2.87\text{ mm}$$

所以最薄邊厚度為：$4.69-2.87=1.82$ mm

第四節　稜鏡的合成與分解

兩個具有大小與方向的稜鏡可以組合成單一稜鏡，同理也可以將一稜鏡效果分解成相互垂直的稜鏡方量，如一稜鏡處方為 8^{Δ}，底朝上內方45°，這時也可以寫成水平方向與垂直方向向上的稜鏡處方。實際上配鏡時，按照垂直方向與水平方向的稜鏡大小可以運用平行四邊形法則，也求出斜向上的合成稜鏡。所以稜鏡的合成或分解如同向量的合成與分解法則，可以用作圖法與計算法。

1. 稜鏡的合成

(1) 作圖法：採用向量做加法，先規定一單位長度（如1 cm代表 1^{Δ}），如圖 6-10，根據稜鏡度的大小在 0°及 90°方向作 OV 與 OH，合成向量為三角形的斜邊 OR。量出 OR 的長度除以單位長度，即為合成的稜鏡度，OR 與橫軸的夾角 φ 角即為稜鏡的底方向。

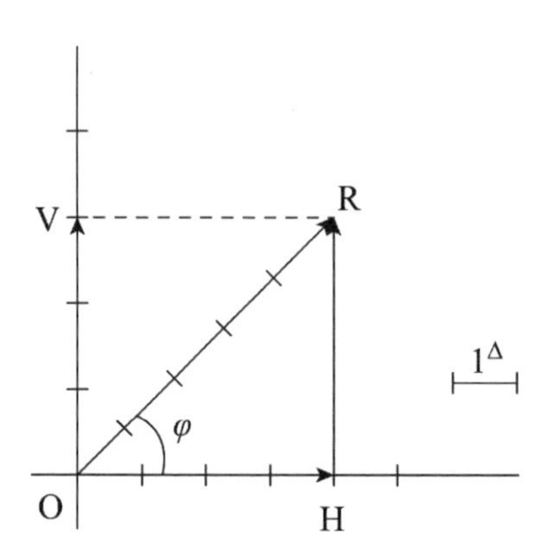

圖 6-10：兩個稜鏡的合成

(2) 計算法：已知兩向量相互垂直，若在 0°及 90°方向的稜鏡度大小分別為 OV 與 OH，如圖 6-10，由三角形商高定理知合成向量 OR 為兩股平方和再開根號，即：

$$\overline{OR}=\sqrt{\overline{OV}^2+\overline{OH}^2} \qquad (6\text{-}8)式$$

合成向量的夾角為：

$$\because \tan\phi=\frac{\overline{OV}}{\overline{OH}} \qquad \therefore \phi=\tan^{-1}\frac{\overline{OV}}{\overline{OH}} \qquad (6\text{-}9)式$$

計算上式中稜鏡的基底方向時，先不考慮夾角 φ 的正負符號，再依稜鏡基底位於的象限(Quadrant)位置，如圖 6-11，配合以下說明來決定最後夾角的大小。

(a) 若合成稜鏡基底方向夾角位於第 I 象限則基底方向 $=\varphi$

(b) 若合成稜鏡基底方向夾角位於第 II 象限則基底方向 $=180-\varphi$

(c) 若合成稜鏡基底方向夾角位於第 III 象限則基底方向 $=180+\varphi$

(d) 若合成稜鏡基底方向夾角位於第 IV 象限則基底方向 $=360-\varphi$

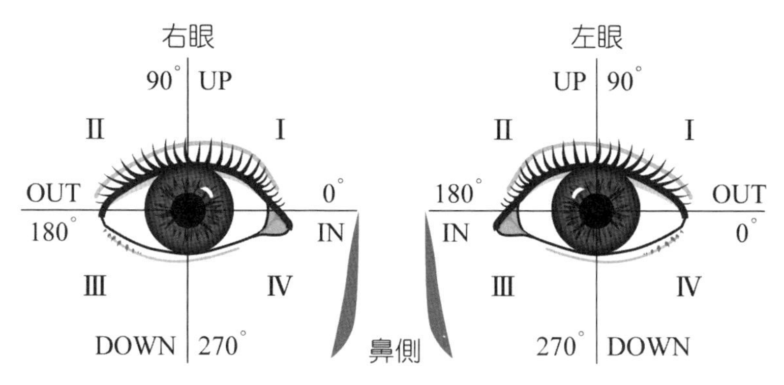

圖 6-11：左眼與右眼座標及象限的標識

範例 6-4

若右眼鏡片兩稜鏡分別為 3^{Δ} BU 與 4^{Δ} BI，使用作圖法與計算法求合成單一稜鏡的大小與方向？

解答：

(1) 作圖法，如圖 6-10

已知 OH 為 4 單位長度，OV 為 3 單位長度

測量出 $OR=5$，$\varphi=37°$

所以合成之等效稜鏡為 5^{Δ} B37°

(2) 計算法

$$\overline{OR}=\sqrt{\overline{OV}^2+\overline{OH}^2}=\sqrt{3^2+4^2}=5$$

$$\phi=\tan^{-1}\frac{\overline{OV}}{\overline{OH}}=\tan^{-1}\frac{3}{4}=37°$$

所以得到等效稜鏡為 5^{Δ} B37°

2. 稜鏡的分解：

有時需要將一稜鏡分解成水平方向與垂直方向之分量，這時一樣可以用作圖法與計算法兩種方法：

(1) 作圖法：如圖 6-12(a)

範例 6-5

試將 4^{Δ} 基底朝上內方 30°的稜鏡分解為垂直與水平方向的兩個稜鏡。

解答：

(1) 在座標上以線段 a 為單位代表 1^{Δ}，沿 30°方向作出 $OR=4$ 單位長度。

(2) 過 R 點作垂直線 RH 與水平線 RV

(3) 測量出 $OV=2^{\Delta}$ 底朝上為垂直方向稜鏡效果，

$OH=3.5^{\Delta}$ 底朝內為水平方向稜鏡效果。

(4) 所以：$4^{\Delta}\,\mathrm{B}30°=2^{\Delta}\,\mathrm{B}90°/3.5^{\Delta}\,\mathrm{B}0°$

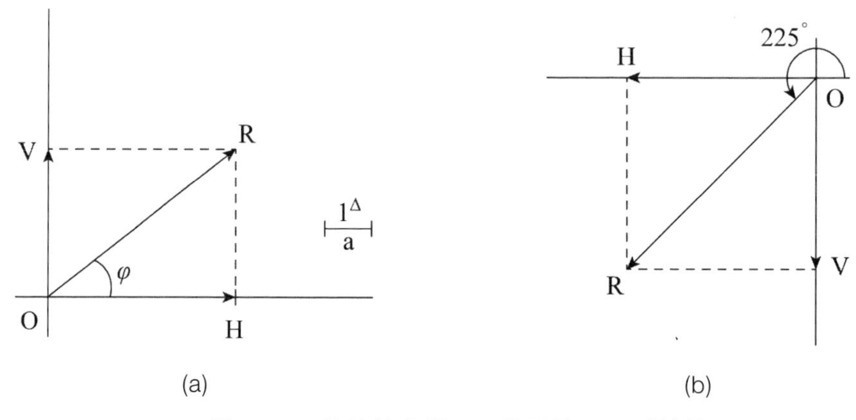

圖 6-12：稜鏡的分解：(a)作圖法；(b)計算法

(2) 計算法：

設 OR 為合成稜鏡大小而基底方向為 φ，則水平方向與垂直方向之稜鏡大小分別為：

$$OH = OR\cos\varphi \qquad (6\text{-}10)式$$

$$OV = OR\sin\varphi \qquad (6\text{-}11)式$$

範例 6-6

把 3^{Δ} B225° 稜鏡如圖 6-12(b)分解為 B180°與 B270°兩稜鏡。

解答：

由圖 6-12(b)知：

$OH = OR\cos\varphi = 3\cos 225° = 2.12^{\Delta}$ B180°

$OV = OR\sin\varphi = 3\sin 225° = 2.12^{\Delta}$ B270°

所以，3^{Δ} B225° $= 2.12^{\Delta}$ B180° / 2.12^{Δ} B270°

---

3. 任一基底方向的稜鏡組合

前面討論的稜鏡合成侷限於基底方向在水平和垂直方向，如果合成的兩稜鏡基底是任意方向，仍可以用作圖法和計算法來求得稜鏡合成效果。設有 P 基底 θ_1 與 Q 基底 θ_2 兩稜鏡合成，其等效稜鏡的圖解方法與前面作圖法相同，即按稜鏡的大小與基底方向在座標上作出向量 OP 與 OQ，以平行四邊形法相加後得到向量 OR。測量出 OR 的長度及偏角 θ_R 即可得到等效稜鏡度和基底方向，如圖 6-13 所示。

計算法求合成向量的話，因稜鏡的基底為任意方向，所以先將 P 稜鏡和 Q 稜鏡分別分解成水平和垂直方向的兩個分量，各自加總後再合成為 R 稜鏡。即：

P 稜鏡基底 θ_1 可分解成：$P_V = P\sin\theta_1$ 與 $P_H = P\cos\theta_1$

Q 稜鏡基底 θ_2 可分解成：$Q_V = Q\sin\theta_2$ 與 $Q_H = Q\cos\theta_2$

合成稜鏡之垂直分量：$R_V = P_V + Q_V = P\sin\theta_1 + Q\sin\theta_2$

合成稜鏡之水平分量：$R_H = P_H + Q_H = P\cos\theta_1 + Q\cos\theta_2$

最後合成稜鏡大小與基底方向：

$$R = \sqrt{R_V^2 + R_H^2} \qquad \theta_R = \tan^{-1}\frac{R_V}{R_H} \qquad \text{(6-12)式}$$

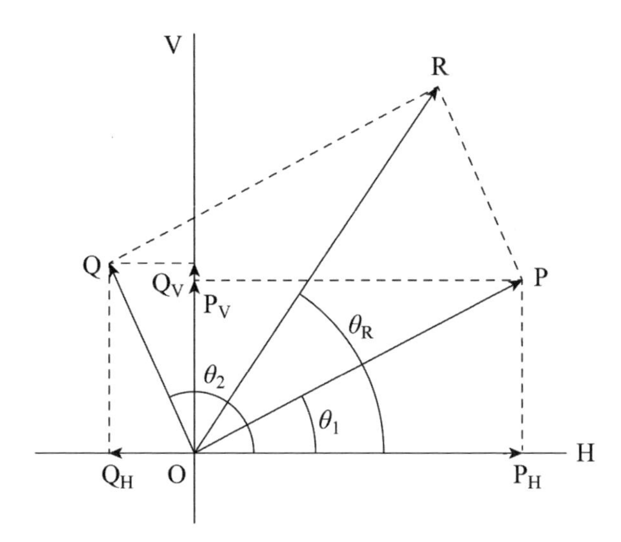

圖 6-13：任一基底方向的稜鏡組合

範例 6-7

試求 $6^{\Delta}B30°$與 $3^{\Delta}B140°$兩稜鏡的合成效果？

解答：

$$P_V = 6\sin 30 = +3.00$$

$$P_H = 6\cos 30 = +5.20$$

$$Q_V = 3\sin 140 = +1.93$$

$$Q_H = 3\cos 140 = -2.30$$

$$R_V = P_V + Q_V = +3.00 + 1.93 = +4.93$$

$$R_H = P_H + Q_H = +5.20 + (-2.30) = +2.90$$

$$R = \sqrt{R_V^2 + R_H^2} = \sqrt{4.93^2 + 2.90^2} = 5.72$$

$$\theta_R = \tan^{-1}\frac{R_V}{R_H} = \tan^{-1}\frac{4.93}{2.90} = 59.53°$$

結果：$6^{\Delta}\,B30° / 3^{\Delta}\,B140° = 5.72^{\Delta}\,B59.53°$

---

4. 均分稜鏡

較高度數的稜鏡往往伴隨著較高的厚度與重量，若是集中於一眼則容易產生像差、不美觀及配戴不舒適等問題，因此，我們可以將單側稜鏡的度數，平均分配於左右眼上，且不影響雙眼視覺矯正效果。

稜鏡處方若需要均分於雙眼之鏡片上，可依循以下規則：

(1) 水平方向稜鏡：將總稜鏡除以 2 的度數分配於雙眼之鏡片上，左右眼稜鏡的基底方向（BI 或 BO）應與原稜鏡方向相同。例如：處方為右眼 4^{Δ}BO 可以均分稜鏡為：右眼 2^{Δ}BO/左眼 2^{Δ}BO。

(2) 垂直方向稜鏡：將總稜鏡除以 2 的度數分配於雙眼之鏡片上，左右眼稜鏡的基底方向（BU 或 BD）一眼與原眼的稜鏡方向相同，另一眼則相反。例如：處方為右眼 3^{Δ}BU 可以均分稜鏡為：右眼 1.5^{Δ}BU／左眼 1.5^{Δ}BD。

第五節 稜鏡的應用

1. 旋轉稜鏡

將兩片相同度數 P 且底方向相反的稜鏡疊合在一起，則組合後的稜鏡度為零。若將兩片稜鏡中的一片順時針轉 90°，另一片逆時針轉 90°，則組合後的稜鏡度大小為 $2P$。如果每一稜鏡均自零位轉 θ 角度，如圖 6-14，並假設零位在垂直方向上，則每一稜鏡與水平線的傾角為 $\Phi = 90 - \theta$。每一稜鏡在垂直方向的稜鏡度分別為 $P\sin\Phi$ 底朝上、$P\sin\Phi$ 底朝下。顯然，垂直方向的稜鏡效果互相中和，水平方向的稜鏡效果為 $P\cos\Phi$，因底方向相同而相加，總稜鏡效果為 $2P\cos\Phi$。而 $\Phi = 90 - \theta$，所以總稜鏡效果又為 $2P\sin\theta$。當 $\theta = 0$，總效果為 0，此時兩稜鏡是在底與頂相接位置而互相中和；當 $\theta = 90°$，總效果為 $2P$，此時兩稜鏡是在底靠底位置。除了這個位置之外的其他位置，總效果為：

$$R = 2P\sin\theta \qquad (6\text{-}13)式$$

已知 $\sin\theta$ 之值由 0 連續變至 1，故總稜鏡效果可以由 0 連續變至 $2P$，如圖 6-14(a)。因此，這樣的旋轉稜鏡裝置可獲得從 0 至 $2P$ 的任何稜鏡度。

這種裝置常用於隱斜視的檢查，現在綜合驗光儀(Phoropter)常用的一種 Risley 旋轉稜鏡，是將兩片相同度數的稜鏡安裝於一鏡座上，每一稜鏡片為 10^{Δ}，故最大稜鏡度為 20^{Δ}，如圖 6-14(b)。透過同一個控制旋鈕使兩片稜鏡互相呈反方向旋轉，兩稜鏡片的固定環上刻有稜鏡度數，另有一個小點在一稜鏡的底端；要測水平軸向的稜鏡效果，零位應在垂直方向，要測垂直方向的稜鏡效果，零位應在水平方向。

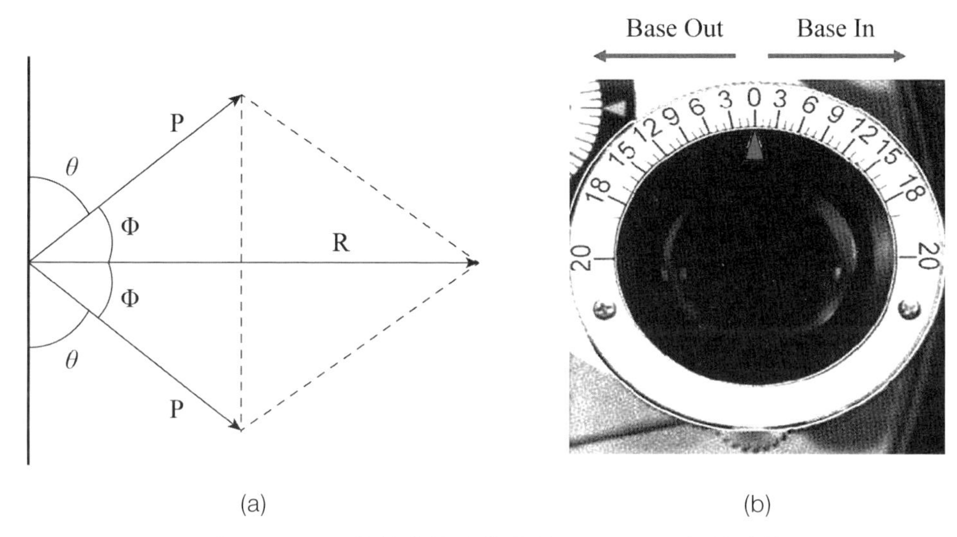

圖 6-14：(a)旋轉稜鏡光學原理；(b)Risley 旋轉稜鏡

範例 6-8

有兩片各為 10^{Δ}稜鏡組合的旋轉稜鏡，設每片均自零位轉動 45°，則：

(1)試計算其總稜鏡效果。

(2)如果要獲得 15^{Δ}的總稜鏡效果，則每片稜鏡應各轉動多少角度？

解答：

(1) 由(6-13)式知總稜鏡效果 $R = 2P\sin\theta$

$\because P = 10^{\Delta}$，$\theta = 45°$

$\therefore R = 20\sin 45 = 14.14^{\Delta}$

(2) 要獲得總稜鏡效果為 15^{Δ}，(6-13)式可化為

$$\theta = \sin^{-1}(\frac{R}{2P}) = \sin^{-1}(\frac{15}{20}) = 48.6°$$

$\therefore \theta = 48.6°$

2. 稜鏡度與眼球的轉動角度

眼球以一點為軸進行轉動，該點稱為眼睛的旋轉中心 C。眼的旋轉點並不在眼球的中央，一般約在角膜後15 mm處。如果將一稜鏡置於眼前，當眼睛通過稜鏡觀察遠方的物體時，由於光線通過稜鏡會產生偏折，因此眼球要轉動一角度 θ，如圖 6-15(a)。設稜鏡度為 P，則由圖可見 $\theta = P$。當該眼看一近物時，由圖 6-15(b)可知，該眼球所轉動的角度小於稜鏡的偏向角，即 $\theta < P$。

因此，若眼球需要轉動 $\theta = 5^{\Delta}$ 觀看一近物時，實際所需的稜鏡度數 P 應大於該稜鏡度 ($P > 5^{\Delta}$)。通常檢查眼睛是將稜鏡放在眼鏡的位置，如果檢查得知視近時需要 5^{Δ}，一般仍可開出 5^{Δ}的處方，這樣處理對眼的矯正影響不大，但實際上，眼睛轉動的角度 (θ) 比此值要小，對於視近稜鏡的有效稜鏡度可由圖 6-15(b)計算得到。

假設物距為 x，稜鏡到眼睛轉動中心的距離為 d，由圖 6-15(b)和稜鏡的定義得到：

$$P = \frac{100h}{x} \qquad \theta = \frac{100h}{x+d}$$

$$\theta \cdot (x+d) = P \cdot x$$

$$\theta = \frac{P \cdot x}{x+d} = \frac{P}{1+\dfrac{d}{x}}$$

根據符號規則，鏡前距離 x 應為負值，故

$$\text{眼球轉動角度 } \theta = \frac{P}{1-\dfrac{d}{x}} \qquad \text{(6-14)式}$$

(1) 當物體位於無窮遠時 $(x \to \infty)$，則 $\theta = P$

(2) 當 x 為鏡前有限距離時，由(6-14)式可看出 $\theta < P$

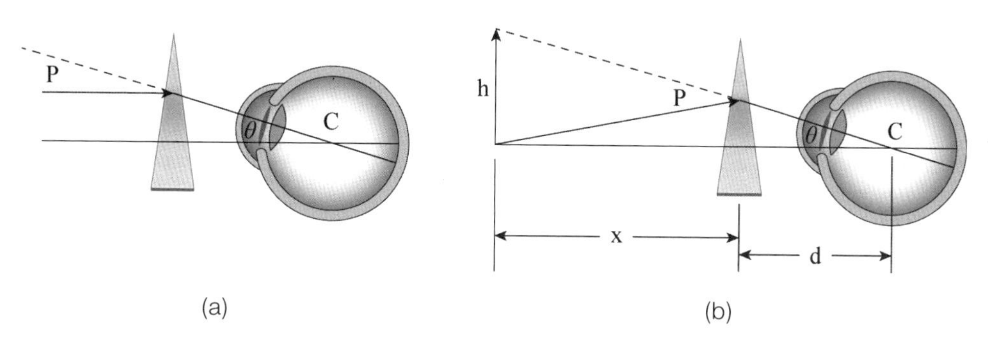

(a) (b)

圖 6-15：透過稜鏡(a)視遠時與(b)視近時，光線產生的偏折現象

範例 6-9

一般框架眼鏡的鏡眼距為 12 mm，假設眼球旋轉中心至眼鏡中心的平均值為 $d = 27$ mm，若閱讀書籍的平均距離為 40 cm，則眼球所轉動的角度 θ 與鏡片的稜鏡度 P 關係為何？

解答：

已知：$x = -400$ mm、$d = 27$ mm

由(6-14)式知 $\theta = \dfrac{P}{1-\dfrac{d}{x}} = \dfrac{P}{1-\dfrac{27}{-400}} = 0.937P$

$\therefore \theta = 0.937\,P$

範例 6-10

若透過眼前 5^{Δ}的稜鏡觀看前方 30 cm 處的物體，假設稜鏡在眼球旋轉中心點前方 25 mm 處，試計算觀看此近物時眼球所轉動的角度。

解答：

已知：$x=-300\text{ mm}$、$P=5^{\Delta}$、$d=25\text{ mm}$

由(6-14)式知

$$\theta=\frac{5}{1-\frac{25}{-300}}=4.62^{\Delta}$$

∴眼球轉動角度為 4.62^{Δ} 或 $2.65°$

習　題

1. 有一稜鏡由折射率 1.70 材質製成，若使光線的偏向角為 0.7°，問此稜鏡的頂角與稜鏡度？
2. 右眼的老式英國標記法處方為 OD: 2^{Δ}B 下外 30°，試用三種稜鏡基底標示法寫出處方。
3. 一稜鏡材質為 1.523，其直徑為 4 cm，稜鏡大小為 8^{Δ}，頂為尖角，問基底應製成多大厚度？
4. 有一眼鏡使用自動驗度儀測出左眼鏡片的稜鏡度數為 3.6^{Δ}，基底方向為 33.75°，問此稜鏡的原始處方為何？
5. 已知一眼鏡的右眼稜鏡處方為 2^{Δ} BU 與 2^{Δ} BI，試將此稜鏡合成。
6. 請將右眼的稜鏡處方：4^{Δ} BU 與 2^{Δ} BO 均分於雙眼。

MEMO :

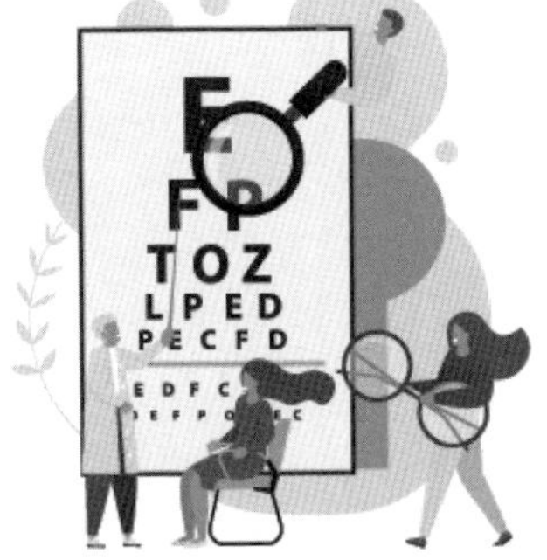

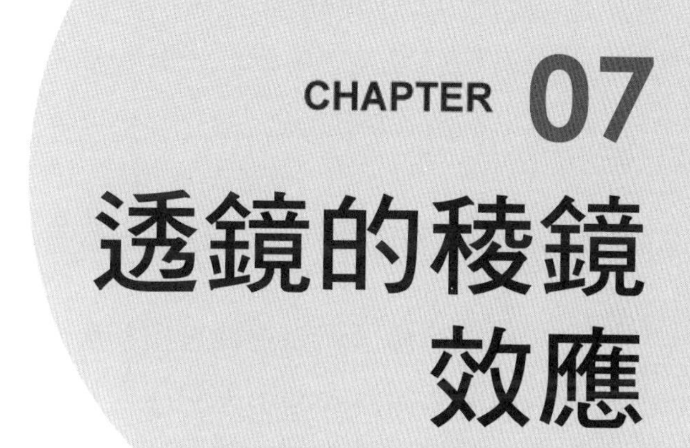

CHAPTER 07 透鏡的稜鏡效應

球面透鏡和稜鏡相似，對光線有偏折作用。如圖 7-1 所示，通過透鏡的光線離光心越遠，透鏡對它的偏折力越強。透鏡總是把光線折向厚度大的地方，透鏡的這個特點與稜鏡把光線折向底邊相似。對於球面透鏡的偏折力來說，越靠近光心的地方偏折力越低，但對於稜鏡來說，它的偏折力則保持不變。

第一節 移心透鏡的稜鏡效應

可以想像，球面透鏡是由無數個稜鏡組合而成的，這些小稜鏡的稜鏡度隨著它到光心的距離增加而增加，故球面透鏡上各點的偏折力也不一樣。球面透鏡上任一點對光線的偏折力，稱為該點的稜鏡效果(Prism Effect)，這種效果隨該點至光心的距離增加而增加。

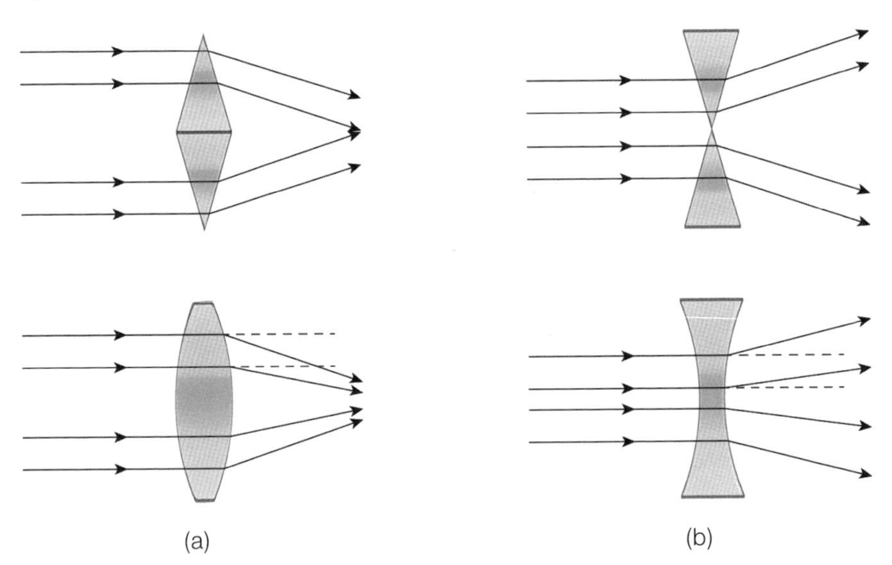

圖 7-1：(a)正球面透鏡與(b)負球面透鏡相對於稜鏡對光線的偏折效果

在球面透鏡的光心處，其前後兩個面是平行的，故透鏡光心的稜鏡效果等於零。由於正球面透鏡的最厚部在光心，所以光心以外各點的稜鏡效果基底都朝向光心。對於負球面透鏡來說，其最厚部位在邊緣處，故光心以外各點的稜鏡效果基底都朝向周邊。

透鏡移心對成像位置的影響，在矯正屈光不正時，一般情況下，透鏡光心應對準眼睛的瞳孔。有時為了某種特殊需要，需將光心偏離瞳孔位置。這種移動光心的過程稱為移心，經過移心的透鏡稱為移心透鏡，透鏡移心的作用是用以產生所需的稜鏡效果。

由於入射至光心的光線不會被偏折，故透過光心看物體，其位置將不移動。如果透過一正球面鏡看物體，當透鏡向下移動時，就像是在眼前加入底朝下的稜鏡，故所見物體的像將向頂角方向移動，其移動方向與透鏡移動方向相反。對於負球面鏡，當將它向下移動時，就像是在眼前加入底朝上的稜鏡，所見物體的像也向下移動，與球鏡的移動方向相同，如圖 7-2。

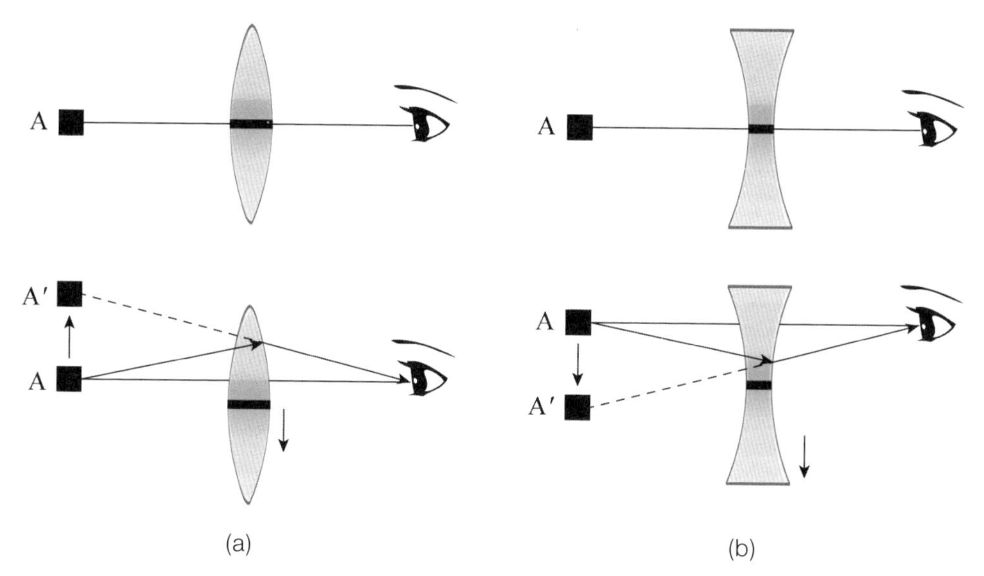

圖 7-2：(a)正透鏡與(b)負透鏡光心下移與成像偏移的情形

換言之，正透鏡光心向下移時產生底朝下的稜鏡效果，如圖 7-2(a)；負透鏡光心向下移時產生底朝上的稜鏡效果，如圖 7-2(b)。例如，某眼睛需要 +5.00 DS 矯正屈光不正，同時需要 2^{Δ}底朝下的稜鏡矯正隱斜問題，即處方為： +5.00 DS / 2^{Δ} B270° 。這時就可將鏡片的光心向下移動，直至產生 2^{Δ}稜鏡效果時為止。

在任何方向都可進行光心移位，也可將朝某一方向的移心分解為垂直和水平兩方向的移心。例如，要向 30°方向移心 4 mm，就等於向 90°方向移位 2 mm (4sin30)，向 0°方向移位 3.46 mm (4cos30)，移心的分解與稜鏡的分解原理則相同。

綜上所述，可建立以下法則：要想透過透鏡移心產生預期的稜鏡效果，正球面鏡移心的方向應與所需稜鏡之底的方向相同，而負球面鏡移心的方向則應與所需稜鏡之底相反。例如，要想產生底朝內的稜鏡效果，就將正球面鏡光心向內移，或將負球面鏡光心向外移。

第二節 Prentice's 規則

對於一個球面透鏡而言，它也可視為由多個稜鏡構成的屈光體，越近周邊部分其稜鏡效應越強，如圖 7-3 所示，為 +1 D的凸透鏡，在不考慮球面像差的情況下，透鏡左側 $A \sim E$ 之平行光束入射至此凸透鏡後，會共同聚焦於1 m處的焦點 F 上，其中 B 光線具有1^{Δ}與基底朝光心的稜鏡度，而 E 光線則具有 4^{Δ} 與基底朝光心的稜鏡度。因此可以看出，越靠透鏡周邊部分其透鏡的稜鏡度越大，光線才能有較大的偏向角度。同理，若為凹透鏡，則一樣在透鏡周邊部分其透鏡的稜鏡度越大，只是這些稜鏡的基底方向改為朝向透鏡的邊緣。

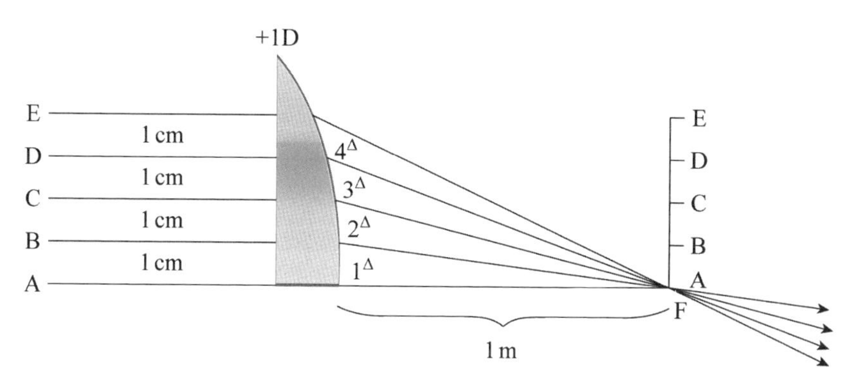

圖 7-3：正球面透鏡的稜鏡效應

透鏡上任何一點的稜鏡效果就是位於該點所具有的稜鏡度，它對入射光線所產生的偏折與透鏡在這一點上所產生的偏折相等。設入射點距光心為 $C(m)$，與光軸平行的光線經正球面透鏡 P 點後發生偏折並通過像方焦點 F'，其偏向角為 θ，如圖 7-4。則該點的稜鏡度為：

$$P^{\Delta}=100\tan\theta=100\frac{C}{f'}=100CF \qquad (7\text{-}1)式$$

上式為移心透鏡的關係式，又稱為 Prentice's 規則。(7-1)式中 f' 為正透鏡的像側焦距，F 為透鏡的屈光力；f' 和 C 的單位是 m，F 的單位是 m^{-1}。如果 C 的單位為 cm，則上式可寫成：

$$P^{\Delta}=CF \qquad (7\text{-}2)式$$

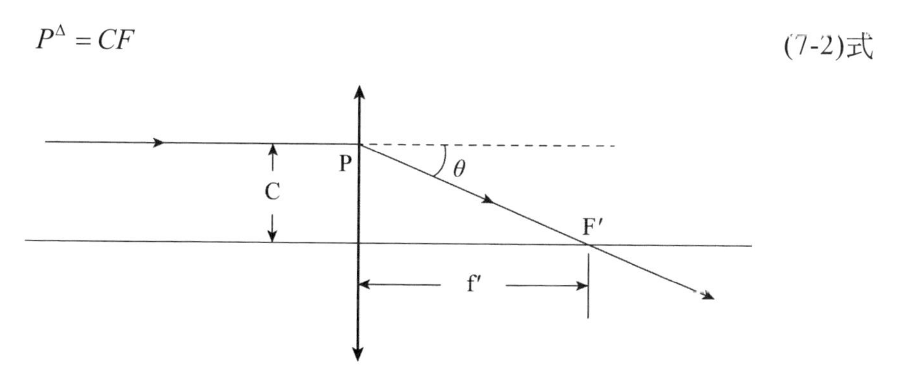

圖 7-4：透鏡光心外一點的稜鏡效應

若將屈光力為 F 之透鏡的光心移動 C(cm)距離，所產生的稜鏡效果等於移心距離與透鏡屈光力 F 的乘積。一般忽略透鏡產生的像差，這一關係式對任一入射角的光線均為有效。

另外，在討論透鏡移心的問題時，要特別注意透鏡屈光力的正、負值，以區分稜鏡效果的基底方向。正（凸）球面鏡的光心代表其稜鏡效果的底，負（凹）球面鏡的光心則代表其稜鏡效果的頂點，移心方向及稜鏡基底的方向應要註明清楚。

1. 垂直稜鏡基底方向，圖 7-5：

鏡片類型	P 點位於光心	基底方向
負球鏡	下方	BD
	上方	BU
正球鏡	下方	BU
	上方	BD

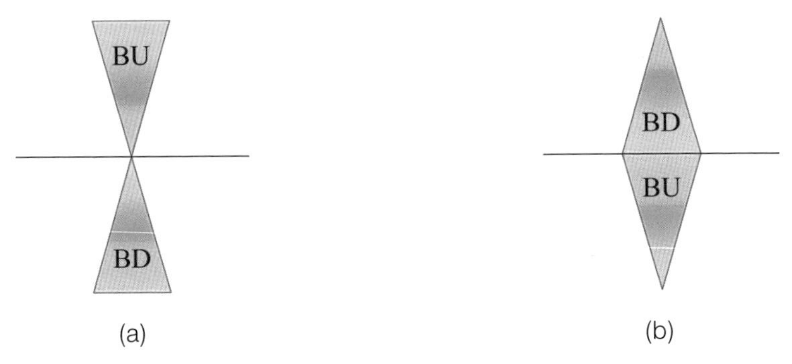

圖 7-5：(a)負球鏡與(b)正球鏡垂直稜鏡基底方向

2. 水平稜鏡基底方向，圖 7-6：

鏡片類型	P 點位於光心	基底方向
負球鏡	鼻側（內側）	BI
	耳側（外側）	BO
正球鏡	鼻側（內側）	BO
	耳側（外側）	BI

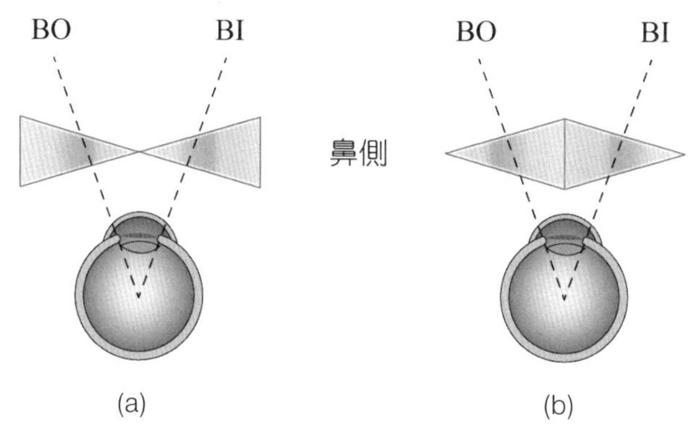

圖 7-6：(a)負球鏡與(b)正球鏡水平稜鏡基底方向

範例 7-1

(1) 若將 +4.00 DS 球面透鏡的光心向下移 5 mm，在視軸處產生的稜鏡效果為何？

(2) 若將 −8.00 DS 球面透鏡的光心向下移 3 mm，則在視軸處產生的稜鏡效果為何？

解答：

由(7-2)式知 $P^{\Delta} = CF$

(1) $P^{\Delta} = 0.5 \times 4 = 2^{\Delta}$（基底朝下）

(2) $P^{\Delta} = 0.3 \times 8 = 2.4^{\Delta}$（基底朝上）

範例 7-2

求右眼 −6.00 DS 球面透鏡，在光心下方 6 mm 處與在光心內側 4 mm 處的稜鏡效應？

解答：

由(7-2)式知 $P^{\Delta}=CF$

(1) $P^{\Delta}=0.6\times 6=3.6^{\Delta}$ BD

(2) $P^{\Delta}=0.4\times 6=2.4^{\Delta}$ BI

第三節 球面透鏡移心關係式的應用

球面透鏡上任意點的稜鏡效果：球面透鏡上除光心以外的各點都存在稜鏡效果。眼睛透過球面透鏡的光心視物時，其稜鏡效果為零，如果眼睛離開光心視物時，將逐漸產生稜鏡效果。視點離光心越遠，稜鏡效果就越大，下面舉例說明球面透鏡上稜鏡效果的計算方法。

範例 7-3

如下圖 7-7 所示，若該眼鏡處方為：OD: +3.00 DS，OS: +3.50 DS，雙眼實際 PD 值為 60 mm，若眼鏡做好後左右眼鏡片光心皆外移 2 mm（PD 為 64 mm），問在視軸處產生的稜鏡效果為何？

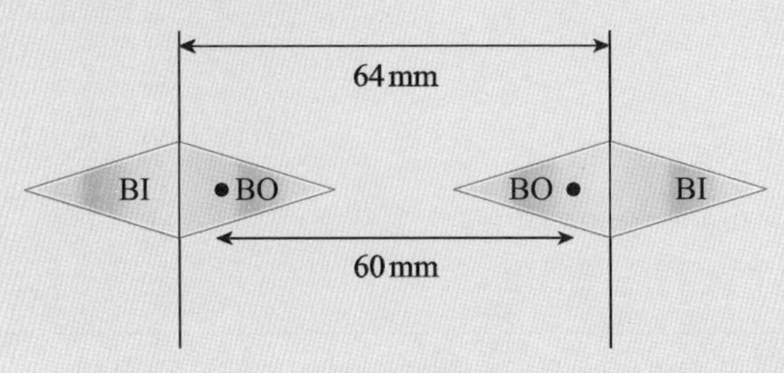

圖 7-7：眼鏡片光心水平移動產生的稜鏡效果

解答：

右眼的稜鏡效果 $P^{\Delta}=0.2\times 3=0.6^{\Delta}$ BO（沿 180 方向）

左眼的稜鏡效果 $P^{\Delta}=0.2\times 3.5=0.7^{\Delta}$ BO（沿 360 方向）

兩眼稜鏡效果總和為 $P^{\Delta}=0.6^{\Delta}+0.7^{\Delta}=1.3^{\Delta}$ BO

範例 7-4

左眼 –4.00 DS 鏡片的光心下方 8 mm 且偏內 5 mm 處一點，試計算其合成稜鏡效果？

解答：

我們先將題意繪製成右圖

∴垂直稜鏡效果

$P_V^{\Delta}=0.8\times 4=3.2^{\Delta}$ B270°(BD)

水平稜鏡效果 $P_V^{\Delta}=0.5\times 4=2.0^{\Delta}$ B180°(BI)

合成稜鏡效果：

$P^{\Delta}=\sqrt{P_V^2+P_H^2}=\sqrt{3.2^2+2^2}=3.77^{\Delta}$

基底的方向為：

$\theta=270-\tan^{-1}\dfrac{5}{8}=238°$

所以該點的稜鏡效果為：3.77^{Δ} B238°（基底朝內下方）

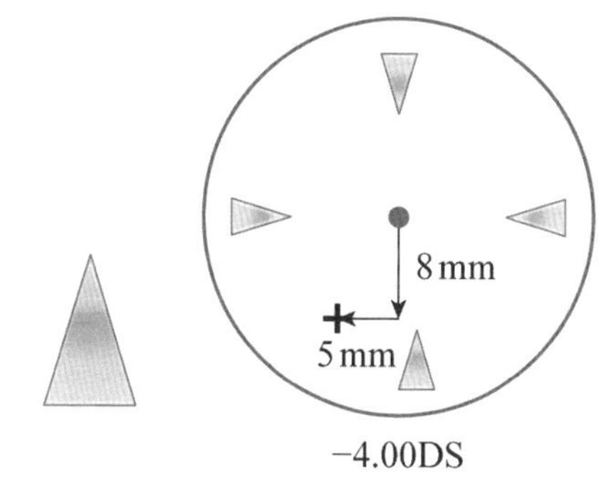

想要在眼鏡的視軸處得到某一稜鏡效果時，應作光心的移位。即求 C 的大小及移動方向，在應用時要注意：正球面鏡移心與所需的稜鏡底同方向，負球面鏡移心與所需的稜鏡底反方向。

由(7-2)移心關係式得：$C=\dfrac{P^{\Delta}}{F}$ (7-3)式

其中 C 的單位為 cm。

範例 7-5

要使左眼透鏡 −4.50 DS 在視軸處產生(1) 2^{Δ} BD 和(2) 1.5^{Δ} BI 的稜鏡效果，求移心量和方向？

解答：

(1) $C=P/F=2/4.5=0.44\text{ cm}$ ∴光心向上移 4.4 mm，可以產生 2^{Δ} BD 的稜鏡效果。

(2) $C=P/F=1.5/4.5=0.33\text{ cm}$ ∴光心向外移 3.3 mm，可以產生 1.5^{Δ} BI 的稜鏡效果。

範例 7-6

要使左眼鏡片 +8.00 DS 在視軸處產生 2^{Δ} BU 和 1^{Δ} BO 的稜鏡效果，求移心量和方向。

解答：

要產生 2^{Δ} 底朝上，則 $C_V=P/F=2/8=0.25\text{ cm}=2.5\text{ mm}$（上移）

要產生 1^{Δ} 底朝外，則 $C_H=P/F=1/8=0.125\text{ cm}=1.25\text{ mm}$（外移）

將兩移心合成：

$$C=\sqrt{C_V^2+C_H^2}=\sqrt{2.5^2+1.25^2}=2.8\text{ mm}$$

移心方向為：

$$\theta=\tan^{-1}\frac{2.5}{1.25}=63.4°$$

即向 63.4°方向移動 2.8 mm

利用球面鏡移心所產生的稜鏡效果可以矯正隱斜視或斜視，同時也矯正了屈光不正，因此光學中心偏移一定距離後製成的球面透鏡，其邊緣厚度差將產生變化，如圖 7-8，O 為鏡片光學中心，c 為移心距離，t 為光學中心偏移所產生的厚度差。

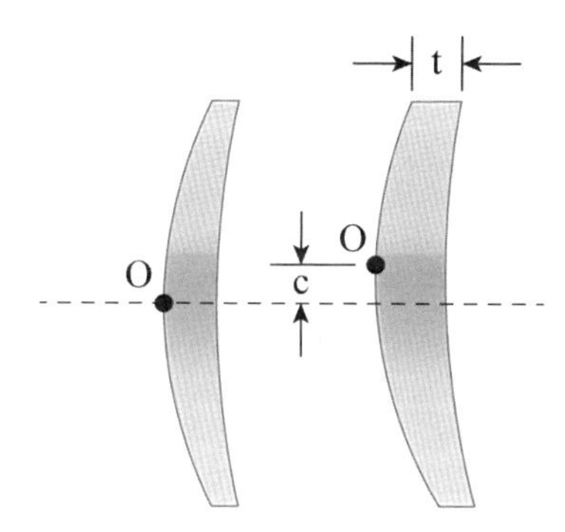

圖 7-8：球面鏡經移心所產生的稜鏡效果與厚度差

範例 7-7

有一片屈光度為 +5.00 D 的高折射率 ($n = 1.60$) 鏡片，其直徑為 45 mm，若將其光學中心向上移動 4 mm，問產生的稜鏡效應？與鏡片邊緣的厚度差為何？

解答：

(1) 稜鏡效應 $P = cF = 0.4 \times 5.00 = 2^{\Delta}$ BU

(2) 厚度差 $t = \dfrac{p \times \Phi}{100(n-1)} = \dfrac{2 \times 45}{100(1.6\text{-}1)} = 1.5\text{ mm}$

因此圖 7-8 移心後的右側透鏡由 +5.00 DS 的球面鏡與 2^{Δ} 基底朝上的稜鏡所組合而成，可以提供處方所需的球面與稜鏡度數。

第四節 球柱面透鏡移心的稜鏡效應

由於柱面鏡的軸向上沒有屈光力，故無稜鏡效果；在與軸垂直的方向上有屈光力，所以在該方向偏移一段距離則有稜鏡效果存在。因為柱面鏡的屈光力在與軸垂直的方向上，故柱面鏡產生稜鏡的基底方向也在與軸垂直的方向上，即柱面鏡軸向±90°，正柱鏡的基底朝向軸、負柱鏡則是頂端朝向軸。

範例 7-8

計算：

(1) 右眼鏡片 +3.00 DCX 90° 在光心內側 3 mm 處的稜鏡效果？

(2) 左眼鏡片 −2.50 DCX180° 在光心上方 5 mm 處的稜鏡效果？

解答：

我們先將題意繪製成下圖：

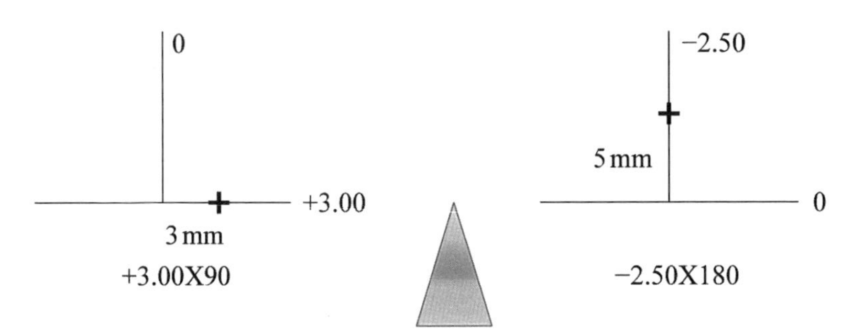

(1) $P = 0.3 \times 3 = 0.9^{\Delta}$ BO

∴新位置的處方為 +3.00 DCX 90° / 0.9^{Δ} BO

(2) $P = 0.5 \times 2.5 = 1.25^{\Delta}$ BU

∴新位置的處方為 −2.50 DCX180° / 1.25^{Δ} BU

因此，由範例 7-8 可知柱面鏡可以透過移心得到所需的稜鏡度數與基底方向。因柱面鏡在與軸垂直的方向上有屈光力，所以移心方向也在與軸垂直的方向上。如左眼處方 +2.00 DCX 90° / 1^{Δ} B180°，透過柱面鏡向內(180°)移 5 mm 即可完成，移心量的求法與球面鏡相同。

球柱面組合的透鏡若將光心偏移，一樣可以得到所需的稜鏡效果，因為球柱面鏡可看成由球面鏡與柱面鏡或兩個正交的柱面鏡疊加而成。

所以，球柱面鏡的稜鏡效果也可看作是球面鏡與柱面鏡稜鏡效果的疊加，或相應兩正交柱面鏡稜鏡效果的疊加。因此，應用前面 Prentice's 規則的計算，就可以求出球柱面鏡的稜鏡效果。

範例 7-9

試求右眼鏡片 +2.00 DS / +2.00 DCX 90 在光心上方 5 mm 及光心偏內 5 mm 處的稜鏡效果。

解答：

(1) 先將透鏡看成球面鏡+柱面鏡。

球面鏡 $C_V = 0.5\,\text{cm}$ $C_H = 0.5\,\text{cm}$ $F_S = +2.00$

所以 $P_{V1} = C_V F_S = 0.5 \times 2 = 1^{\Delta}\ \text{B}270°$

$P_{H1} = C_H F_S = 0.5 \times 2 = 1^{\Delta}\ \text{B}180°$

柱面鏡 $C_V = 0.5\,\text{cm}$ $C_H = 0.5\,\text{cm}$ $F_C = +2.00$

所以 $P_{V2} = 0$（軸向）

$P_{H2} = C_H F_C = 0.5 \times 2 = 1^{\Delta}\ \text{B}180°$

球面鏡+柱面鏡：

垂直方向 $P_V = P_{V1} + P_{V2} = 1^{\Delta}\ \text{B}270°$

水平方向 $P_H = P_{H1} + P_{H2} = 2^{\Delta}\ \text{B}180°$

結果，在光心上方 5 mm 處的稜鏡效果為 $1^{\Delta}270°$

在光心偏內 5 mm 處的稜鏡效果為 2^{Δ} B180°

(2) 也可將透鏡看成柱面鏡+柱面鏡，

將處方變換為 +4.00 DCX 90 / +2.00 DCX180

(a) 對於 +4.00 DCX 90 ：

$P_{V1} = 0$（軸向） $P_{H1} = C_V F = 0.5 \times 4 = 2^{\Delta}\ \text{B}180°$

(b) 對於 +2.00 DCX180

$P_{V2} = C_V F = 0.5 \times 2 = 1^{\Delta}\ \text{B}270°$ $P_{H2} = 0$（軸向）

所以 $P_V = P_{V1} + P_{V2} = 1^{\Delta}\ \text{B}270°$

$P_H = P_{V1} + P_{V2} = 2^{\Delta}\ \text{B}180°$

以上兩種方法的結果相同。

範例 7-10

將右眼鏡片 −2.00 DS / +3.00 DCX180 的光心向 30°方向移心 6 mm，求視軸處的稜鏡效果。

解答：

$C_V = 6 \times \sin 30° = 3\ \text{mm}$ $C_H = 6 \times \cos 30° = 5.2\ \text{mm}$

$F_V = +1.00$ $F_H = -2.00$

所以 $P_V = C_V \times F_V = 0.3 \times 1 = 0.3^{\Delta}\ \text{B}90°$

$P_H = C_H \times F_H = 0.52 \times 2 = 1.04^{\Delta}\ \text{B}180°$

視軸處的稜鏡大小：

$P = \sqrt{P_V^2 + P_H^2} = \sqrt{0.3^2 + 1.04^2} = 1.08^{\Delta}$

基底方向為：

$$\theta = 90 + \tan^{-1}\frac{1.04}{0.3} = 164°$$

所以，視軸處的稜鏡效果 $P = 1.08^{\Delta}$ B164°

球柱面鏡的移心球柱面鏡，透過移心可得到需要的稜鏡效果。在實際應用中，經常為了要得到某一稜鏡效果而計算移心量及方向。

範例 7-11

要使左眼鏡片 −6.00 DS / +2.00 DCX 90 在視軸處產生 2^{Δ} B90° 和 1^{Δ} B180° 的稜鏡效果，求移心量及方向？

解答：

$P_V = 2^{\Delta}$ B90　　$P_H = 1^{\Delta}$ B180

$F_V = -6.00$　　$F_H = -4.00$

$\therefore C_V = P_V / F_V = 2/6 = 0.33\,\text{cm} = 3.3\,\text{mm}$（向下移）

$C_H = P_H / F_H = 1/4 = 0.25\,\text{cm} = 2.5\,\text{mm}$（向外移）

合成移心量：

$$C = \sqrt{C_V^2 + C_H^2} = \sqrt{3.3^2 + 2.5^2} = 4.14\,\text{mm}$$

∴移心方向為：

$$\theta = \tan^{-1}\frac{3.3}{2.5} = -53° = 307°$$

即應沿 307°方向移動 4.14 mm

第五節 稜鏡的臨床矯正

以下將討論稜鏡效果在臨床中有關隱斜視(Phoria)或斜視(Strabismus)問題與輻輳功能不足的實際應用。

1. 矯正隱斜視或斜視問題：

許多屈光不正患者常同時存在著不同程度的隱斜視或斜視，其中隱斜視是一種潛在性眼位偏斜，但能在融合反射控制下保持雙眼單視，以強制兩眼球保持在正位而不顯出偏斜，一旦大腦融合作用遭到阻斷、如一眼被遮蓋時，或失去控制、如在長時間過度使用眼睛或精神疲勞時，眼位偏斜就會表現出來，如圖 7-9。而斜視則是兩眼無法同時注視單一物體，其中一眼視線明顯出現偏斜的情形，因此斜視者可從外觀看出眼位的偏斜。

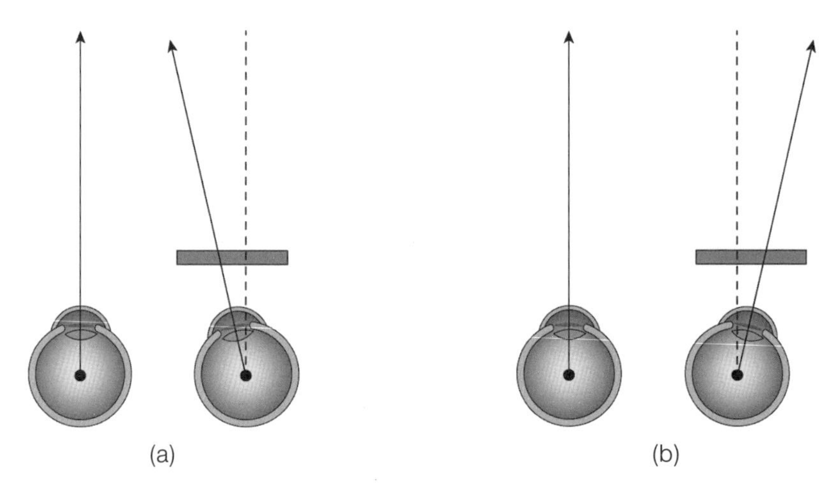

圖 7-9：水平方向的隱斜視：(a)內隱斜(esophoria)；(b)外隱斜(exophoria)

隱斜視患者若長時間用眼時，易導致眼肌力疲勞或大腦融合功能失去控制，從而破壞雙眼單視，出現眼位偏斜現象。輕者無明顯症狀，重者由於眼肌疲勞有頭痛、眼痛、眼瞼沉重感與視物模糊，甚至可能出現暫時性複視及眩暈、噁心等症狀。

常見隱斜視的治療原則如下：

(1) 有屈光不正者，應首先矯正屈光不正。
(2) 由 *AC/A* 比值過高引起的內隱斜可配雙焦點眼鏡。
(3) 利用視覺功能訓練來改善融合功能以及擴大融合範圍。對青少年因集合不足所致的外隱斜，可作集合訓練。
(4) 可戴適度的稜鏡來矯正與緩解其症狀。

有隱斜視而無症狀者，一般無須矯正，若有症狀者應先矯正其屈光不正。因此，不是每一位隱斜視的人皆要採用稜鏡進行治療，使用稜鏡的時機是當上述(1)~(3)的處理仍無法緩解患者的症狀時才採用。

人的眼睛在水平方向的融合力大，能耐受的稜鏡度及隱斜程度較大，而垂直方向的融合力小，能耐受的稜鏡度小，一般不超過 1~2 個稜鏡度。若為水平方向隱斜視，一般用稜鏡矯正其全部隱斜視的 1/2，至於垂直方向隱斜視，可直接用稜鏡進行矯正。當偏斜度很小時，矯正隱斜視時若同時戴上稜鏡和透鏡會帶來許多不便，故可以採用球面透鏡移心產生的稜鏡效果達到所需的稜鏡處方，常用的稜鏡配鏡原則如下：

(1) 應用均分法：將矯正所需稜鏡度均分於兩眼且每隻眼不超過 6^{Δ}，如右眼需 3^{Δ} 底朝上矯正，可將稜鏡均分到兩眼，即：右眼 1.5^{Δ} 度底朝上，左眼 1.5^{Δ} 底朝下。
(2) 非均分法：配鏡時考慮到患者配鏡後舒適程度，可以雙眼非均分法配鏡，配鏡時優視眼少量給稜鏡度，非優視眼適當給較多的稜鏡度數。
(3) 配鏡時要考慮到偏斜是混合性的原因，當垂直性偏斜矯正後，常因正常反射及融合能力使得水平隱斜視的症狀得到改善。

使用稜鏡的目的在消除複視、矯正眼位與緩解視疲勞。因此，驗配前應先給患者檢影驗光，在患者原有屈光度數的基礎上試戴稜鏡。一般按實際檢查稜鏡度數的三分之一開始試鏡，並將稜鏡度數平均分配至雙眼上，直至患者症狀消失或明顯改善，再決定稜鏡處方，稜鏡的方向是以頂尖端朝向該眼位偏斜方向為主，如圖 7-10。

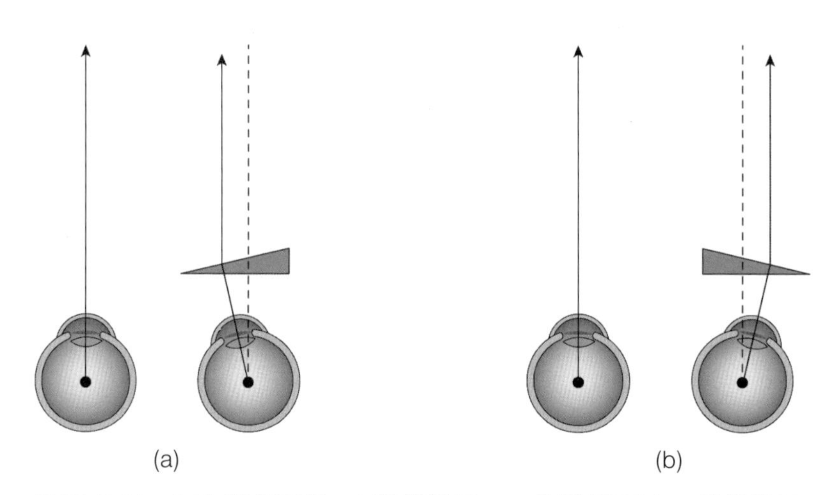

圖 7-10：(a)內隱斜可用 BO 稜鏡矯正；(b)外隱斜可用 BI 稜鏡矯正

2. 矯正輻輳功能不足：

有些屈光不正患者戴上合適鏡度的眼鏡後，遠視力很好，但視近物時間長時，會出現頭痛等症狀。經檢查，多數這樣的患者存在著輻輳功能不足，解決方法可以在遠視力允許的前提下，通過透鏡移心產生基底向內的稜鏡效果，因基底向內的稜鏡對眼睛有外展作用，如圖 7-11，可達到矯正集合功能不足的目的。

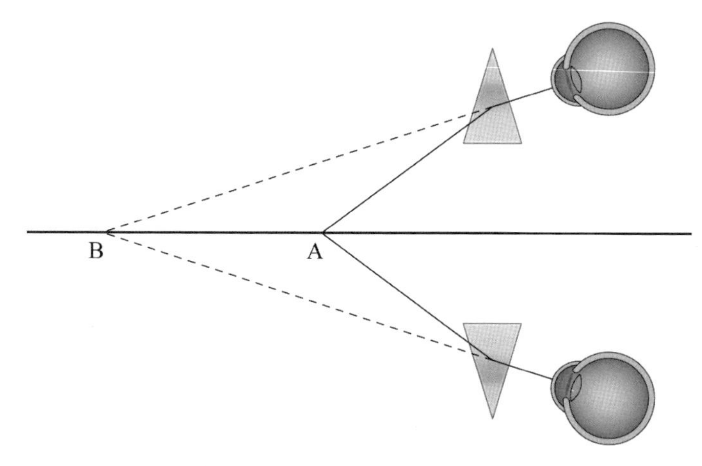

圖 7-11：雙眼前加入基底向內的稜鏡可以減少輻輳量

有些老視患者戴上近用眼鏡，近距離工作時間較長時也容易出現不適症狀。其原因為眼睛的調節和集合是一對聯動的功能，正常眼睛的調節和輻輳應維持一定的比例關係，這個關係稱為調節性輻輳與調節比，即 *AC/A* 值。如果破壞了這個關係，反映到臨床上就是長時間近距離視物時會出現疲勞的情形。

老視患者由於調節力的減弱需要戴近用正球面鏡，其目的是使人視近物時少用調節，但這時輻輳並未改變。因此破壞了調節和輻輳的比例關係，產生了視疲勞。如圖 7-12，可知戴上正球面透鏡注視眼前 *A* 處時，因為雙眼前正球面透鏡產生基底朝外(BO)的稜鏡效應，這將使兩個眼球產生更多的輻輳量，才能使 *A* 物體在黃斑中心凹成像，這也是讓眼睛容易疲勞的原因。解決辦法可以透過透鏡移心產生基底向內(BI)的稜鏡效果來改變輻輳，使調節和輻輳達到平衡。若近用鏡是正透鏡，製作時可使兩眼透鏡的光心距離比瞳孔距離適當小些；若近用眼鏡是負透鏡，則製作時可使兩眼透鏡的光心距離比瞳孔距離適當大些。

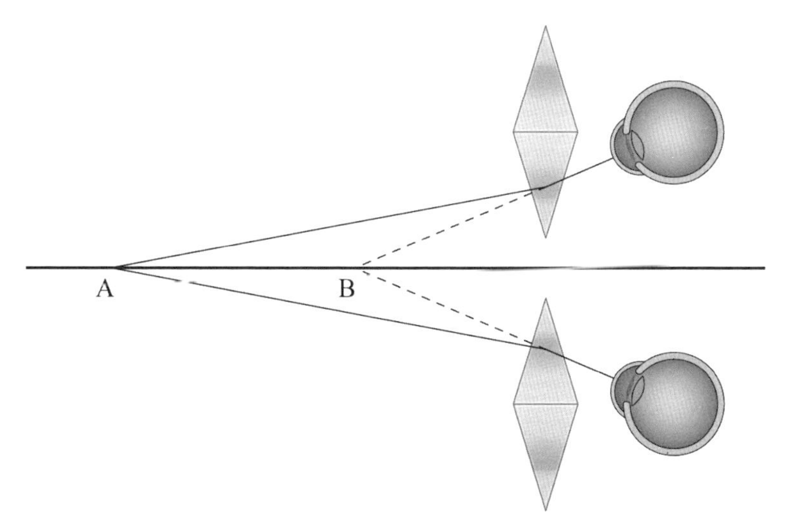

圖 7-12：基底朝外的稜鏡效應，將使兩個眼球產生更多的輻輳量

臨床上常有一些近視患者會提出其戴鏡後矯正視力非常好，只是在上下樓梯或臺階時為什麼總有踩空的感覺？正確的配鏡應使眼鏡的光心與瞳孔位置一致，戴鏡時由於透鏡的光心沒有稜鏡效果，所以眼睛透過透鏡的光心注視遠處物體時，視網膜成像的位置不會發生變化。然而上下樓梯時，由於眼睛自然轉動向下觀看，這時眼睛並沒有透過透鏡的光心看樓梯，而是透過光心下面的某一點，因近視患者戴的是負透鏡，透過光心下的某點視物時將產生基底向下的稜鏡效果，影像會向上偏移，所以會有踩空的感覺。解決之道就是在上下樓梯時應該稍微低頭，讓眼睛透過透鏡的光心看樓梯，就可以避免戴鏡時出現基底向下的稜鏡效果。

習 題

1. +4.00 DS 的右眼鏡片，求光心下方 8 mm 且向內偏 5 mm 處的垂直、水平與合成稜鏡效應？
2. 試問右眼 +3.00 DCX90 透鏡在幾何中心上方 5 mm 向內 3 mm 處的稜鏡效應？
3. 有一右眼處方：–2.00 DS / –2.00 DCX180，當眼睛透過光心上方 5 mm 偏內 5 mm 處視物時，產生的稜鏡效果為何？
4. 某眼的驗光處方為：–5.00 DS / 3^{Δ} BD，求所需的移心量？
5. 要使左眼 –5.00 DS / +1.00 DCX90 能產生 2^{Δ} BD 與 1^{Δ} BO 的稜鏡效應，試計算移心量？
6. 小華的驗光處方為 OD: –4.00 DS / OS: –4.00 DS，雙眼 PD 為 56 mm，最近戴上新眼鏡後常出現眼睛痠痛情形，經檢查發現新眼鏡的 PD 為 70 mm，請問原來小華雙眼承受多少稜鏡度數？

MEMO :

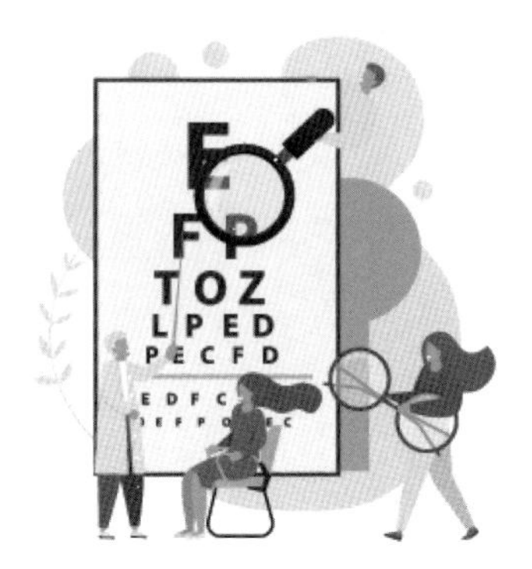

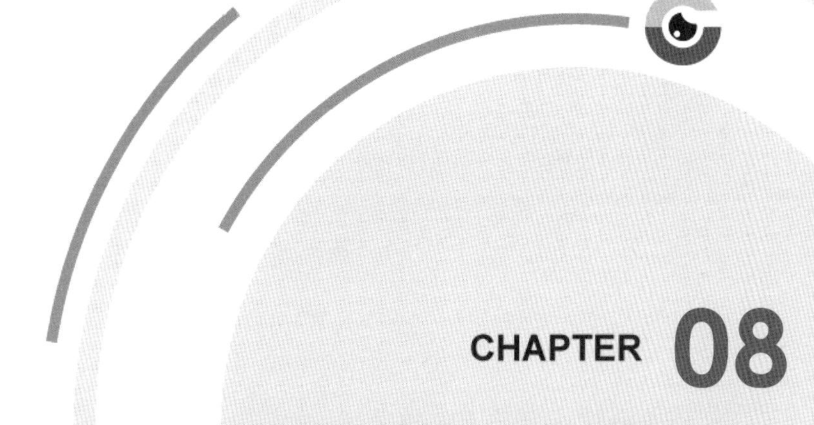

CHAPTER 08

眼鏡的等效鏡度與放大率

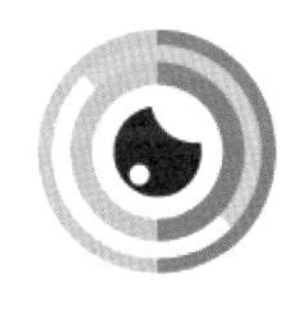

矯正眼鏡的基本原理就是讓鏡片的第二焦點與屈光不正眼的遠點位置相符，從而使遠處的平行光束經鏡片後，使人眼所看到的像正確落於黃斑中心凹處，就好像在無窮遠處的物體，透過眼球的屈光系統，可無調節地在視網膜上清晰成像。因此矯正鏡片與眼球屈光系統兩個光學元件的共軸組合，由眼鏡光學的理論可知，其彼此間的距離將直接影響該等效系統屈光度及各主點的位置，另外針對不同屈折力與頂點距離等，也會影響人眼視網膜成像的放大倍率等，本章將就矯正鏡片及其配戴時與人眼距離的光學效果進行討論。

第一節 眼鏡的等效屈光力

透鏡的等效屈光力(Effective Power)是指鏡片將平行光線聚焦在指定平面的能力，也就是說，如果將鏡片從眼前一個位置移到另一個位置，會改變鏡片的實際屈光力。例如，將鏡片移離眼睛遠一些，正透鏡需要增加等效屈光力，負透鏡則會減少有效屈光力。

設想，如果一個後頂點屈光力為 +10.00 D 的鏡片放在離某人角膜頂點前 15 mm 的位置能產生預期的光學效果，同時平行光線通過鏡片後聚焦在鏡片後側 10 cm 的地方，如圖 8-1 中的 A。但如果此人所選擇的鏡架使鏡片的位置變為 B、即距離此人角膜頂點 10 mm 的位置，則平行光線不再聚焦在 A 的焦平面上，另一個後頂點屈光力和 B 鏡片相同的鏡片將會聚焦平行光線於 F。鏡片 B 的後焦距 f_B 等於後焦距減去距離 Δd，在這個例子中，$f_A = 10\text{ cm}$，$\Delta d = 10\text{ mm}$。

所以由圖 8-1 可知：

$$f_B = f_A - \Delta d = 0.10 - 0.01 = 0.09\text{ m}$$

$$F_B = \frac{1}{f_B} = \frac{1}{0.09} = +11.11\,\text{D}$$

故鏡片在 B 位置的有效屈光度為+11.11 D。

因此，當鏡片從初始的 A 位置移到 B 位置時，鏡片等效屈光力的公式可以改寫為：

$$\because f_B = f_A - \Delta d$$

$$\therefore F_B = \frac{1}{f_A - \Delta d} = \frac{1}{\frac{1}{F_A} - \Delta d} = \frac{F_A}{1 - \Delta d \cdot F_A} \qquad \text{(8-1)式}$$

(8-1)式中，f_A 及 F_A 表示鏡片在初始位置處的後頂焦距和後頂點屈光力，f_B 及 F_B 表示鏡片在與初始位置相距 Δd(m) 處的等效（後頂）焦距及等效後頂點屈光力；如果鏡片移向眼睛，Δd 取正值，如果鏡片遠離眼睛，則 Δd 取負值。

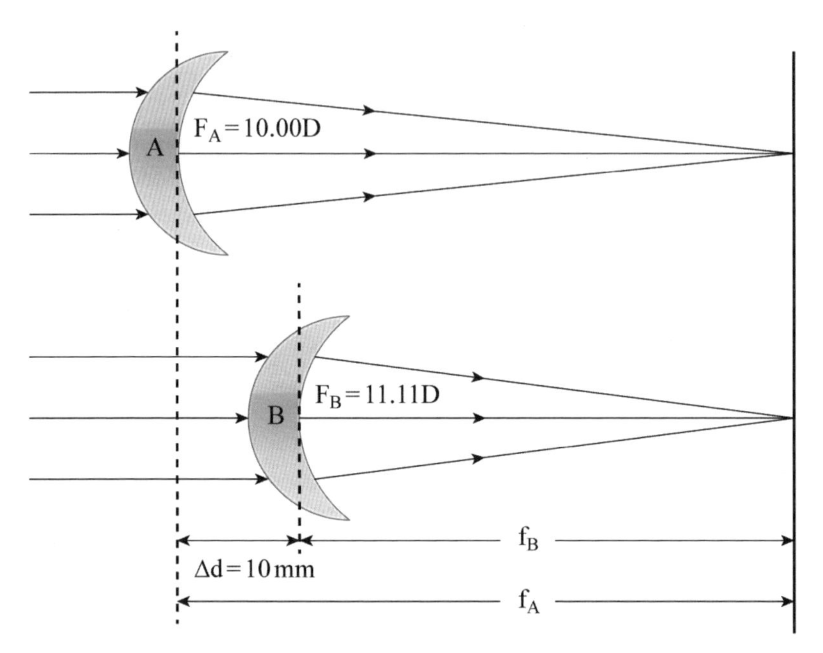

圖 8-1：不同位置的透鏡所需的等效屈光力

範例 8-1

某人使用試鏡架時，若試鏡片的後頂點 A 至角膜前緣的距離為 $d=10\,\text{mm}$，當試鏡片的後頂點屈光力為 $-10.00\,\text{DS}$ 時恰能完全矯正視力，但若最後配鏡時鏡片的後頂點 B 至角膜前緣的距離為 $d'=14\,\text{mm}$，如圖 8-2，求配鏡的後頂點屈光力？

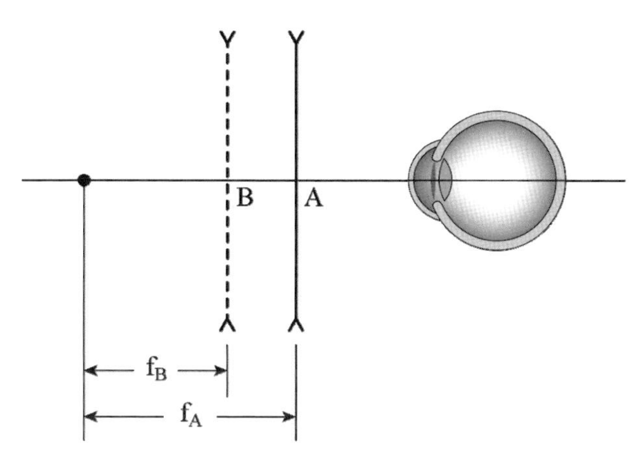

圖 8-2：眼鏡後頂點和角膜前緣距離與後頂點屈光力的關係

解答：

$f_A = 1/F_A = 1/(-10) = -0.1\,\text{m} = -100\,\text{mm}$

$f_B = f_A - \Delta d = -100 + (-4) = -96\,\text{mm}$

$\therefore F_B = 1/f_B = 1/-0.096 = -10.42\,\text{D}$

也可以用(8-1)式解

$$F_B = \frac{F_A}{1-\Delta d \cdot F_A} = \frac{-10}{1-(-0.004)\times(-10)} = -10.42\,\text{D}$$

對於散光眼，遠處物體上的每一點通過眼的屈光系統，均將產生相互垂直的兩條焦線，不論散光的性質如何，視網膜相對眼球都有兩個共軛遠點，即所配矯正鏡片也應有兩個像方焦點與這兩個遠點重合。

隨著鏡片在眼前位置的移動，必須考慮鏡片在兩主子午方向上的等效屈光力的變化，一般可分別求得兩主子午方向上的等效屈光力，再合成新的球柱處方。

範例 8-2

有一眼鏡片處方為 +10.00 DS / −2.00 DCX180，頂點距離為 10 mm 時恰可完全矯正，若最後配鏡時的頂點距離為 15 mm，求鏡片的後頂點屈光力應修正為多少？

解答：

$$\Delta d = 10 - 15 = -5\ \text{mm} = -0.005\ \text{m}$$

原處方可以改寫為：+10.00 DCX 90 / +8.00 DCX180

$$F_{e1} = \frac{F_1}{1 - \Delta d \cdot F_1} = \frac{10}{1 + 0.005 \times 10} = 9.52\ \text{D}$$

$$F_{e2} = \frac{F_2}{1 - \Delta d \cdot F_2} = \frac{8}{1 + 0.005 \times 8} = 7.69\ \text{D}$$

新處方為：+9.52 DCX 90 / +7.69 DCX180

或可以為：+9.52 DS / −1.83 DCX180

本例的處方為複性遠視的屈光異常鏡片，當鏡片向前移動 5 mm 時，球面屈光度需降低 0.48 D，而柱面屈光度需降低 0.17 D，才能保證所移動鏡片的等效鏡度。同理，當鏡片向後推近眼部時，則需同時增加球面屈光度及柱面屈光度。

然而，若相對於複性近視的屈光異常鏡片時，當鏡片向前移動則應增加球面屈光度和柱面屈光度，當鏡片向後推近眼部時，則需減少球面屈光度和柱面屈光度。

在計算時，當已確定某一主子午方向 (F_1) 的等效焦度後，還可用下式直接算出矯正散光所需的柱面焦度：

$$F_{ec} = \frac{F_c}{(1-\Delta d \cdot F_1)(1-\Delta dF_2)} \quad \text{(8-2)式}$$

所以範例 8-2 所需的矯正散光之柱面度數可以由(8-2)式求得：

$$F_{ec} = \frac{-2.00}{(1+0.005\times10)(1+0.005\times8)} = -1.83\,\text{D}$$

另有一種方法可對鏡片移位的影響作簡便運算或有效的評估。根據(8-2)式，其近似式可以改寫為：（因 $|\Delta dF| < 1$ ）

$$F_e = \frac{F}{(1-\Delta d \cdot F)} \approx F(1+\Delta d \cdot F) = F + \Delta d \cdot F^2$$

$$\Delta F = F_e - F = \Delta d \cdot F^2 \quad \text{(8-3)式}$$

由(8-3)式可知，當矯正鏡片移近眼部時，$\Delta d > 0$ ，$\Delta F > 0$ ，即代數值總是增加（正透鏡絕對值增大，負透鏡絕對值減小）；反之，當矯正鏡片自眼前移遠時，$\Delta d < 0$ ，$\Delta F < 0$ ，即代數值總是減小。

第二節 屈光不正與光學矯正原理

人眼的結構是一組複雜且具有完整性的光學系統，從眼球表面至眼底視網膜依次有透明的角膜、房水、晶狀體、玻璃體等屈光介質，因此，當光線通過眼的屈光系統後能到達並成像於視網膜，被視神經所接收並上傳至視覺中樞形成視覺。

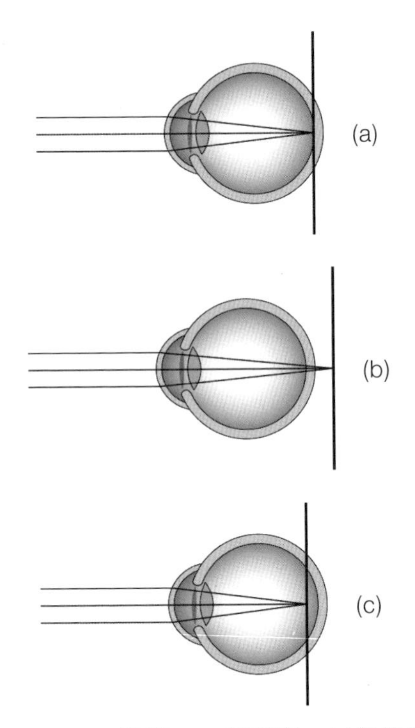

圖 8-3：(a)正視眼；(b)遠視眼；(c)近視眼模型

屈光不正(Refractive Error)代表的是眼睛在無調節作用(non-accommodation)的情況下，無法將遠處（6 公尺以上）的物體清楚呈像在視網膜上。正常人的眼睛稱為正視眼(Emmetropia)，在無調視作用的情況下，遠處光線的焦點(Focal Point)位於視網膜上，如圖 8-3(a)。遠視眼(Hyperopia)的眼睛，在無調節作用下，其焦點位於視網膜之後；原因為眼球的屈光度數過低，或是眼睛軸長過短，如圖 8-3(b)。近視眼(Myopia)的眼睛，在無調節作用下，其焦點位於視網膜之前；原因為眼球的屈光度數(Refractive Power)過高，或是眼睛軸長(Axial Length)過長，如圖 8-3(c)。散光眼(Astigmatism)又稱為亂視，大多為具有兩個或以上的焦點，其可能位在視網膜前、中、後；主要原因為眼球在不同軸度的屈光度不一樣，最常見者為相隔 90 度處具有最大屈光度差異，又稱為規則性散光(Regular Astigmatism)。

屈光不正的眼睛，大多數可利用光學鏡片矯正，基本原理為當某鏡片置於眼睛前，可以使其第二焦點平面(Secondary Focal Plane)與眼睛的遠點平面(Far Point Plane)重疊時，此一鏡片即可做為眼睛的矯正鏡片(Corrective Lens)。一般而言，近視眼需要利用負透鏡(Minus Lens)，遠視眼需要利用正透鏡(Plus Lens)，散光眼需要利用柱面鏡片(Cylindrical Lens)，以達到矯正屈光不正的目的。

因為正視眼的遠點位置在眼前無限遠處，因此矯正鏡片的屈光度須為零（即平光鏡片），其第二焦點平面在無窮遠處與遠點重合，因此才能讓無窮遠處的影像聚焦在視網膜上，如圖 8-4 所示。

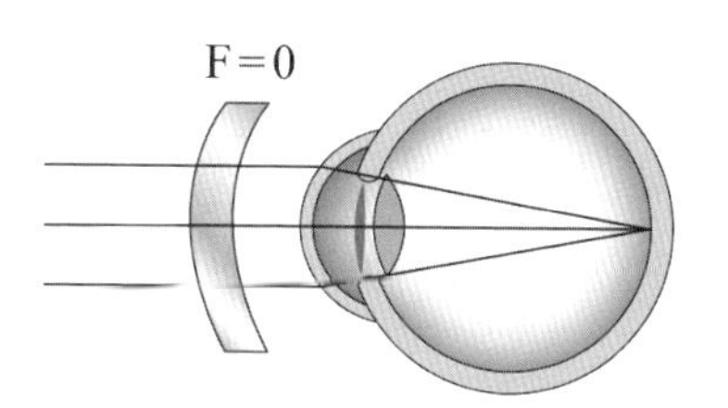

圖 8-4：正視眼的光學模型

遠視眼的遠點平面在眼後的有限距離處，遠視眼的人在理論上看遠或看近都有問題，可是實際上當人年輕時，中低度數的遠視眼，只要經過眼睛的正常生理調節作用，就能看得一清二楚，才會有人誤以為遠視眼是「好」眼睛。以一位有+300 度 (+3.00 D) 遠視的年輕人為例，若要看清眼前 0.5 公尺的物體時，眼睛需經由水晶體調節作用，增加 +5.00 D 屈光度，以看清楚此一物體。遠視眼的光學矯正類似於近視眼，只要將特定鏡片置於遠視眼前，令其第二焦點平面與眼睛的遠點平面重疊，就可以矯正此一遠視，因為遠視眼的遠點位置在眼後位置，故臨床上一般使用正透鏡來矯正，如圖 8-5 所示。

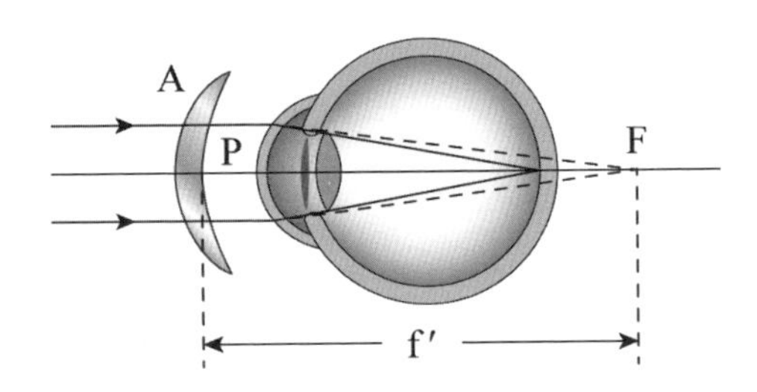

圖 8-5：遠視眼的光學矯正模型（F 為遠點位置）

然而近視眼的遠點平面在眼前的有限距離處，故對位於遠點平面(Far Point Plane)及其以內的物體（需經由調節作用），都可以看得清楚。近視眼的人看近沒有問題，只是遠點平面以外的物體看不清楚，以一位有 200 度(−2.00 D)近視的人為例，其遠點平面約位於眼前 0.5 公尺，因此 0.5 公尺以外的物體看起來模糊，但 0.5 公尺之內的東西都可以看得很清楚。若將特定鏡片置於近視眼前，令其第二焦點平面(Secondary Focal Plane)與眼睛的遠點平面重疊，就可以矯正此一近視，因為近視眼的遠點位置在眼前處，故臨床上一般使用負透鏡來矯正，如圖 8-6 所示。

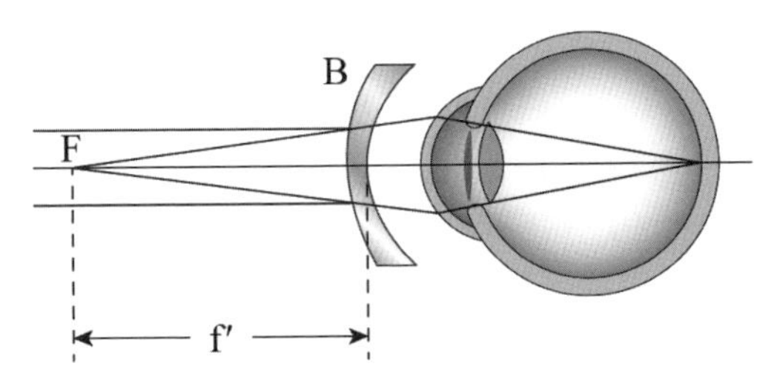

圖 8-6：近視眼的光學矯正模型（F 為遠點位置）

能使平行光束聚焦於同一位置的各個眼鏡片，稱為具有等效作用的眼鏡片。這些眼鏡片雖然屈光力不同，但在各自位置上所起的效力相等，它們的屈光力稱為「等效度」(Effect Power)。等效度除了與鏡片的屈光力有關外，還與鏡片在眼前的位置，即鏡眼距有關，當矯正鏡片在眼前不同位置時，則需於該位置調整鏡片的屈光力，將遠點矯正與正視眼的遠點一致，即無限遠，其矯正鏡片所需要的屈光力可由公式(8-4)計算。

$$F = \frac{1}{(d+s)} \qquad \text{(8-4)式}$$

其中

F：所需矯正鏡片的屈光力，

d：眼遠點距角膜頂點的距離，

s：矯正鏡片距角膜頂點的距離（單位：m）。

如圖 8-5，設 F 點為此眼睛的遠點，假設凸透鏡放在 A 點能矯正此眼的屈光不正，鏡片的像側焦距為 f'，如將該凸透鏡由 A 點向眼前移近，此時要使光線通過透鏡仍能聚焦在遠點 F，則必須增加透鏡的屈光力才行。所以當鏡片移近矯正眼時，因為相應像側焦距 f' 減少，需要比原矯正鏡片更大的屈光力方可保持聚焦在遠點。相反，如凸透鏡向遠離矯正眼的方向移動時，因為相應像側焦距 f' 增加，故必須降低相應的鏡片屈光力方可保持原矯正效果。

範例 8-3

如某人遠點在角膜頂點後 90 mm 處，若在眼前 12 mm 處戴正透鏡矯正，則其所需的正透鏡屈光力為多少？

解答：

$$F=\frac{1}{(0.09+0.012)}=+9.80\,\text{D}$$

如矯正鏡片位於眼前 18 mm 處，則所需的矯正鏡片屈光力為：

$$F=\frac{1}{(0.09+0.018)}=+9.26\,\text{D}$$

近視眼的遠點在角膜頂點前，如圖 8-6 所示，設 F 點為眼的遠點，假設將凹透鏡放在 A 點恰能矯正此眼的屈光不正。鏡片的像側焦距為 f'，如將該凹透鏡由 A 點移近至 B 點，此時要想使光線通過透鏡仍能聚焦在遠點 F，則必須減少凹透鏡的屈光力才行。所以當鏡片移近矯正眼時，原矯正鏡片的有效屈光力相應增加，需要比原矯正鏡片更小的屈光力方可矯正該近視眼。相反，如凹透鏡向遠離被矯正眼的方向移動時，則原矯正鏡度的有效屈光力相應減小，必須增加相應的鏡片屈光力方可保持原矯正效果。

範例 8-4

某人遠點位於角膜頂點前 105 mm，如在眼前 15 mm 處戴凹透鏡矯正，則該矯正鏡片所需屈光力為多少？

解答：

$$F=\frac{1}{(-0.105+0.015)}=-11.11\,\text{D}$$

如將該矯正鏡片置於眼前 10 mm，則所需矯正鏡片屈光力為：

$$F=\frac{1}{(-0.105+0.01)}=-10.53\,\text{D}$$

第三節 兩透鏡之合成屈光力

兩同軸薄透鏡彼此緊密相貼的情況，因為兩鏡片之間的距離為零，光線離開鏡片 F_1 後立即入射鏡片 F_2。因此，對於緊密相貼的兩同軸薄透鏡，鏡片 F_2 的入射光線聚散度 (U_2) 總是等於鏡片 F_1 的出射光線聚散度 (V_1)。所以兩同軸薄透鏡，就相當於一個單一的薄透鏡，其屈光力 F_t 就等於兩薄透鏡的屈光力之和，即 $F_t = F_1 + F_2$。

若兩同軸分離的一固定距離 d 的薄透鏡系統，其重要特點就是光線從鏡片 F_1 傳播到 F_2 時聚散度發生了改變，也就是說，F_2 鏡片的入射光線之聚散度 (U_2) 和鏡片 F_1 的出射光線聚散度 (V_1) 是不同的，此系統的實際屈光力就不等於兩薄透鏡的屈光力之和了，如圖 8-7。

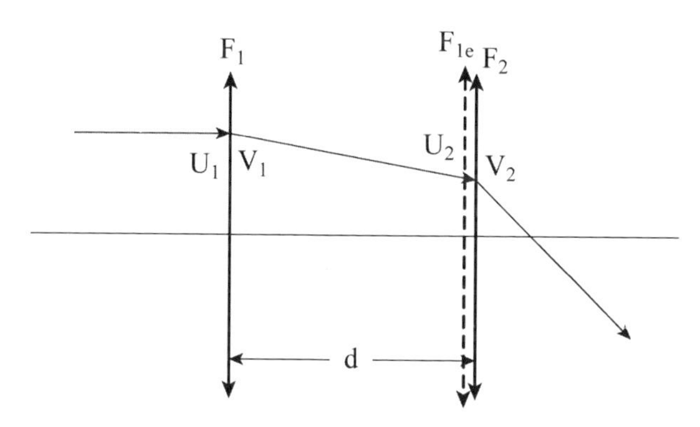

圖 8-7：兩同軸分離的一固定距離 d 的薄透鏡系統

圖 8-7 這個系統是將 F_1 向著 F_2 移動了距離 d 後，一個相當於 F_1 有效屈光力的薄透鏡 F_{1e} 和薄透鏡 F_2 緊密相貼的情況，所以系統的後頂點屈光力：

$$F'_v = F_{1e} + F_2 = \frac{F_1}{1-dF_1} + F_2 = \frac{F_1 + F_2 - dF_1F_2}{1-dF_1} \qquad (8\text{-}5)\text{式}$$

薄透鏡的焦距及其所產生的像，無論是大小還是位置都與原光學系統所產生的一樣，稱之為等效焦距(Effective Focus)，等效焦距（單位為米）的倒數被稱為等效屈光力(Effective Power)。要決定等效薄透鏡在系統中的位置，就需要知道系統主平面的位置，在對稱的光學系統中只有一對主平面(Principle Plane)，在這個平面上，放大倍數為1，也就是說物和像的大小一樣，像是倒立的，主平面與光軸交叉的點稱為這個光學系統的主點(Principle Point)。

在物空間的平面就稱為第一主平面，在像空間的平面就稱為第二主平面，從第一主點(P)到第一焦點(F)之間的距離為第一等效焦距，從第二主點(P')到第二焦點(F')之間的距離為第二等效焦距，其中第二等效焦距的倒數就稱為等效屈光力，而等效屈折力又可以看成是主平面的屈折力。

任意兩個薄透鏡組合的等效屈光力計算公式如下：

$$F_e = F_1 + F_2 - cF_1F_2 \quad \text{(8-6)式}$$

第一主點(P)到前頂點的距離(A)及第二主點(P')到後頂點(A')的距離分別為：

$$\overline{AP} = -\frac{cF_2}{F_e}\ ;\ \overline{A'P'} = -\frac{cF_1}{F_e} \quad \text{(8-7)式}$$

F_1是指第一光學透鏡的屈光力；F_2是指第二光學透鏡的屈光力；c 是第一光學透鏡的第二主平面到第二光學透鏡的第一主平面之間的距離。

如果用等效屈光力來表達眼鏡片的屈光力，那屈光力為F_e的薄透鏡位置應在鏡片的第二主平面(H')。但是鏡片的第二主平面並不容易確定，另外第二主平面的位置前一些還是後一些，會受到鏡片形式的影響。因此，等效屈光力的概念很少用於眼鏡片，僅用於一些比較複雜的光學系統，例如低視力注視器。

範例 8-5

+4.00 D 的薄透鏡和一個 +6.00 D 的兩同軸薄透鏡：

(1) 若緊密相貼在一起，一個物體放在這個系統前 40 cm 的位置，求成像的位置與性質？

(2) 若兩同軸薄透鏡分離 10 cm，請問此系統的後頂點屈光力？等效屈光力？主點位置及成像位置？

解答：

(1) 兩薄透鏡緊貼在一起就相當於一個薄透鏡，所以：

$$F_t = (+4.00\text{ D}) + (+6.00\text{ D}) = +10.00\text{ D}$$

物距為 $u_1 = -40\text{ cm}$

物側的聚散度為 $U_1 = 1/-0.4 = -2.50\text{ D}$

像側的聚散度為 $V_1 = F_t + U_1 = +10.00\text{ D} - 2.50\text{ D} = +7.50\text{ D}$

∴光線離開這個聯合系統後是聚合的，像是實像

像距為 $v_1 = 1/V_1 = 1/+7.50 = +0.133\text{ m} = +13.3\text{ cm}$（在第 2 面透鏡後側）

(2) 系統的後頂點屈光力為：

$$F_v' = \frac{F_1 + F_2 - dF_1F_2}{1 - dF_1} = \frac{4 + 6 - 0.1 \times 4 \times 6}{1 - 0.1 \times 4} = +12.67\text{D}$$

等效屈光力為：

$$F_e = F_1 + F_2 - cF_1F_2 = 4 + 6 - 0.1 \times 4 \times 6 = +7.60\text{D}$$

主點位置為：

$$\overline{AP} = -\frac{cF_2}{F_e} = -\frac{10 \times 6}{7.60} = -7.90\text{cm}$$

$$\overline{A'P'} = -\frac{cF_1}{F_e} = -\frac{10 \times 4}{7.60} = -5.26\text{cm}$$

成像位置：

物距 $u_1 = -0.4$ m

$$U_1 = \frac{1}{u_1} = \frac{1}{-0.4} = -2.50 \text{ D}$$

$$V_1 = U_1 + F_1 = -2.50 + 4 = +1.50 \text{ D}$$

$$U_2 = \frac{V_1}{(1 - dV_1)} = \frac{1.50}{(1 - 0.1 \times 1.50)} = +1.765 \text{ D}$$

$$V_2 = U_2 + F_2 = 1.765 + 6 = +7.765 \text{ D}$$

$$v_2 = \frac{1}{V_2} = \frac{1}{7.765} = +0.1288 \text{ m}$$

即成像後在第 2 面透鏡後側 12.88 cm 處，如圖 8-8 所示。

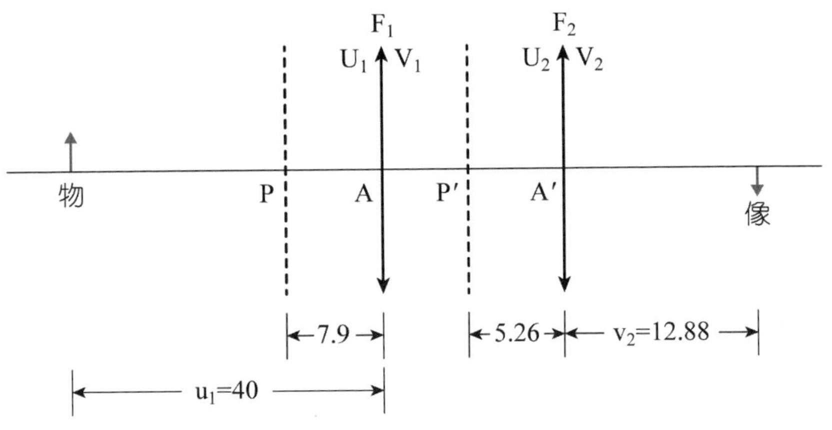

圖 8-8：以聚散度公式求兩薄透鏡系統的成像位置

薄透鏡公式 $F = F_1 + F_2$ 表示透鏡的總屈光力為前後表面屈光力之和，當透鏡的厚度很小時，所計算的結果誤差很小。當透鏡厚度不可忽略不計時，則必須使用厚透鏡公式來計算厚透鏡的後頂點屈光力，即：

$$F_v' = \frac{F_1 + F_2 - (t/n)F_1F_2}{1 - (t/n)F_1} \qquad \text{(8-8)式}$$

設一折射率為 1.50 的厚透鏡中央厚度為 9mm，其前表面屈光力為 $F_1 = +30.00\,\mathrm{D}$ ，$F_2 = -10.00\,\mathrm{D}$ ，則根據公式計算可得其後頂點度 $F_v' = +26.59\,\mathrm{D}$ 。因此其真正後頂點屈光力較應用薄透鏡公式 $F = F_1 + F_2$ 計算所得值+20.00 多 +6.59 D，這一差值是由於透鏡厚度引起的。假定要獲得具有某一後頂點屈光力的透鏡，若理想化的將透鏡厚度忽略不計時，稱其面屈光力為未補償屈光力(Uncompensated Refractive Power)，用符號 F_N 表示；考慮透鏡厚度時，實際所需要的面屈光力稱為已補償屈光力(Compensated Refractive Power)，用符號 F 表示。前表面未補償屈光力為 $F_{1N} = (F_V' - F_2)$ ，後表面未補償屈光力為 $F_{2N} = (F_V' - F_1)$ 。

1. 球面透鏡已補償屈光力的計算

已知透鏡的中心厚度為 t，折射率為 n，後表面屈光力為 F_2 ，若要使該透鏡的後頂點屈光力為 F_V' ，則透鏡的前表面已補償屈光力 F_1 應為多少？

根據厚透鏡公式

$$F_v' = \frac{F_1 + F_2 - (t/n)F_1F_2}{1-(t/n)F_1}$$

由上式可得

$$F_v' - (t/n)F_1F_v' = F_1 + F_2 - (t/n)F_1F_2$$

因此

$$F_1 = \frac{F_v' - F_2}{1+(t/n)(F_v' - F_2)} \qquad \text{(8-9)式}$$

$(F_V' - F_2)$為前表面未補償屈光力 F_{1N}，即：

前表面已補償屈光力 $F_1 = \dfrac{F_{1N}}{1+(t/n)F_{1N}}$

$$\therefore f_1 = \frac{1}{F_{1N}} + \frac{t}{n} = f_{1n} + \frac{t}{n} \qquad \text{(8-10)式}$$

f_1 為已補償前表面焦距

f_{1N} 為未補償前表面焦距

範例 8-6

後頂點屈光力為 +20.00 DS，後表面屈光力為 −10.00 DS，中心厚度 9 mm，折射率為 1.5 的透鏡，求前表面已補償屈光力？

解答：

$F_V' = +20.00DS \quad t = 9\text{ mm} \quad n = 1.5 \quad F_2 = -10.00\text{ DS}$

前表面未補償屈光力 $F_{1N} = (F_V' - F_2) = +30.00\text{ D}$

$f_{1N} = 1/+30 = +0.03333\text{ m} = +33.33\text{ mm}$

$f_1 = f_{1N} + (t/n) = 33.33 + (9/1.5) = +39.33\text{ mm}$

$F_1 = 1/f_1 = 1/0.03933 = +25.43\text{ D}$

∴前表面已補償屈光力為 +25.43 D

範例 8-7

求後頂點屈光力為 +8.00 DS，後表面屈光力為 –4.00 D，中心厚度 5 mm，折射率為 1.523 的透鏡前表面已補償屈光力。

解答：

$F_V' = +8.00\text{ DS} \quad t = 5\text{ mm} \quad n = 1.523 \quad F_2 = -4.00\text{ DS}$

前表面未補償屈光力 $F_{1N} = (F_V' - F_2) = +12.00\text{ D}$

$f_{1N} = 1/+12 = 0.08333\text{ m} = 83.33\text{ mm}$

$f_1 = f_{1N} + (t/n) = 83.33 + (5/1.523) = +86.61\text{ mm}$

$F_1 = 1/f_1 = 1/0.08661 = +11.55\text{ D}$

∴前表面已補償屈光力為 +11.55 D

---

2. 已知透鏡的中心厚度為 t，折射率為 n，前表面屈光力為 F_1，若要使該鏡片的後頂點屈光力為 F_V'，則透鏡的後表面已補償屈光力應為多少？

根據厚透鏡公式知後頂點屈光力為

$$F_v' = \frac{F_1 + F_2 - (t/n)F_1F_2}{1-(t/n)F_1}$$

可得後表面已補償屈光力

$$F_2 = F_v' - \frac{F_1}{1-(t/n)F_1} = F_v' - \frac{1}{f_1 - (t/n)} \qquad \text{(8-11)式}$$

範例 8-8

求後頂點屈光力為 +9.00 DS、前表面屈光力為 +12.00 D、中心厚度 6 mm、折射率為 1.523 的透鏡後表面已補償屈光力。

解答：

$F'_V = +9.00\text{ DS} \quad t = 6\text{ mm} \quad n = 1.523 \quad F_1 = +12.00\text{ DS}$

$f_1 = 1/F_1 = 1/+12 = 0.08333 = +83.33\text{ mm}$

$$F_2 = F'_v - \frac{1}{f_1 - (t/n)} = 9 - \frac{1}{0.08333 - (0.006/1.523)} = 9 - 12.6 = -3.60\text{ D}$$

第四節 眼鏡的放大率

物經透鏡成像後像與物的大小之比稱為放大率(Magnification)。放大率一般有橫向線性放大率(Transverse or Lateral Magnification)、軸向放大率(Axial Magnification)和角放大率(Angular Magnification)三種，軸向放大率和角放大率與眼鏡關係較小，所以眼鏡光學中所指的放大率均指橫向放大率(Lateral Magnification)。有關放大率的一般概念以下將分別敘述：

1. 橫向線性放大率：就是像高與物高的比值，橫向放大率是隨著物體位置而定的，某一個放大率只對應一個物體的位置，如圖 8-9。

$$\text{橫向放大率 } \alpha = \frac{A'B'}{AB} = \frac{q}{p} = \frac{f}{x} = \frac{x'}{f'} \qquad \text{(8-12)式}$$

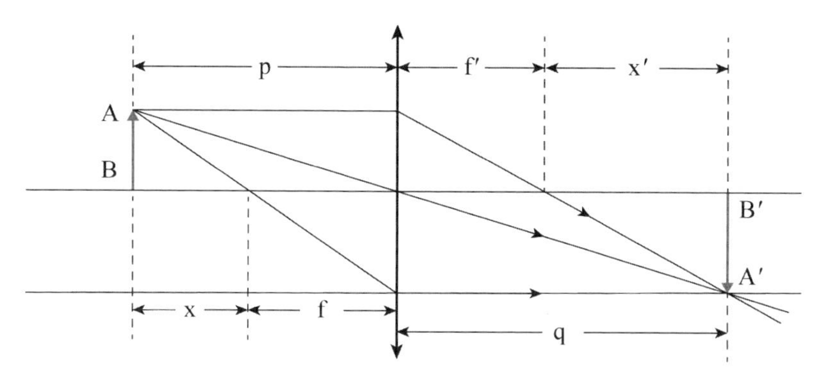

圖 8-9：透鏡橫向放大率

2. 軸向放大率：當物沿光軸移動 dz，則像沿光軸相應移動 dz'，dz' 與 dz 之比為軸向放大率，或稱為深度比，如圖 8-10。

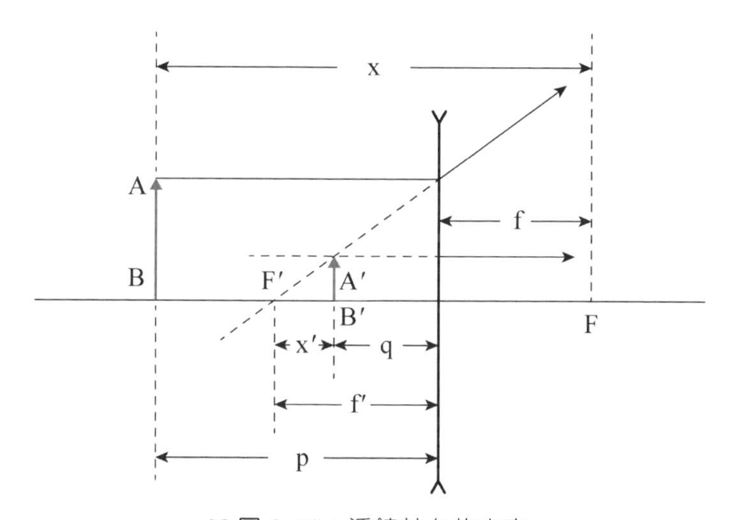

圖 8-10：透鏡軸向放大率

軸向放大率可由牛頓關係式推導出，即：

$$軸向放大率\ \beta=\frac{dx'}{dx}=-\frac{x'}{x}=(\frac{x'}{f'})/(-\frac{f}{x})=\alpha^2 \qquad (8\ 13)式$$

軸向放大率只與共軛點的位置有關，軸向放大率等於橫向放大率的平方，這表示對於一個有一定軸向長度的物體，在軸的方向上和垂直軸向上放大是不等的，會發生變形（當軸向放大率等於 +1 或 −1 時例外）。

3. 角放大率：當物位於無窮遠時，物像大小之比常以角放大率來表示。角放大率即像在出射光瞳中心的夾角和物在入射光瞳中心的夾角的正切值之比，如圖 8-11。即：

$$角放大率\ \gamma = \frac{\tan\omega'}{\tan\omega} \qquad (8\text{-}14)式$$

根據圖 8-11 中的關係可知

$$\tan\omega' = \frac{h}{q}，\tan\omega = \frac{h}{p}$$

$$所以\ \gamma = \frac{\tan\omega'}{\tan\omega} = \frac{p}{q} = \frac{1}{\alpha} \qquad (8\text{-}15)式$$

角放大率也只與共軛點的位置有關，而與一對共軛光線和光軸的夾角 ω 和 ω' 的大小無關，角放大率是橫向放大率的倒數。

在理想的光學系統中，同一對共軛面上的三種放大率之間的關係為：

$$\beta = \alpha^2，\gamma = \frac{1}{\alpha}$$

$$故可知\ \alpha = \beta \times \gamma \qquad (8\text{-}16)式$$

即：橫向放大率=軸向放大率×角放大率

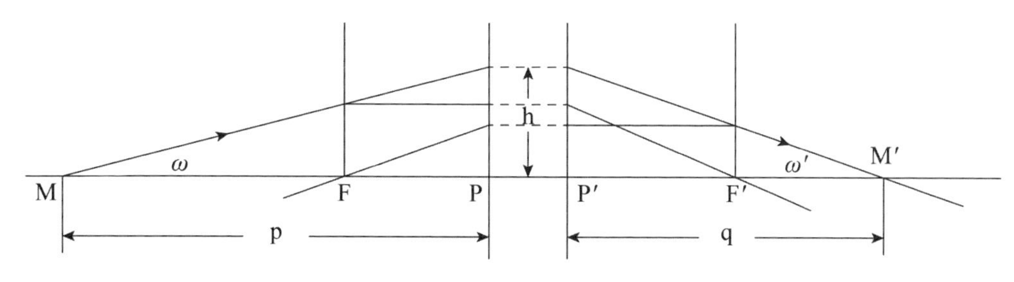

圖 8-11：透鏡角放大率

當屈光不正的眼睛戴上合適度數的眼鏡以後，遠處的物體就會在視網膜上成清晰的像，患者的眼睛就能清楚地看見遠方的物體。但是戴上眼鏡後，眼底的像的大小就發生了一定的變化，所以感覺物體的大小有所不同，這就是眼鏡的放大作用。戴上矯正眼鏡和未矯正眼鏡看遠處同一物體時像的大小之比，稱為矯正眼鏡的放大率。

眼鏡放大率與矯正眼鏡的屈光力和透鏡的表面形式有關，因此眼鏡總放大率是由眼鏡的屈光力放大率與眼鏡的形式放大率兩者所組成。以下將分別說明：

1. 眼鏡的屈光力放大率(Refractive Power Magnification)：

當患者戴上矯正眼鏡以後，由於鏡片的屈光力不同導致在視網膜上成像的放大或縮小，稱之為屈光力放大率，它主要和矯正眼鏡的性質、屈光力以及鏡眼距有關。眼鏡的屈光力放大率可表示為：

$$M_p = \frac{1}{1 - dF'_v} \tag{8-17}$$

(8-17)式

其中 F'_V：鏡片的後頂點屈光力，d：眼鏡的後頂點到眼球的第一主平面之間的距離（眼球的第一主平面位於角膜頂點後 1.348 mm 處，第二主平面位於角膜頂點後 1.602 mm 處）。

範例 8-9

有一近視眼戴上後頂點屈光度為 –10.00 DS 的框架眼鏡，若眼鏡位置分別在角膜前 15 mm 與 10 mm 處，求分別產生多少屈光力放大率？

解答：

(1) $d = 15\text{ mm} + 1.348\text{ mm} = 16.348\text{ mm}$

$$M_p = \frac{1}{1 - dF_v'} = \frac{1}{1 - [0.016348 \times (-10)]} = 0.86$$

(2) $d = 10\text{ mm} + 1.348\text{ mm} = 11.348\text{ mm}$

$$M_p = \frac{1}{1 - dF_v'} = \frac{1}{1 - [0.011348 \times (-10)]} = 0.90$$

範例 8-10

有一遠視眼戴上後頂點屈光度為 +8.00 DS 的框架眼鏡，若眼鏡位置分別在角膜前 12 mm 與 9 mm 處，求分別產生多少屈光力放大率？

解答：

(1) $d = 12\text{ mm} + 1.348\text{ mm} = 13.348\text{ mm}$

$$M_p = \frac{1}{1 - (0.013348 \times 8)} = 1.12$$

(2) $d = 9\text{ mm} + 1.348\text{ mm} = 10.348\text{ mm}$

$$M_p = \frac{1}{1 - (0.011348 \times 8)} = 1.10$$

由以上兩範例可知，對於負透鏡因為屈光力放大率 $(M_P) < 1$ 產生了縮小作用，至於正透鏡因為屈光力放大率 $(M_P) > 1$ 會產生放大作用。同樣，對於不同的鏡眼距 d 也會讓屈光力放大率 (M_P) 改變。由上例也可知若眼鏡越靠近眼前，則屈光力放大率 (M_P) 會越趨近於 1。

2. 眼鏡的形式放大率(Shape Magnification)：

同一個屈光力的鏡片因為透鏡表面形式的不同，使得放大率也會不一樣，前面所講的屈光力，都是指鏡片的主點屈光力，但是矯正眼鏡用的都是後頂點屈光力。眼鏡的形式放大率可表示為：

$$M_s = \frac{F'_v}{F} = \frac{F'_v}{[F'_v(1 - F_a \frac{t}{n})]} = \frac{1}{1 - F_a(\frac{t}{n})} \quad (8\text{-}18)式$$

其中 F：鏡片的主點屈光力

F'_V：鏡片的後頂點屈光力

t：鏡片的中心厚度

n：鏡片的折射率

F_a：表示鏡片的前表面屈光力

從(8-18)式可以看出，眼鏡的形式放大率只和鏡片的中心厚度、折射率、鏡片的前表面屈光力有關。例如有一眼鏡片其前側屈光力 $F_a = +6.00\ \text{D}$，$t = 5\ \text{mm}$，$n = 1.50$，則無論鏡片的後頂點屈光力 F'_V 與後側屈光力如何改變，其形式放大率均為 1.02，即放大了 2%。這種放大倍率只與鏡片的形式有關，和鏡片的屈光力無關，所以稱為形式放大率。

眼鏡總放大率(Spectacle Magnification)是屈光力放大率和形式放大率的乘積。所以只要知道這一鏡片的屈光力、鏡眼距、前表面屈光力、中心厚度和折射率，就可以計算出這個矯正鏡片的總放大率了，即眼鏡總放大率 (M_t) 為屈光力放大率 (M_p) 與形式放大率 (M_s) 的乘積，表 8-1 為各種不同後頂點屈折力 (F'_V) 的透鏡之眼鏡放大率：

$$M_t = M_p \times M_s = (\frac{1}{1 - dF'_v}) \times (\frac{1}{1 - F_a(\frac{t}{n})}) \quad (8\text{-}19)式$$

表 8-1：各種不同後頂點屈折力 (F_V') 的透鏡之眼鏡放大率（設 $d = 15$ mm）

後頂點屈折力	屈光力放大率	形式放大率	眼鏡放大率	放大率	
F_V'	M_p	M_S	M_t	百分比	性質
+12	1.22	1.08	1.32	32%	放大
+10	1.18	1.06	1.25	25%	
+8	1.14	1.04	1.18	18%	
+6	1.10	1.03	1.13	13%	
+4	1.06	1.02	1.09	9%	
+2	1.03	1.01	1.04	4%	
0	1.00	1.01	1.01	1%	
−2	0.97	1.00	0.97	3%	縮小
−4	0.94	1.00	0.94	6%	
−6	0.92	1.00	0.92	8%	
−8	0.89	1.00	0.89	11%	
−10	0.87	1.00	0.87	13%	
−12	0.85	1.00	0.85	15%	
−14	0.83	1.00	0.83	17%	
−16	0.81	1.00	0.81	19%	

由於眼鏡總放大率 (M_t) 的作用為屈光不正度數與矯正鏡片形式的組合，因此使得視網膜上的像清晰了，但隨之產生的物感會有所不同。如果屈光參差的眼睛戴了框架眼鏡後出現視像大小不等現象，我們就可以利用上面的公式透過改變透鏡的形式製作出等像眼鏡，既能保證每一隻眼睛矯正視力所需要的屈光力，又能使左右眼視像大小相等（或近似），來解決患者由於屈光參差帶來的一些問題。

第五節 眼鏡的視場

眼鏡片的視場或視野(Visual Field)就是通過鏡片所能看到的空間範圍，一般用角度來表示，也就是透過透鏡能看到的最大角度範圍。假設某人戴一副空鏡架，其視場範圍即為鏡框邊緣與眼球旋轉中心的夾角，如圖 8-12(a)。但安裝鏡片後，經透鏡折射後的光錐就有變化，通過正鏡片，光錐縮小，如圖 8-12(b)，若通過負鏡片，則光錐擴大，如圖 8-12(c)。

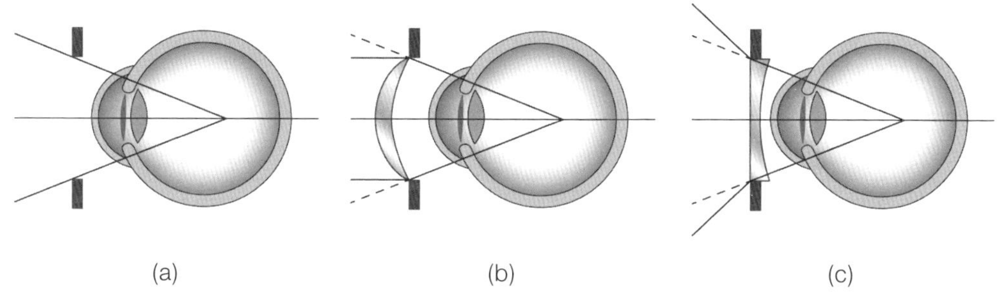

圖 8-12：(a)空鏡架、(b)正鏡片、(c)負鏡片的最大角度視場範圍

圖 8-13 可以看出透過凸透鏡看物體相對於空鏡框看物體的張角減小，而透過凹透鏡看物體將相對通過空鏡框看物體的張角增大，空鏡框與眼球旋轉中心的夾角稱作視覺視場(Visual Field)，而透鏡的有效直徑與眼球旋轉中心共軛點的夾角稱為實際視場(Actual Ficld)，視覺視場僅與鏡框的大小和位置有關，而實際視場除與鏡片的大小、位置有關外，還與鏡片的屈光力有關。

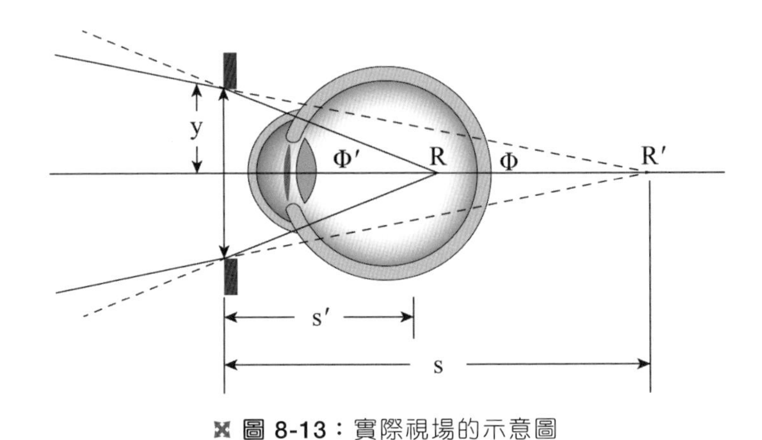

圖 8-13：實際視場的示意圖

實際視場的計算法可以參考圖 8-13，已知實際視場 $=2\Phi$ 、視覺視場 $=2\Phi'$ 、鏡片半徑 $=y$ (mm) 、透鏡至眼轉動中心距離 $(R)=s'$ 、透鏡至轉動中心像的距離 $(R')=s$

視覺視場： $\tan\Phi'=\dfrac{y}{s'}=\dfrac{y}{25}$ (8-20)式

實際視場： $\tan\Phi=\dfrac{y}{s}$，根據聚散度公式： $\dfrac{1}{s}=\dfrac{1}{s'}-F$

$\therefore s=s'-F$

$$\tan\Phi=\frac{y\times s}{1000}=\frac{y(s'-F)}{1000}$$ (8-21)式

已知 s' 的平均值為 +25 mm ，故 $s'=+40.00$ D

所以 $\tan\Phi=\dfrac{y(40-F)}{1000}$ (8-22)式

從上面的公式可以看出，實際視場是與鏡片半徑 (y) 的大小和鏡片的屈光力 (F) 有直接關係。

範例 8-11

一個圓形框架眼鏡的鏡圈直徑為 45 mm，若裝配上+5.00 DS 的鏡片，設鏡片距離眼球旋轉中心的距離為 25 mm，求視覺視場和實際視場為多少？

解答：

(1) 視覺視場：已知 $y = 45/2 = 22.5\ \text{mm}$

$$\tan\Phi' = \frac{y}{s'} = \frac{22.5}{25} \qquad \therefore \Phi' = 41.99^\circ$$

視覺視場 $= 2\Phi' = 83.98^\circ$

(2) 實際視場：

$$\tan\Phi = \frac{y(40-F)}{1000} = \frac{22.5(40-5)}{1000} = 0.788 \qquad \therefore \Phi = 38.22^\circ$$

實際視場 $= 2\Phi = 76.44^\circ$

範例 8-12

如果將例題 8-11 中的 +5.00 DS 透鏡換成 −5.00 DS 的透鏡，其他已知條件不變，求視覺視場和實際視場變為多少？

解答：

(1) 視覺視場：已知 $y = 45/2 = 22.5\ \text{mm}$

$$\tan\Phi' = \frac{y}{s'} = \frac{22.5}{25} \qquad \therefore \Phi' = 41.99^\circ$$

視覺視場 $= 2\Phi' = 83.98^\circ$

(2) 實際視場：

$$\tan\Phi = \frac{y(40-F)}{1000} = \frac{22.5(40+5)}{1000} = 1.0125 \qquad \therefore \Phi = 45.36^\circ$$

實際視場 $= 2\Phi = 90.72^\circ$

從上面的兩個例題中可以看到，+5.00 DS凸透鏡令配戴者損失了7.54°的視場，而−5.00 DS的凹透鏡令配戴者增加了 6.74°的視場。但是絕大多數的鏡框並不是圓形的，這對於計算視場來說就增加了一點麻煩，如果遇到非圓形鏡框和非球面透鏡的時候，就要分別量出鏡框在每一個方向上距離光心的距離，再計算出與這個方向對應的屈光力，分別帶入公式，就可以計算出戴鏡者的實際視場了。對於近視患者在配戴眼鏡的時候增加了視場，這無疑是個好事情，但是對於遠視眼患者，配戴眼鏡的時候縮小了視場，這就使患者戴了眼鏡後感覺不是很方便，我們可以採用減小鏡眼距的方法或改變鏡片設計的方法來增加視場。

習 題

1. 小英雙眼配戴隱形眼鏡鏡片的度數皆為 –8.00 DS，若要改配戴頂點距離為 14 mm 的框架眼鏡，問矯正鏡片的度數為何？
2. 處方 –6.50 DS / –1.50 DCX 90 的鏡片原本配戴的頂點距離為 14 mm，但若將戴鏡的頂點距離改為 11 mm，試問修正眼鏡的處方？
3. 某人的遠點位置在角膜頂點後 90 mm 處，則此眼屈光不正度數為何？若在眼前 15 mm 戴正透鏡矯正，請問鏡片的屈光度為多少？若戴鏡位置改為眼前 18 mm 處，則鏡片的屈光度為多少？
4. +12.00 DS 的矯正鏡片戴於眼膜前 12 mm 處，若鏡片前側屈光度為 +14.00 DS，中心厚度 4 mm，折射率 1.523，問此鏡片的放大率？
5. 有一近視眼鏡配戴位置在眼前 14 mm 處，若此鏡片的前後側屈光度分別為 $F_1 = +2.00$ D、$F_2 = -10.00$ D，中心厚度為 1 mm，材質折射率為 1.50，問此配戴情形之眼鏡放大率？若此框架眼鏡的配戴位置改為眼前 8 mm 處，問眼鏡放大率？
6. 一個圓形框架眼鏡的鏡圈直徑為 38 mm，若裝配上+6.00 DS 的鏡片，設鏡片距離眼球旋轉中心的距離為 25 mm，求視覺視場和實際視場為多少？

MEMO :

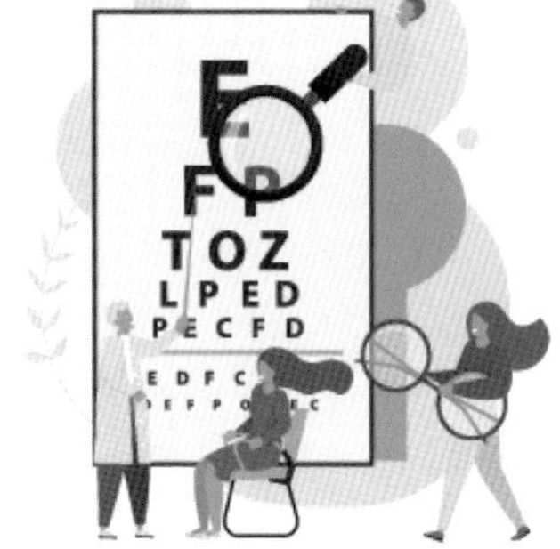

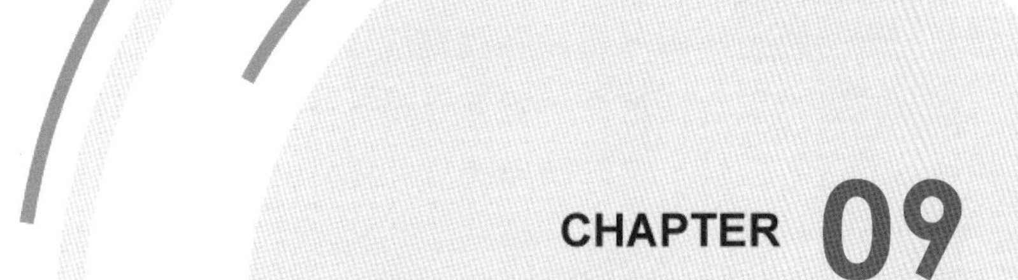

CHAPTER 09

屈光不正類型與矯正原理

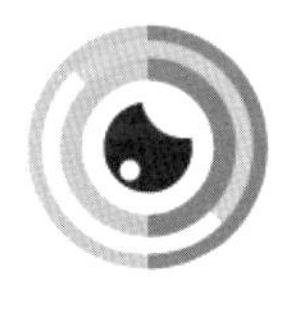

屈光不正(Refractive Error)是指眼睛在放鬆調節時，平行光線透過眼球的屈光作用，不能在視網膜上結成清晰的物像，而在視網膜前或後方成像，它包括遠視、近視及散光。眼用光學鏡片的目的就是要矯正屈光不正的眼睛，讓眼睛有更好更清晰的視力。因此，無論選擇框架眼鏡或是隱形眼鏡來矯正，這些眼用鏡片已經成為眼屈光系統的一部分，為了要瞭解屈光不正的類型與光學矯正的方法，本章將討論眼屈光學與眼鏡光學的關聯。

第一節 眼屈光系統

眼睛主要由屈光調節系統和視覺感受系統組成。眼睛就如同一部全自動照相機，由角膜、瞳孔、房水、水晶體、玻璃體和睫狀肌等組成的屈光系統相當於照相機的鏡頭，具聚焦成像的作用。眼內的視網膜和大腦的視覺皮質中樞等則相當於照相機的感光底片和電腦控制系統，能夠接收外界光信號並成像，圖 9-1 顯示出眼睛的基本解剖與光學構造。

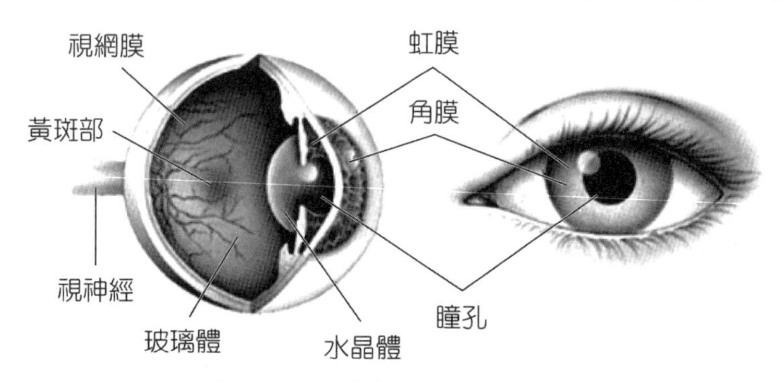

圖 9-1：眼睛的基本解剖與光學構造

從光學角度，可以將眼睛的角膜和水晶體作為這個複合光學系統的兩個子系統，其各個表面的中心近似位於共同軸，即光軸上。光軸通常交於視網膜黃斑中心凹鼻側並稍上方一點，在水平方向上為 4°~5°，而垂直方向上略大於 1°。

1. 角膜：

角膜的前表面分隔著空氣和角膜實質，角膜前表面的曲率半徑約為 7.7 mm，角膜實質層的折射率為 1.376，角膜後表面與房水接觸，曲率半徑約為 6.8 mm，其形態類似新月形透鏡。角膜的屈光力，根據 Gullstrand 的簡易模型眼參數如表 9-1 透過屈光力公式計算，可得角膜前表面的屈光力為 +48.83 D 而角膜後表面的屈光力為 –5.88 D，若考慮到厚度，則整個角膜的等效屈光度是 +43.05 D。

表 9-1：Gullstrand 的簡易模型眼參數

部位	參數值	部位	參數值
角膜折射率	1.3760	角膜前側屈光度	+48.83 D
房水折射率	1.3333	角膜後側屈光度	-5.88 D
水晶體折射率	1.4160	水晶體前側屈光度	+8.27 D
玻璃體折射率	1.3333	水晶體後側屈光度	+13.78 D
角膜中心厚度	0.50 mm	角膜等效屈光度	+43.05 D
前房深度	3.60 mm	水晶體等效屈光度	+19.00 D
水晶體中心厚度	3.60 mm	眼軸長度	23.89 mm
後房深度	16.69 mm	全眼等效屈光度	+60.49 D

2. 水晶體：

水晶體形狀類似雙凸透鏡，其前面離角膜前頂點約 3.6 mm，水晶體是眼球屈光介質的重要組成部分，折射率約為 1.416，對進入眼內的光線有折射功能，而且能濾去部分紫外線，對視網膜有保護作用。眼球的調節功能主要靠水晶體來執行，當無調節時，水晶體前表面的曲率半徑為 10 mm，後表面的曲率半徑為 5 mm，整個水晶體的等效屈光度 +19.00 D。當眼睛調節對近點聚焦時，水晶體屈光度增加，主要是前表面曲率增加，最大時曲率半徑達 5.33 mm，後表面曲率少許增加。水晶體相當於一個非常靈敏的調焦鏡片，不知不覺地進行快速的調焦工作。正常狀態下的水晶體，無論景物遠近，都能透過調節作用，使外界物體在視網膜上清晰成像。

3. 模型眼：

當光線通過簡化模型眼(Reduce Model Eye)的角膜和水晶體，行進於玻璃體而到達視網膜，玻璃體的折射率與房水的折射率相同，將上述角膜和水晶體的基本形態和屈光力的平均值畫出，並確定玻璃體的深度平均值，可做成一種模型眼，便於從理論上研究眼球的光學成像。

模型眼參數基本包括了角膜和水晶體的前後等各個折射面的參數，如表 9-1，並能用比較精確的數據標示出眼球整體屈光狀態的主點、節點和焦點，這樣的模型眼稱為精密模型眼，如圖 9-2 的 Gullstrand 精密模型眼。

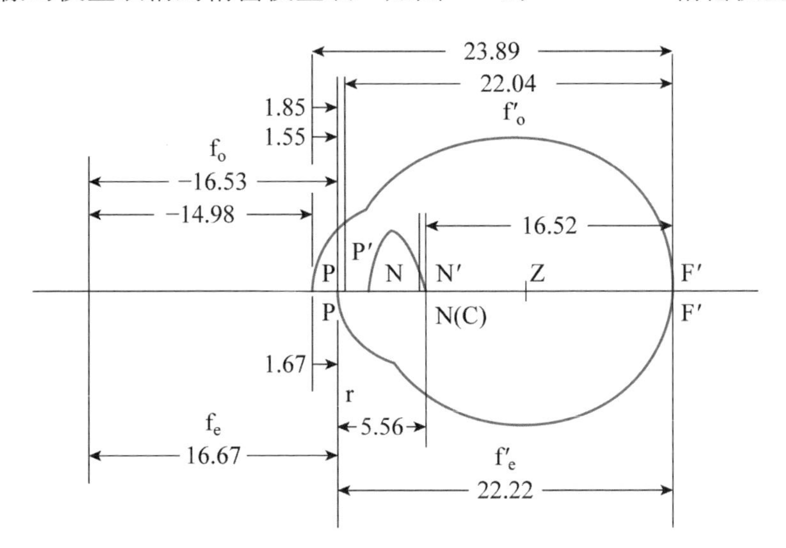

圖 9-2：Gullstrand 精密模型眼

為了方便臨床計算或使用，可以簡化眼睛光學系統，如 Gullstrand 簡化模型眼，其特徵是分別使用單一面代表角膜和水晶體的整體效果。在臨床上，還可以將簡化模型眼再進一步簡化，其中比較簡單且比較普及使用的是 Emsley 改良簡略模型眼，如圖 9-3。

此種光學模型眼將所有的光學折射面綜合成單一折射面，此折射面於角膜後 5/3 mm，分隔空氣和折射率為 1.33 的介質。此單一折射面的屈光度 $F=+60.00\,\mathrm{D}$。所以，折射面的曲率半徑 $r=5.55\,\mathrm{mm}$，即曲率中心位於距離折射面頂點 5.55 mm 處，形成此光學系統的單一結點 N。眼的前焦距 $f_1=-1/F=-16.67\,\mathrm{mm}$，而後焦點距 $f_2=1.33/F=22.22\,\mathrm{mm}$。如果簡略眼是正視狀態，則其眼軸長度是 22.22 mm，即視網膜與折射面必須保持的距離，相當於距離真實角膜的距離為 23.89 mm (22.22+1.67)，各基點的位置顯示於圖 9-3，其中 H 是折射面的主點，N 是結點，F_1 是前主焦點，F_2 是後主焦點，在正視眼中視網膜落在 F_2 上。

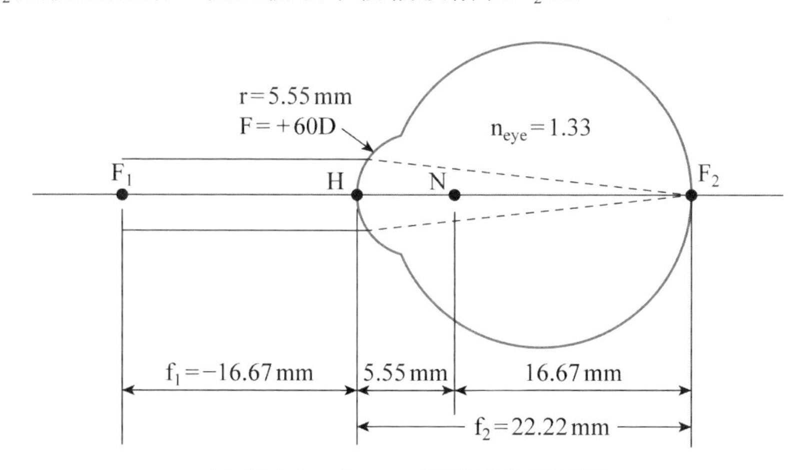

圖 9-3：Emsley 改良簡略模型眼

圖 9-4 所示顯示了從遠處軸上物點發出的平行光束 a 的通路且與光軸呈一定角度的遠物光束 b 的成像情況。假設遠物立於直線 F_1NF_2 上，從物體最低點發出的平行光束 a 經眼屈光系統折射後聚焦於 F_2。而物體最頂點發出的平行光束 b 與直線 F_1NF_2 成 ω 夾角。平行光束 b 中的其中一條光線通過結點 N 而沒有發生偏折，交視網膜於 B'。而通過前焦點 F_1 的光線經去光系統折射後平行於光軸，且其中一條光線會通過 B'，於是 F_2B' 就是遠物物體經過簡略模型眼所成的倒立實像，其高度 h' 的計算公式為：

$$h' = f_e \times \tan\omega = \frac{-\tan\omega}{F_e} \quad \text{(9-1)式}$$

(9-1)式僅應用於正視眼，如果ω很小，則其正切值以角度本身（以弧度為單位）來替代。

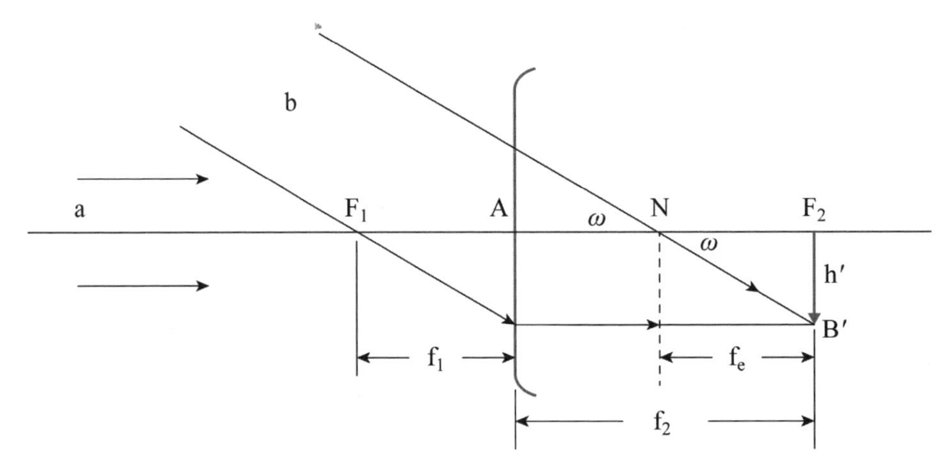

圖 9-4：遠物在簡略模型眼的成像情況

範例 9-1

視力表 1.0 行的視標在 6 米處所對角度為5′，求它在 +60.00 D 正視眼中的視網膜像的大小？

解答：

$\omega = 5'$　　$Fe = +60.00\ \text{D}$

根據公式(9-1)，得：

$$h' = \frac{-\tan\omega}{F_e} = \frac{-\tan 5'}{60} \times 1000 = \frac{-1.45}{60} = -0.024\ \text{mm}$$

因此，像大小為 0.024 mm，負號表示倒立的像。

第二節 屈光不正類型

正視眼(Emmetropia)是當眼調節靜止時，外界的平行光線、也就是來自 6 m 以外的光線經眼的屈光系統後恰好在視網膜黃斑中心凹聚焦，這種屈光狀態稱為正視，即正視眼的遠點為無窮遠，如圖 9-5。若不能在視網膜黃斑中心凹聚焦，將不能產生清晰像，這種狀態稱為非正視眼(Ametropia)或屈光不正(Refractive Error)。

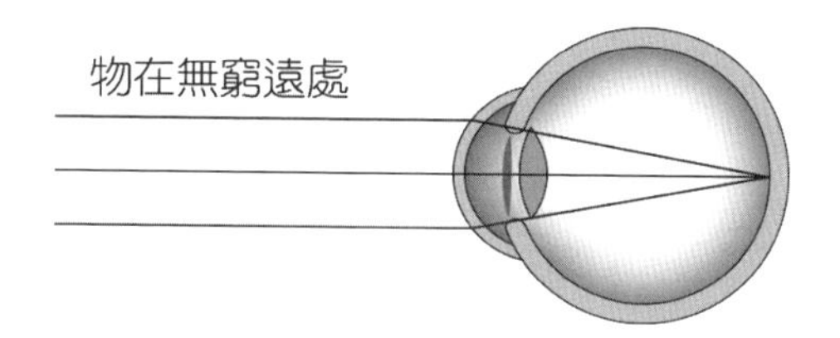

圖 9-5：正視眼的焦點在視網膜上

眼睛的屈光狀態是否正視則取決於眼球的屈光力(Refractive Power)和眼軸長度(Axis length)的匹配。簡略眼即為正視狀態，其總屈光度為 60 D 且眼軸長度是 22.22 mm，若是眼球的總屈光度為 60 D 但軸長比簡略眼的 22.22 mm 還長或是短，則此種屈光狀態稱為軸性(Axial)非正視。若是眼球的軸長 22.22 mm 但總屈光度比簡略眼的 60 D 還大或是小，則此種屈光狀態稱為屈光性(Refractive)非正視。另外，如果非眼球的軸長與總屈光度均與簡略眼的數值不同，這一類的屈光狀態則有可能還是正視狀態但也有可能為混合性的非正視。

1. 近視眼：

當眼睛的調節靜止時，外界的平行光線聚焦在視網膜之前，稱為近視眼(Myopia)，產生近視的原因有可能是眼球屈光力過強或眼軸過長。近視眼的情況如圖 9-6 所示，遠點(Far Point)M 的位置在眼前有限位置，因此從此點發散的光線，經折射後聚焦於視網膜 M' 上，而遠離眼前 M 的點必定成像於視網膜之前，因此看不清楚。

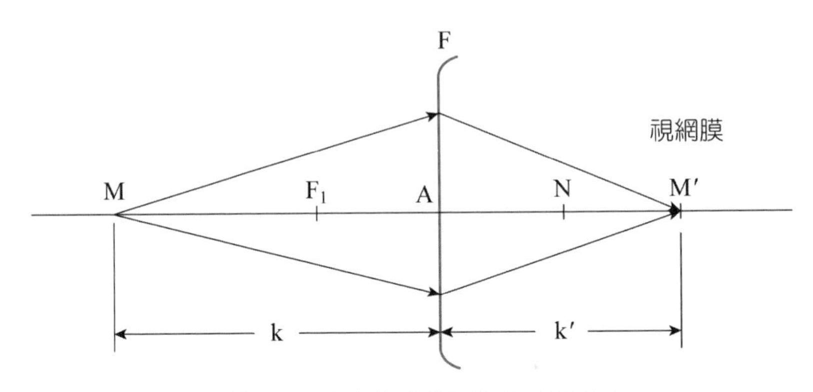

圖 9-6：近視的遠點在眼前有限位置

遠點離折射面頂點 A 的距離 k 是非正視眼的一種度量，如果當 k 以米為單位時，則定義非正視眼的量 $R=1/k$ ，在正視眼中 $R=0$ ，因此其遠點在無窮遠處。而近視眼的遠點因在眼前的有限距離，故 k 為負值，例如遠點在眼前 20 公分處，則 $k=-0.2\,\text{m}$，故知非正視眼的量 $R=1/-0.2=-5.00$ ，所以屈光不正的度數為近視 $-5.00\,\text{D}$。同理，若是遠點在眼角膜主點後 50 公分處，則 $k=+0.50\,\text{m}$ ，故知非正視眼的量 $R=1/+0.50=+2.00$ ，所以屈光不正的度數為遠視 $+2.00\,\text{D}$。因為 k 是從屈光系統的主點起始測量，故相應的 R 值叫做主點屈光不正度或眼非正視度。

因為 M 和 M' 是共軛點(Conjugate Point)，故眼軸長度 k' 能根據 R 和 F 計算求得。即從遠點 M 發出或朝向遠點的光束，以 R 的聚散度到達眼睛，若以 R' 作為光束經眼睛折射後的聚散度。則：

$$R'=R+F \text{ 或 } n'/k'=R+F$$

已知 $n'=4/3$ ， $F=60\,\text{D}$ ，故眼軸長度 k' 為

$$k'=\frac{n'}{R'}=\frac{n'}{R+F}=\frac{4}{3(R+F)} \qquad \text{(9-2)式}$$

由(9-2)式可得出視網膜與折射面之間的距離，離開角膜頂點的距離要再加上 1.67 mm。

範例 9-2

某軸性屈光不正眼為近視 −5.00 D，$F = +60$ D，求眼軸長度 k'？

解答：

已知屈光不正的度數 $R = -5$ D

$$k' = \frac{4}{3(R+F)} = \frac{4}{3(-5+60)} = 24.24 \text{ mm}$$

眼軸長度自主點算起為 24.24 mm，或在角膜頂點後 25.91 mm(24.24+1.67)

所以軸性近視 −5.00 D 之眼軸長度較簡略模型眼長 2.02 mm (24.24 − 22.22)

---

2. 遠視眼：

當眼睛的調節靜止時，外界的平行光線聚焦在視網膜之後，稱為遠視眼(Hyperopia)，產生遠視的原因有可能是眼球屈光力過弱或眼軸過短。遠視眼的情況如圖 9-7 所示，遠點 M 的位置在眼後有限位置，因此眼前抵達此點的收斂光線，經折射後聚焦於視網膜 M' 上。於是，M 和 M' 是共軛點，M 稱為該眼的遠點，在遠視情況下遠點 M 是虛的。

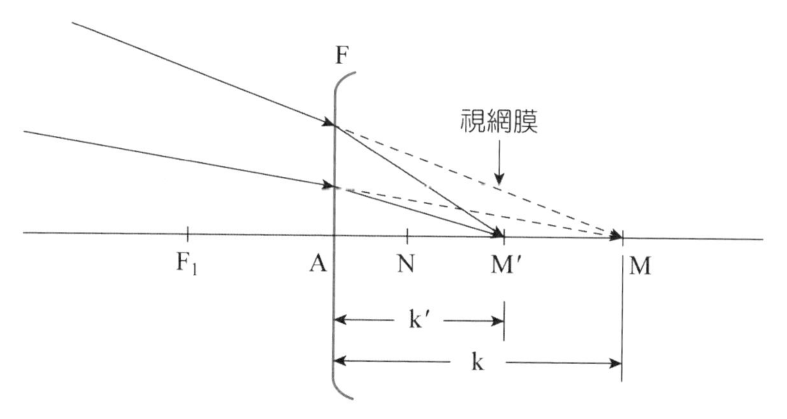

圖 9-7：遠視的遠點在眼後有限位置

範例 9-3

如果某眼的軸屈光不正是遠視 +5.00 D，$F = +60$ D，求眼軸長度 k'？

解答：

已知屈光不正的度數 $R = +5$ D

$$k' = \frac{4}{3(R+F)} = \frac{4}{3(5+60)} = 20.51 \quad \text{mm}$$

眼軸長度自主點算起為 20.51 mm，或在角膜頂點後 22.18 mm (20.51 + 1.67)

所以軸性遠視 +5.00 D 之眼軸長度較簡略模型眼短 1.71 mm (22.22 − 20.51)

範例 9-4

有一混合型屈光不正眼，若已知眼屈光等效度數 $F = +58$ D，眼軸長度 $k' = 24$ mm，求此屈光不正眼的度數？

解答：

已知 $F = +58$ D　　$k' = 24$ mm

$$\because k' = \frac{4}{3(R+F)}$$

$$\therefore R = \frac{4}{3k'} - F = \frac{4}{3 \times 0.024} - 58 = 55.5 - 58 = -2.50 \text{D}$$

故本例為近視 −2.50 D

---

3. 散光眼

散光(Astigmatism)是指眼睛在所有子午線上的屈光力並不完全相同，導致不能形成單一焦點像的情形。通常若能區別出最大和最小的子午線方向且兩者相互垂直，則稱為規則性散光(Regular Astigmatism)，如果眼睛在同一子午線上顯示出不同的屈光力，或無法區分最大和最小的子午線方向者，則稱為不規則性散光(Irregular Astigmatism)。假如眼角膜的屈光力在一主截面上曲率半徑為 7.8 mm，而在另一主截面上為 8.0 mm，則表示約有1.00 D的屈光力差異，稱1.00 D的角膜散光。

通常最大屈光度的子午線方向或最大曲率的截面為垂直方向時，稱為順規 (With the Rule)散光，若是最大屈光度的子午線方向或最大曲率的截面為水平方向的情況，稱逆規散光(Against the Rule)。如圖 9-8 所示，大部分散光者為順規散光，散光程度變化範圍大約 80%以上低於 1.25 D。

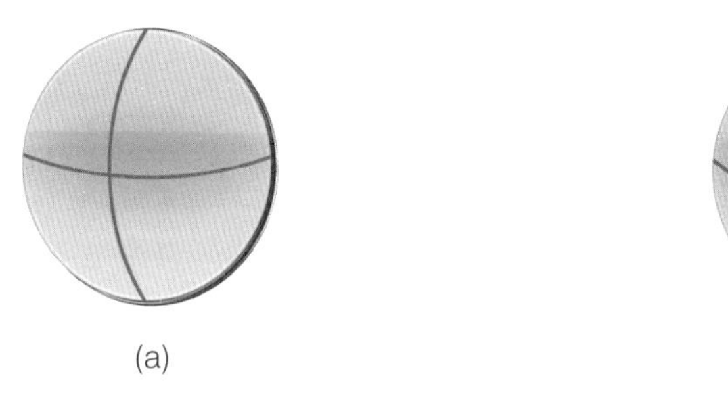

圖 9-8：(a)順規散光；(b)逆規散光

散光的屈光狀態分類在水晶體必須放鬆調節的狀態下，可以根據前、後焦線與視網膜相對位置關係，以順規散光而言就可分成五個類型：

(1) 單純近視散光(Simple Myopic Astigmatism, SMA)：後焦線在視網膜上，而前焦線在視網膜前，如圖 9-9(a)。
(2) 單純遠視散光(Simple Hyperopic Astigmatism, SHA)：前焦線在視網膜上，而後焦線在視網膜後，如圖 9-9(b)。
(3) 複合近視散光(Compound Myopic Astigmatism, CMA)：前後兩焦線都落在視網膜前，如圖 9-9(c)。
(4) 複合遠視散光(Compound Hyperopic Astigmatism, CHA)：前後兩焦線都落在視網膜後，如圖 9-9(d)。

(5) 混合散光(Mixed Astigmatism, MA)：視網膜在兩子午線的焦線之間，如圖 9-9(e)。

較高散光度數的影響是會讓視力模糊，模糊程度不僅取決於散光度數，而且也取決於主子午線的方向。

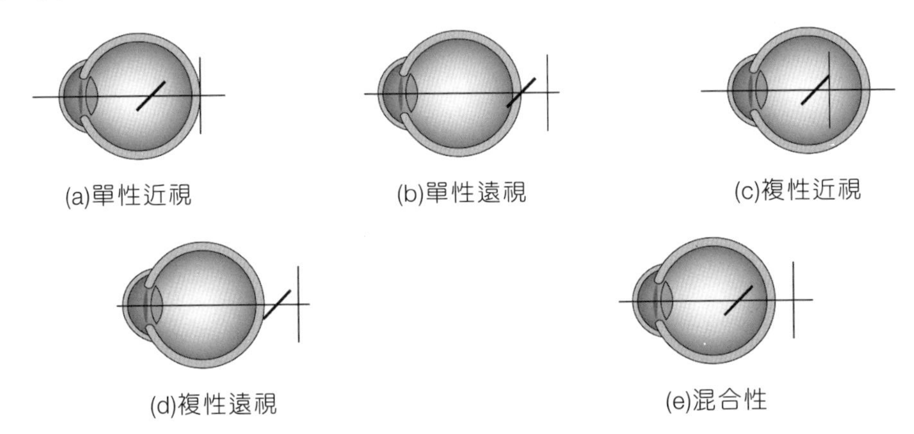

圖 9-9：依前後焦線與視網膜相對位置關係將順規散光分類

圖 9-9(b)與(d)之遠視性散光患者可以透過調節的改變，改變落在視網膜上的散光焦線方向。這樣的患者若希望字母的垂直筆劃鮮明清晰，則能容易地從圖 9-9(b)與(d)型變為圖 9-9(a)型。當然，他也能用調節使彌散圓落到視網膜上，變為圖 9-7(e)型。然而近視性散光患者則不能有這樣的變化，若是增加調節只會讓視力更加下降。

因此，未矯正的散光眼由於成像模糊而使視力減退，如同未矯正的球面屈光不正一樣，視力低下程度取決於瞳孔的大小，而且也取決於主子午線的方向。如果主子午線方向是斜的，則視力通常低於主子午線是水平或垂直情況的視力。有些現象顯示，混合散光眼的裸眼視力比同等程度的近視眼裸眼視力好約兩倍。

第三節 矯正鏡片的處方

近視或遠視之球性屈光不正的情形，是平行光線進入眼球後聚焦在視網膜前或後，因此的矯正原則是要將平行光線發散或聚焦後進入眼球，即將平行光線透過鏡片聚焦在眼球的遠點上。

近視的矯正可以使用負鏡片使得光線發散，如圖 8-6 所示，讓平行光線通過鏡片後發散，使鏡片的第二焦點 (F_2) 與近視眼前的遠點 (F) 重合，而在眼內剛好可以聚實像在視網膜上，因此使用負鏡片矯正後的近視眼，其無窮遠處的遠點位置將與視網膜互為共軛(Conjuate)。

範例 9-5

有一近視眼的遠點在眼前 20 cm 處，若是用隱形眼鏡矯正，則隱形眼鏡之屈光度為多少？若改用框架眼鏡進行屈光矯正，設鏡眼距 $a = 12\text{ mm}$ ，請問矯正鏡片之處方為何？

解答：

已知遠點距離 $k = -20\text{ cm} = -0.2\text{ m}$

此眼屈光不正度數為 $R = \dfrac{1}{k} = \dfrac{1}{-0.2} = -5.00\text{ D}$

(1) 隱形眼鏡之屈光度 $F_{CL} = \dfrac{1}{k} = \dfrac{1}{-0.2} = -5.00\text{ DS}$

(2) 框架眼鏡的焦距 $f' = k - a = 20 - 1.2 = 18.8\text{ cm}$

框架眼鏡之屈光度 $F_{SP} = \dfrac{1}{f'} = \dfrac{1}{-0.188} = -5.32\text{ DS}$

遠視的矯正可以使用正鏡片使入眼的光線為會聚光束，此聚焦光束在眼球後側的遠點位置聚焦，如圖 8-5。使鏡片的第二焦點 (F_2) 與近視眼前的遠點 (F) 重合，而在眼內洽可聚實像在視網膜上，因此使用正鏡片矯正後的遠視眼，其無窮遠處的遠點位置將與視網膜互為共軛。

範例 9-6

有一遠視眼的遠點在眼後 10 cm 處，如圖 8-5，若是用隱形眼鏡矯正則隱形眼鏡之屈光度為多少？若改用框架眼鏡進行屈光矯正，設鏡眼距 $a=12\,\text{mm}$ 請問矯正鏡片之處方為何？

解答：

已知遠點距離 $k=+10\,\text{cm}=+0.1\,\text{m}$

此眼屈光不正度數為 $R=\dfrac{1}{k}=\dfrac{1}{+0.1}=+10.00\,\text{D}$

(1) 隱形眼鏡之屈光度 $F_{CL}=\dfrac{1}{k}=\dfrac{1}{+0.1}=+10.00\,\text{DS}$

(2) 框架眼鏡的焦距 $f'=k+a=10+1.2=11.2\,\text{cm}$

框架眼鏡之屈光度 $F_{SP}=\dfrac{1}{f'}=\dfrac{1}{+0.112}=+8.93\,\text{DS}$

由以上範例可知，框架眼鏡實際上與眼球的前表面有一定的距離，通常為 $12\sim15\,\text{mm}$。根據等效屈光度原理可知，相同屈光力的鏡片在框架面和放在角膜面時其成像位置將與視網膜的位置不同。一般情況下若鏡片的屈光度小於 4.00 D 時，通常都將其忽略不計，但是當鏡片離角膜距離比較大或鏡片屈光力比較高時，它與角膜面的相應屈光度數差異會很明顯，這時則需要透過遠點距離 k 與鏡眼距 a 的關係獲得矯正鏡片的焦距 f'，以及矯正鏡片的屈光度數 F。

散光的矯正原則就是針對兩條主子午線方向分別進行矯正，以單純性近視及遠視為例，如圖 9-9(a)(b)，有一焦線恰好在視網膜上，而另一焦線則分別在視網膜前側及後側，以 9-9(a)單純近視順規散光(SMA W/R)的矯正，就要使用負柱鏡片(Minus Cylindrical Lens)，且其軸的方向應在 180 度方向。而 9-9(b)單純遠視順規散光(SHA W/R)的矯正，則要使用正柱鏡片(Plus Cylindrical Lens)，且其軸的方向應在 90 度方向。

如圖 9-9(a)所示，若垂直方向的後焦線為正視而水平方向的前焦線為屈光不正 –2.00 D，則應使用 –2.00 DCX180 的負柱鏡片矯正圖 9-10(a)。如圖 9-9(b)所示，若水平方向的前焦線為正視而垂直方向的後焦線為屈光不正 +2.00 D，則應使用 +2.00 DCX90 的正柱鏡片矯正圖 9-10(b)。因此處方中散光鏡片的柱軸方向與所要移動的焦線方向應一致。

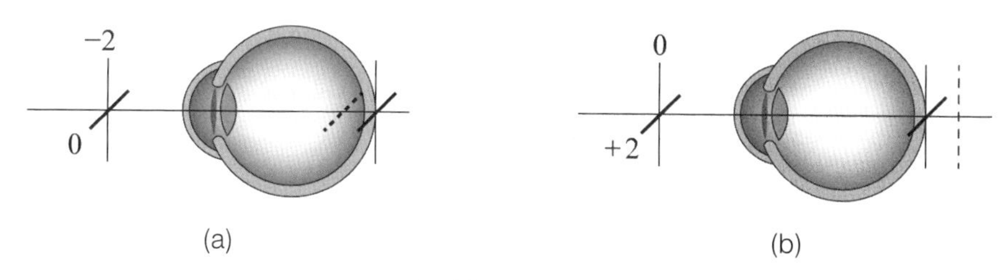

圖 9-10：

(a)單純近視順規散光與矯正鏡片處方：-2.00 DCX180

(b)單純遠視順規散光與矯正鏡片處方：+2.00 DCX90

若為圖 9-9(c)(d)之複合性近視與遠視散光或是圖 9-9(e)之混合性散光的類型，因為前、後焦線皆未在視網膜上，其矯正方式就需要雙柱鏡或球柱鏡的形式。如圖 9-9(c)所示，若垂直方向的後焦線為屈光不正 –1.00 D 而水平方向的前焦線為屈光不正 –2.00 D，這種複合近視順規散光(CMA W/R)則應使用 –1.00 DCX90 與 –2.00 DCX180 的兩個負柱鏡片矯正，如圖 9-11(a)，矯正鏡片處方為 –1.00 DCX90 / –2.00 DCX180，也可以表示為 –1.00 DS / –1.00 DCX180 或 –2.00 DS / +1.00 DCX90 的球柱面透鏡形式。

同理，圖 9-9(d)所示，若垂直方向的後焦線為屈光不正 +2.00 D 而水平方向的前焦線為屈光不正 +1.00 D，這種複合遠視順規散光(CHA W/R)則應使用 +1.00 DCX180 與 +2.00 DCX90 的兩個正柱鏡片矯正，如圖 9-11(b)，矯正鏡片處方為 +1.00 DCX180 / +2.00 DCX90，也可以表式為 +1.00 DS / +1.00 DCX90 或 +2.00 DS / –1.00 DCX180 的球柱面透鏡形式。

至於圖 9-9(e)所示，若垂直方向的後焦線為屈光不正 +1.00 D 而水平方向的前焦線為屈光不正 −1.00 D，這種混合性順規散光(MA W/R)則應使用 +1.00 DCX90 與 −1.00 DCX180 的兩個柱鏡片矯正，如圖 9-11(c)，矯正鏡片處方 +1.00 DCX90 / −1.00 DCX180 也可以表示為 +1.00 DS / −2.00 DCX180 或 −1.00 DS / +2.00 DCX90 的球柱面透鏡形式。

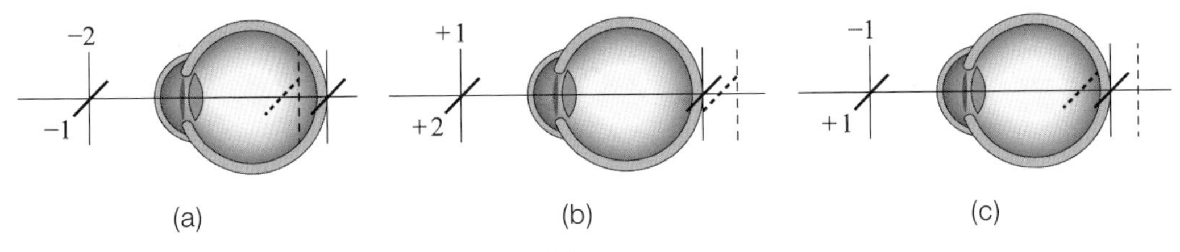

圖 9-11：

(a)複合近視順規散光與矯正鏡片處方：-1.00 DS/-1.00 DCX180

(b)複合遠視順規散光與矯正鏡片處方：+2.00 DS/-1.00 DCX180

(c)混合性順規散光與矯正鏡片處方：+1.00 DS/-2.00 DCX180

第四節 非正視眼的模糊斑

無調節的非正視眼對其遠點面上的物點聚焦，因此對於遠點之外的物點在視網膜上的成像是模糊的，其模糊程度取決於模糊圈(Confuson Disc)直徑，而模糊圈的直徑又與出射光瞳的大小和折射系統的屈光度有關。

在圖 9-12 中，假設瞳孔位置 PQ 與簡略眼的折射面在同一平面上，圖中的平行光束代表從遠處軸上物點發出的入射光。若是這個眼球為遠視眼，則折射後的光錐在到達焦點 F' 前便被視網膜遮阻，因此會在視網膜上形成直徑為 RS 的模糊斑。設眼軸長度 $AM'=k'$，像側焦距 $AF'=f'$，光瞳大小 $PQ=p$，模糊斑直徑 $RS=b$，以米為單位，根據相似三角形 RSF' 和 PQF' 計算：

$$\frac{RS}{PQ}=\frac{M'F'}{AF'}$$

所以模糊斑直徑 $b=\dfrac{p(f_e'-k')}{f_e'}$

因為 $f_e'=\dfrac{n'}{F_e}$，$k'=\dfrac{n'}{R}$，故視網膜模糊斑直徑 b 可以改寫為：

$$b=\frac{pR}{R+F_e} \qquad (9\text{-}3)式$$

式中 p = 瞳孔直徑，R = 軸性屈光度，F_e = 眼的折射力

由(9-3)式可得出視網膜模糊斑的直徑 b 其單位與 p 相同，雖然此公式從遠視眼推導得出，但它同樣適用於近視眼。

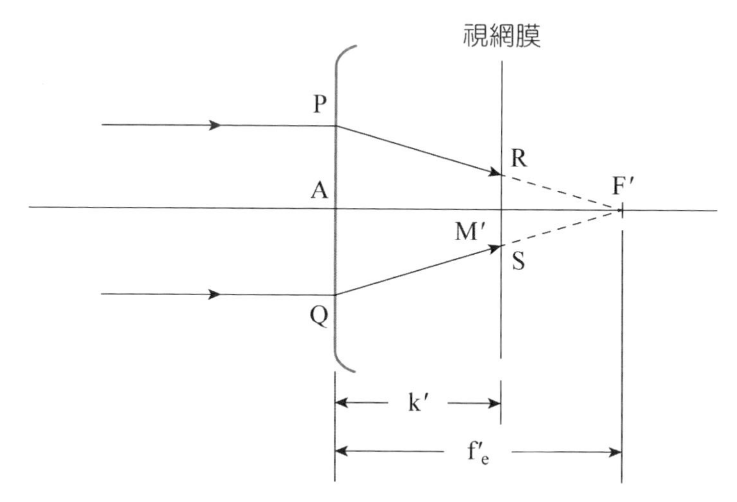

圖 9-12：遠處物點在遠視眼形成的模糊斑

範例 9-7

如圖 9-12，若光瞳大小 $p = 4\text{ mm}$，眼的折射力 $F_e = +60\text{ D}$，$R = -1\text{ D}$，求遠處物點在遠視眼形成的模糊斑直徑？

解答：

已知 $p = 4\text{ mm}$，$F_e = +60\text{ D}$，$R = -1\text{ D}$ 代入(9-3)式

$$b = \frac{pR}{R + F_e} = \frac{4 \times (-1)}{-1 + 60} = \frac{-4}{59} = -0.068\text{ mm}$$

當非正視眼看一定大小物體時，視網膜的焦外像即不對準焦點的模糊像，可以被認為是一系列對應於物體各點的模糊圈的疊加。例如，以一直線作為物體，我們把它看作是系列點垂直密排在一起。如圖 9-13 所示，假設物體 AB 位於某近視眼較遠處，該近視眼形成 AB 的倒置實像於視網膜前 $A'B'$ 處。因為物體上每點都在視網膜上產生一個模糊斑，故視網膜像可以被看作是一系列重疊的模糊斑，如圖 9-13 所示。

如果將直線像變寬變長同時使它模糊，可以容易地推廣以研究更複雜的形狀，例如視力表視標的焦外像。在任何特殊情況下，模糊斑的直徑都能根據(9-3)式求得。

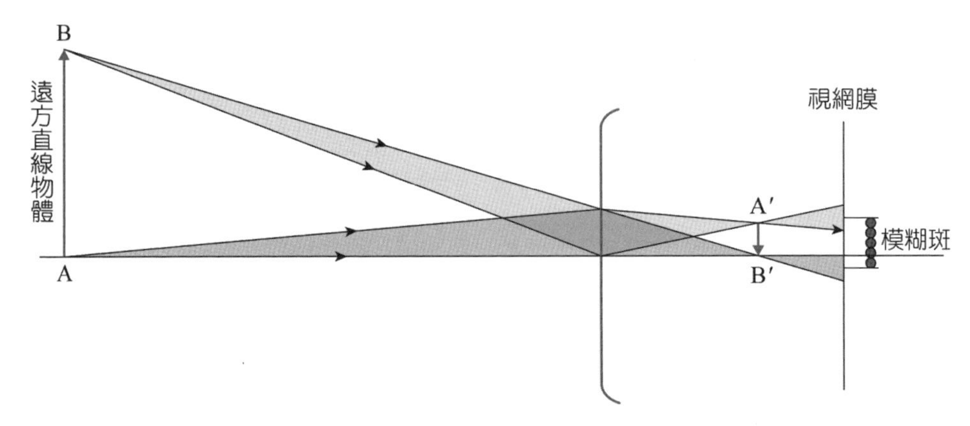

圖 9-13：一直線的物體在屈光不正眼之視網膜所成的像

對於非正視眼，因為視網膜像是焦外像，視力與非正視眼的屈光不正程度成反比例，因為模糊斑的直徑也隨瞳孔大小變化，因此視力好壞也受瞳孔大小的影響，這也就是夜間時候視力通常會下降的原因。下表 9-2 為有關非正視眼的屈光度數與裸眼視力及瞳孔直徑的關係。

表 9-2：Snellen 視力值與瞳孔大小及屈光不正度數的關係

屈光不正(D)	瞳孔大小(mm)								
	0.5	1.0	2.0	3.0	4.0	5.0	6.0	7.0	8.0
TDL*	20/36	20/18	20/09	20/06	20/04	20/04	20/03	20/03	20/02
0.0	20/36	20/18	20/10	20/09	20/10	20/10	20/11	20/11	20/11
0.5	20/36	20/22	20/13	20/15	20/19	20/24	20/28	20/30	20/31
1.0	20/36	20/27	20/19	20/24	20/33	20/44	20/52	20/56	20/58
2.0	20/37	20/33	20/36	20/49	20/68	20/95	20/121	20/130	20/135
3.0	20/38	20/39	20/60	20/83	20/117	20/168	20/214	20/230	20/239
4.0	20/39	20/47	20/95	20/132	20/182	20/252	20/307	20/330	20/343
5.0	20/40	20/56	20/140	20/190	20/258	20/348	20/428	20/460	20/478
Snellen 視力值									

Jack T. Holladay 1991　　TDL* 繞射理論的極限值

第五節 矯正鏡片的放大性質

當討論某一物體的視網膜像大小時，我們必須確認眼鏡光學系統所形成的清晰像與視網膜像之間的區別。後者是清晰的或模糊的都可以，這取決於是否存在屈光不正及其程度，當然也取決於調節狀態。

在圖 9-14 中，物體 BQ 位於眼睛光軸上，在入射光瞳(Entrance Pupil)即真實瞳孔經角膜成的像，平均位置在角膜後 3mm 的中心 E 處所呈的角度為 ω。自 Q 向入射光瞳發出的光束，經水晶體折射後從中心 E' 處的出射光瞳(Exit Pupil)出來，出射光瞳是真實瞳孔經水晶體所成的像。

對於整個光學系統，入射光瞳 E 和出射光瞳 E' 的位置是共軛點。如果 Q' 與視網膜不一致，則在視網膜上形成一個模糊斑，其幾何中心落在 $E'Q'$ 上，$E'Q'$ 與光軸成 ω' 角度。因此，無論視網膜位於何處，或是無論視網膜像是清晰的或是模糊的，其在出射光瞳的中心處呈同一角度 ω'。

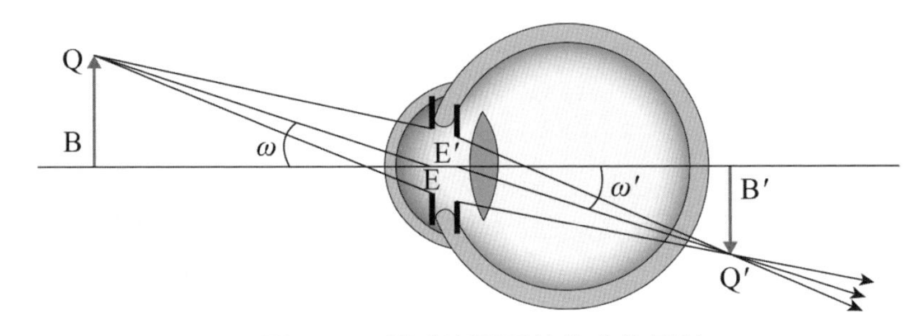

圖 9-14：眼球光學系統的成像情形

當眼睛調節時，瞳孔位置影響不大，雖然調節可以使遠視眼的模糊像清晰，但像大小保持不變。若給特定角度 ω'，則視網膜像的線性大小決定於眼軸長度，然而眼軸長度一般是未知的。對於任何特定的眼睛，視網膜像的線性大小，無論其像是模糊的或是清晰的，對於角 ω' 將有固定比例。

因此，對於任何特定眼睛的視網膜像大小對於角 ω 也具有恆定的比例，可以取 Gullstrand 精密模型眼數據，$\tan\omega' = 0.82\ \tan\omega$ (Bennett，1949)。所以，我們可以知道無論視網膜像是模糊的或是清晰的，其線性大小直接隨著物體在眼睛入射光瞳中心處所呈的角度大小而變化。

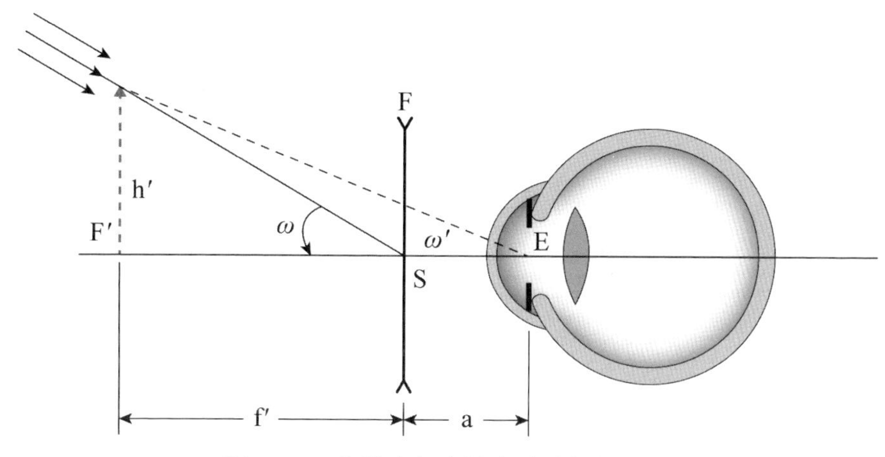

圖 9-15：物體在無窮遠處時的鏡片放大率

對於已矯正的非正視眼視網膜像的大小和未矯正的非正視眼視網膜像大小的比值就是鏡片放大率(Spectacle Magnification)。圖 9-15 顯示一近視眼觀看與光軸呈 ω 角度的軸上之無窮遠方物體時的情況。屈光度為 F 的矯正鏡片置於眼鏡面 S 處，此時在鏡片與眼睛的遠點面重合的第二焦面上會形成一正立的虛像。此虛像在 S 處所呈的角度為 ω，但在眼睛入射光瞳中心 E 處所呈的角度為 ω'。所以，沒有戴矯正鏡片時，物體在 E 處與其軸向的角度為 ω，故鏡片放大率的表達如下：

$$\text{鏡片放大率} = \frac{\text{像在入射光瞳中心所對應的角度}\,\omega'}{\text{物在入射光瞳中心所對應的角度}\,\omega} \qquad \text{(9-4)式}$$

令在 F' 處虛像高度 h'，$SE = a$ 米。則：

$$\tan\omega' = \frac{h'}{-f' + a} \qquad \tan\omega = \frac{h'}{-f'}$$

因此物體在無窮遠處則

$$\text{鏡片放大率} = \frac{\tan\omega'}{\tan\omega} = \frac{-f'}{-f' + a} = \frac{1}{1 - aF} = 1 + aF \text{（近似值）} \qquad \text{(9-5)式}$$

範例 9-8

小明戴上度數為 −8.00 D 的框架眼鏡矯正其近視眼，請問此眼鏡的放大率為何？而小華戴上度數為 +6.00 D 的框架眼鏡矯正其遠視眼，請問此眼鏡的放大率為何？設 $a = 15$ mm。

解答：

(1) 小明的鏡片放大率 $= 1 + 0.015 \times (-8.00) = 0.88$

(2) 小華的鏡片放大率 $= 1 + 0.015 \times (+6.00) = 1.09$

習 題

1. 有一眼睛的遠點在眼鏡平面後 50 cm 處，而近點位置在眼前 25 cm 處，問此眼之屈光不正度數與調節幅度？
2. 說明下列各眼鏡處方所對應矯正之屈光不正類型：
   (1) –2.00 DCX 90
   (2) +1.50 DCX 90
   (3) –3.50 DS / –1.00 DCX180
   (4) +2.50 DS / –0.50 DCX 90
   (5) +1.50 DS / –2.50 DCX180
3. 視力表 0.2 行的視標在 6 米處所對角度為 25′，求它在 +60.00 D 正視眼中的視網膜像的大小？
4. 有一混合型屈光不正眼，若已知眼屈光等效度數 $F = +63\,\text{D}$，眼軸長度 $k' = 20\,\text{mm}$，求此屈光不正眼的度數？
5. 若瞳孔大小 $p = 3\,\text{mm}$，眼的折射力 $F_e = +60.00\,\text{D}$，$R = +4.00\,\text{D}$，求遠處物點在此近視眼形成的模糊斑的直徑？
6. 戴上框架眼鏡 –10.00 DS 的近視眼觀看視軸上之無窮遠方物體時，若眼鏡面至瞳孔中心的距離為 15 mm，問此鏡片的放大率？

MEMO :

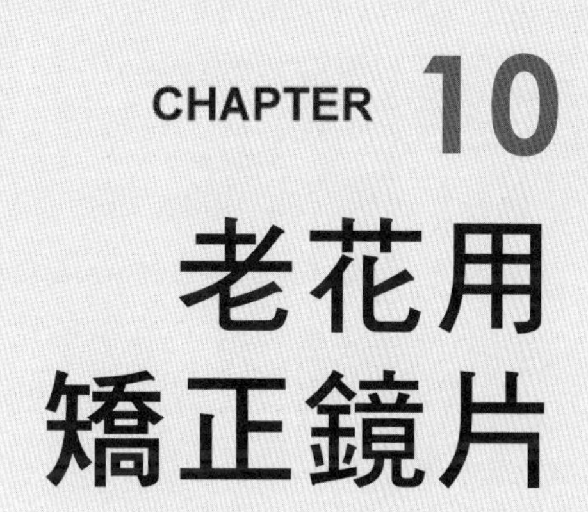

CHAPTER 10

老花用矯正鏡片

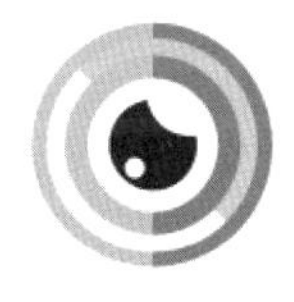

第一節　戴鏡對調節狀態的影響
第二節　老花眼鏡的矯正原理
第三節　雙光鏡片
第四節　三光鏡片
第五節　漸進多焦點鏡片

隨著人們年齡增長，大約在 40 歲以後水晶體的調節能力會逐漸下降，調節近點位置也將逐漸遠移，若注視近物在近點以內的範圍時，表示人眼依靠自身的調節能力已不能補償近點以內的聚散度，故無法看清楚近距離的物體，這種情形稱為老視或老花眼(Presbyopia)，因此需要近用閱讀眼鏡輔助，這種近用眼鏡稱為老視眼鏡。

由於人們視覺活動的複雜性和多變性，近用閱讀鏡的使用有不便之處，如果視近視遠交替進行時需要眼鏡不停地戴上取下等非常不方便，因此就逐步發展了雙光鏡片，即鏡片中同時含有視近區和視遠區，視遠區為遠距處方，視近區包括近附加處方；為了解決中距離的注視問題還出現了三光鏡片和多焦點鏡片。雙光鏡或三光鏡設計的初衷是為了解決老視的問題，但在臨床實際應用過程中，一些視覺問題也需要閱讀鏡附加來矯治，如年輕者的調節不足問題、雙眼視覺異常中的輻輳問題等亦可採用雙光鏡進行矯正。

第一節 戴鏡對調節狀態的影響

球面屈光不正眼戴上適當屈光度的矯正眼鏡後，在視遠時眼睛所看到的是來自遠處物體上的光線經眼鏡片折射後在遠點附近成的像，但當物體漸漸移近眼前時，則視網膜所結的像也必將逐漸向後側遠離，因此物體從無窮遠處移至眼前近處時，對眼球聚散度(Vergence)的變化與經矯正鏡片對相應位置成像的聚散度皆產生了變化。這時反映了戴上眼鏡後看近物所需的調節力與未戴眼鏡之正視眼看近時所需的調節力的差異。

根據聚散度公式：

$$V = F + U \qquad \text{(10-1)式}$$

其中 F 為眼球的屈光度，V 為對於眼屈光系統共軛像點的聚散度，U 為對於眼屈光系統共軛物點的聚散度。若忽略視網膜到眼球第二主面間距的變化，則共軛像點的聚散度 V 為固定值。

對於正視眼，當物為無窮遠時，$U=0$，此時 $F_o=V$，表示人眼靜態時的屈光度。當物點趨近眼前時，設該點對眼的聚散度為 B，即當 $U=B$ 時，由(10-1)式知 $F=F_o-B$，由於 $B<0$（發散光束），所以眼球需自動增加屈光度此即為眼球所需的調節力 A_c，因此正視眼所需的調節力 $A_c=F-F_o=-B$。

但對於屈光不正眼如圖 10-1 所示，來自遠點抵達眼前光束的聚散度為 A，根據(10-1)式，當 $U=A$ 時，$F_o=V-A$，當 $U\to B$，則 $F=F_o+A-B$，故屈光不正眼所需的調節力 A_c 如下：

$$A_c=F-F_o=A-B \qquad \text{(10-2)式}$$

上述有關屈光不正眼所需的調節力 A_c 的分析步驟，也可用簡化的公式來解，如圖 10-1，設矯正鏡片後頂點屈光度為 F'_v 且戴於眼前 d 處，注視眼前 w 處的物體，該物經鏡片成像於眼前 b 處，根據(10-1)之物像公式可知：

$$\frac{1}{b+d}=F'_v+\frac{1}{w+d} \qquad \text{(10-3)式}$$

已知

$$A=\frac{1}{a}=\frac{F'_v}{1-dF'_v}\text{，}B=\frac{1}{b}\text{，}A_c=A-B\text{，}W=\frac{1}{w}\text{代入(10-3)式}$$

經過整理可得：

$$W=\frac{-A_c(1-dF'_v)^2}{1-d^2A_cF'_v(1-dF'_v)} \quad (10\text{-}4)式$$

假設 d^2 很小可以忽略，則

$$-W=A_c(1-dF'_v)^2 \quad (10\text{-}5)式$$

因此增加的調節力可以表示為：

$$A_c=\frac{-W}{(1-dF'_v)^2} \quad (10\text{-}6)式$$

故由(10-6)式可知配戴矯正眼鏡者與正常視力者注視同一距離的近物時所需調節力的關係，若 $F'_v=0$ 時，即表示正視眼者所需的調節力 $A_c=-W$ 。若 $d=0$ 則表示矯正鏡片如戴於角膜處（即使用隱形眼鏡），則所需的調節力與正視者相同。

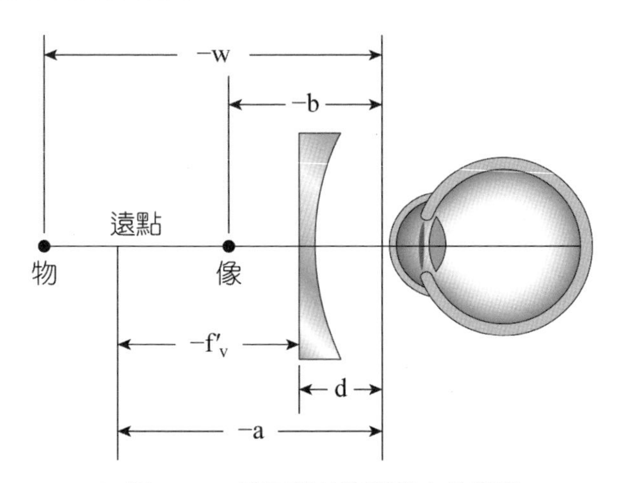

圖 10-1：矯正鏡片對調節力的影響

範例 10-1

若有一近視眼在眼前 12 mm 處戴上 −10.00 DS 的鏡片恰能矯正視力，求配戴該眼鏡看眼前 33.3 cm 處的近物時，眼睛所需的調節力大小？

解答：

已知鏡片的後頂點屈光度為 $F_v' = -10.00\,\mathrm{D}$ 而鏡眼距 $d = 12\,\mathrm{mm}$

(1) 視遠時：

鏡片至角膜處的等效屈光度

$$A = \frac{-10}{1-0.012\times(-10)} = -8.93\,\mathrm{D}$$

表示該屈光不正眼對聚散度為 −8.93 D 的光束在無調節時可在視網膜處成像。

(2) 注視角膜頂點前 333 mm 處近物時：

該點對鏡片的聚散度為

$$U_1 = 1/(0.33-0.012) = -3.12\,\mathrm{D}$$

經矯正鏡片折射後的聚散度為

$$V_1 = F_L + U_1 = -10 - 3.12 = -13.12\,\mathrm{D}$$

相對於角膜的聚散度：

$$B = U_2 = \frac{1}{\frac{1}{V_1} - D} = \frac{V_1}{1-dV_1} = \frac{-13.12\,\mathrm{D}}{1-0.012\times(-13.12\,\mathrm{D})} = -11.33\,\mathrm{D}$$

故該近視眼所需的調節力

$$A_c = A - B = -8.93 - (-11.33) = 2.40\,\mathrm{D}$$

另解：

若採用簡化公式(10-6)式亦可得出該近視眼所需的調節力

$$A_c = \frac{-W}{(1-dF_v')^2} = \frac{-(1/-0.333)}{[1-0.012\times(-10)]^2} = \frac{3}{1.12^2} = 2.39\,\mathrm{D}$$

範例 10-2

若有一遠視眼在眼前 12 mm 處戴上 +10.00 DS 的鏡片恰能矯正視力，求配戴該眼鏡看眼前 33.3 cm 處的近物時，眼睛所需的調節力大小？

解答：

已知鏡片的後頂點屈光度為 $F_v' = +10.00\,\text{D}$ 而鏡眼距 $d = 12\,\text{mm}$

(1) 視遠時：

鏡片至角膜處的等效屈光度

$$A = \frac{10}{1 - 0.012 \times 10} = 11.36\,\text{D}$$

表示該屈光不正眼對聚散度為 11.36 D 的光束在無調節時可在視網膜處成像。

(2) 注視角膜頂點前 333 mm 處近物時：

該點對鏡片的聚散度為

$$U_1 = \frac{1}{-(0.333 - 0.012)} = -3.12\,\text{D}$$

經矯正鏡片折射後的聚散度為

$$V_1 = F_L + U_1 = 10 - 3.12 = 6.88\,\text{D}$$

相對於角膜的聚散度：

$$B = U_2 = \frac{1}{\frac{1}{V_1} - D} = \frac{V_1}{1 - dV_1} = \frac{6.88\,\text{D}}{1 - 0.012 \times 6.88\,\text{D}} = 7.50\,\text{D}$$

故該遠視眼所需的調節力

$$A_c = A - B = 11.36 - 7.50 = 3.86\,\text{D}$$

另解：

若採用簡化公式(10-5)式亦可得出該遠視眼所需的調節力

$$A_c = \frac{-W}{(1 - dF_v')^2} = \frac{-(1/-0.333)}{[1 - 0.012 \times 10]^2} = \frac{3}{0.88^2} = 3.87\,\text{D}$$

從上述兩範例可知：

對於正視眼從無窮遠處到注視眼前 333 mm 的物體，需增加的調節力為 3.00 D。

1. 對於 −10.00 D 的近視眼戴上矯正眼鏡後同樣注視眼前 333 mm 的物體，需增加的調節力為 2.40 D。
2. 然而對於 +10.00 D 的遠視眼若戴上矯正眼鏡後同樣注視眼前 333 mm 的物體，需要的調節力增加到 3.86 D。

因此可知遠視眼戴鏡後所需要的調節力比正視眼的正常調節要多，這也是遠視眼視近時容易疲勞，並較一般近視眼者較早出現老視的原因。

第二節 老花眼鏡的矯正原理

隨著年齡逐漸增長，人眼的調節能力將逐漸降低，這時需要驗配視近時專用輔助鏡，才能補償由於調節力不足產生的視物不清，這種近用鏡通常稱為老花眼鏡。

老花眼鏡的屈光度與視近時的工作距離有關，而近方的工作距離又隨每個人的工作場合與習慣而有所不同，一般看書、寫字時的近工作距離約為 33.3 cm，而操作電腦的近工作距離約為 50 cm。

老花眼鏡配戴的主要目的是可以將工作距離(w)上的物體成像於近點之前的人眼的舒適點。所謂的舒適點一般指保留自身 1/3 的調節力，但對自身調節力較強者，由於是遠視眼而使近點位於工作點之前，故可保留其 1/2 的調節力，但是對於年齡特別大，自身調節力幾近為零的長者，則只能將工作點的像成於此人近點與遠點的共同位置處。

假設近方工作點位置在眼前 w 處，則對眼睛的聚散度為 $W = 1/w$

舒適點位置在眼前 b 處，舒適點對眼睛的聚散度為 $B = 1/b$

若不考慮鏡眼距即 $d=0$，根據物像公式可得近用加光度：

$$F_{N0}=B-W \quad (10\text{-}7)式$$

由舒適度的定義：

$$B=A-A_c'=A-\frac{2}{3}A_c 代入(10\text{-}7)式$$

則

$$F_{N0}=A-A_c'-W=A-\frac{2}{3}A_c-W \quad (10\text{-}8)式$$

以 48 歲，調節力剩下 3D 者為例，以下將分成正視、近視與遠視三種情形進行討論：

(1)若為正視眼，工作距離在眼前 33.3cm

即 $A=0$，$W=1/-0.333=-3.00\text{ D}$

$$F_{N0}=A-\frac{2}{3}A_c-W=0-\frac{2}{3}\times 3-(-3)=+1.00\text{ D}$$

∴近用加光度為 +1.00 D

(2)若為近視眼，遠點在眼前 20 cm，工作距離在眼前 33.3 cm

即 $A=\dfrac{1}{-0.2}=-5.00\text{ D}$（若計鏡眼距 $A=-4.72\text{ D}$）

$$W=\frac{1}{-0.33}=-3.00\text{ D}$$

$$F_{N0}=A-\frac{2}{3}A_c-W=-5.00-(2/3)\times 3-(-3)=-4.00\text{ D}$$

∴遠用度數為 −5.00 D，近用度數為 −4.00 D；即近用加光度為 +1.00 D

(3)若為遠視眼，遠點在眼後 50 cm，工作距離在眼前 33.3 cm

即 $A=\dfrac{1}{+0.5}=+2.00\,\text{D}$，$W=\dfrac{1}{-0.333}=-3.00\,\text{D}$

$$F_{N0}=A-\frac{2}{3}A_c-W=+2.00-\frac{2}{3}\times 3-(-3)=+3.00\,\text{D}$$

∴遠用度數為+2.00 D；近用度數為+3.00 D；即近用加光度為+1.00 D

上述為不考慮鏡眼距（設 $d=0$）的簡易判別法，若要考慮到鏡眼距的影響，可參考圖 10-2。

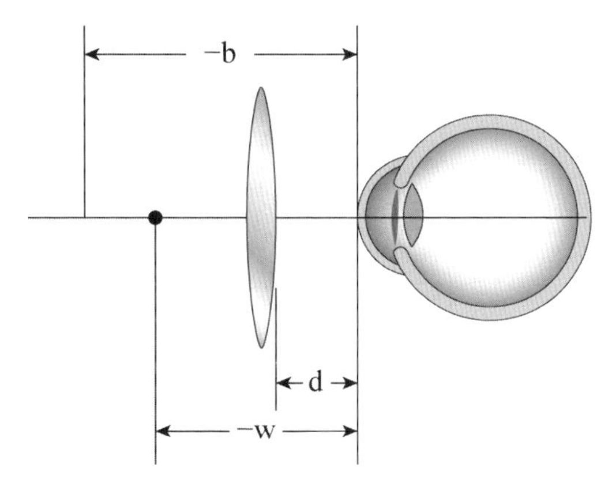

圖 10-2：使用老花眼鏡視近物的情形

根據物像公式可得：

$$F_N=\frac{1}{b+d}-\frac{1}{w+d}$$ 將 $b=\dfrac{1}{B}$、$w=\dfrac{1}{W}$ 代入

$$F_N=\frac{B-W}{1+d(B+W)+d^2BW}$$

若 $d^2\approx 0$

得

$$F_N = \frac{B-W}{1+d(B+W)} \qquad (10\text{-}9)式$$

將 $F_{N0} = B-W$ 代入上式

$$F_N = \frac{F_{N0}}{1+d(F_{N0}+2W)} \qquad (10\text{-}10)式$$

(10-9)式也可看成是視近時的等效屈光度公式，其反應的是具有不同鏡眼距離(d)的不同屈光度(F_N)的透鏡，將物點(W)像到特定點(B)處等效性。

按(10-9)式和(10-10)式，除深度遠視眼($B \geqq -W$)和 $B = W$ 的特例外，大多數情況下，$B < (3 \sim 4)\text{D}$，$F_{N0} < -2W$，即 $F_{N0} + 2W < 0$，則隨著鏡眼距離 d 的增大，所需的近用鏡的屈光度絕對值都將增大。

當 $B = -W$ 時，$(F_{N0} + 2W = 0)$，近用鏡的等效屈光度不隨鏡眼距離的更改而變化。

當 $B = W$ 時，即舒適點恰為工作點，可不戴鏡或近用屈光度恰為平光鏡片。

當 $B > -W(F_{N0} > -2W)$ 的深度遠視，則視近時的等效屈光度將隨鏡眼距離的增大而減小。

第三節 雙光鏡片

若具有視遠屈光不正者，則在看遠及看近時必須頻繁地摘鏡換鏡，為消除這種麻煩，繼而產生了在同一鏡片上能針對不同的視距進行矯正的雙光（或稱雙焦）鏡片(Bifocal Lenses)。雙光鏡片，即鏡片中同時含有視近區和視遠區，視遠區為遠距處方，視近區包括閱讀附加。為了解決中距離的注視問題，更出現了三光鏡和漸進焦鏡片等來滿足消費者更多的需求。

雙光鏡或雙焦點眼鏡如圖 10-3，鏡片的上方作為矯正遠方屈光不正的區域，稱為視遠區(DP)，而鏡片下方某一區域作為作為視近矯正的部分稱為閱讀區(RP)或視近區(NP)。其中視場較大又稱主要區域者通常為視遠區，如圖 10-3(a)~(c)，但有時主要區域也可以是視近區，如圖 10-3(d)。

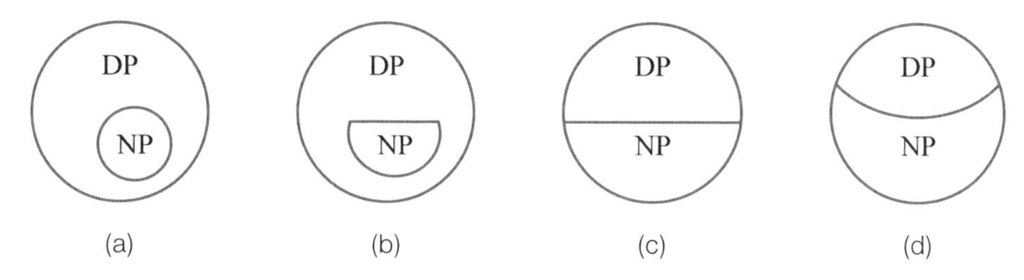

圖 10-3：雙光眼鏡的基本類型：(a)圓形(Kryptok)子片；(b)平頂形(Flat-top)子片；(c)一線形(Executive-style)子片；(d)新月形(Ultex)子片

將合適的正球面屈光度數加於視遠處方就形成閱讀處方，一般而言，視遠區與視近區的柱鏡屈光度數和柱鏡軸很少改變，因此不予考慮。加上去的球面屈光度數稱為閱讀附加(Reading Addition)或簡稱加光度(Add)。雙光鏡也可被認為係由兩種鏡片合成，即主片作為視遠矯正之用，而在主鏡片下半部加一子片，它的度數恰好等於閱讀附加。

視遠區與閱讀區的交界稱為分界線，分界線的最高點即基線的平行線與分界線的相切點，稱作子鏡片頂部，如圖 10-4 中的 T 點。另外，圖中的 HCL 表示水平中心線，雙光鏡的子片分界線可以是直線，稱作平頂形子片，也可以是其他形狀的特形子片，s 表示子片頂部的位置，V 表示子片深度，d 則表示子片的直徑，h 為子片的高度。

下子片式的雙光鏡，它的主片承擔視遠部分，視遠部分的光學中心稱為視遠光心，以 O_D 表示，下方子片的光學中心則稱為子片光心，以 O_S 表示。被加於主片的子片閱讀區光心稱為視近光心，以 O_N 表示。O_N 的位置隨 O_D 和 O_S 以及視遠區和子片的屈光度數而定。在許多雙光鏡的設計中，O_N 的最終位置常無法控制，在一些例子中 O_N 甚至不在鏡片上。O_D、O_S 和 O_N 的相對位置如圖 10-5 所示，圖中的 O_N 位置不確定。

如果視遠區處方不含稜鏡，則其光心應與視遠點(DVP)相重合。同時，子片應略向內移以使閱讀視場與水平子午線相合。

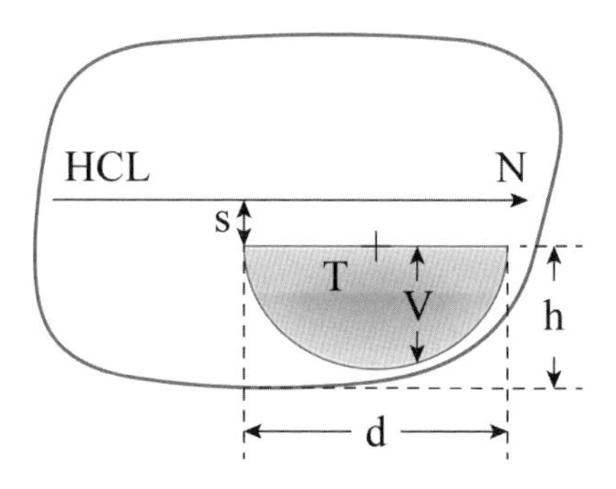

圖 10-4：雙光眼鏡子片的標示（以平項雙光為例）

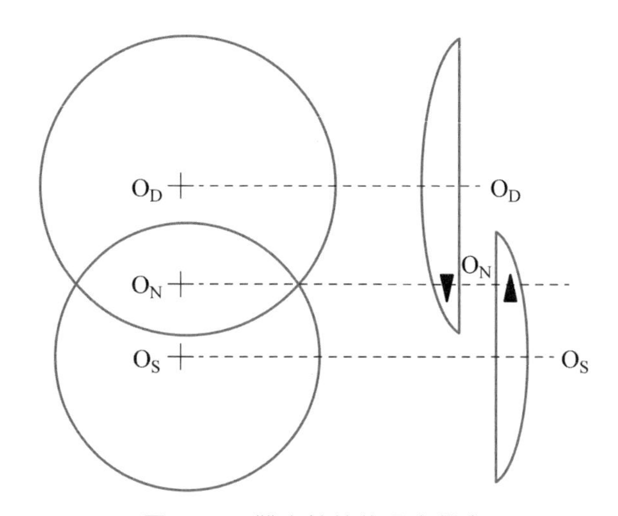

圖 10-5：雙光鏡片的各光學中心

在雙光鏡驗配過程中，一個非常重要的考慮點是視近區的稜鏡效應。當確定視近區的稜鏡效應時，可以把雙光鏡想像為由主片（其屈光力通常是視遠矯正度數）與附屬子片（其屈光力相當於閱讀近附加的度數）兩個獨立的鏡片組成。

圖 10-5 中以 O_D 表示主片的光學中心即遠光心，而 O_S 為子片光學中心。視近區的總度數是視遠區度數和近附加之和，而視近區某點稜鏡效應則為主片和子片分別產生的稜鏡效應的總和。

範例 10-3

圖 10-5 為圓形子片雙光鏡，主片屈光力為 +3.00 D，子片近附加 +2.00 D，子片尺寸為 38×19，假設視近點 NVP 位於遠光心下方 8 mm，子片頂下方 5 mm，求該處的稜鏡效應？

解答：

(1) 主片在 NVP 的稜鏡效應可以根據 $P = cF$ 公式計算 $(c = \overline{O_D N} = 8\text{ mm})$

$P = 0.8 \times 3.00 = 2.4^{\Delta}$ BU

(2) 如子片直徑為 38 mm，從分界線到子片幾何中心（亦即光學中心）的距離為 19 mm，由於 NVP 在子片頂下方 5 mm，則 NVP 位於子片中心上方 14 mm，即 $c = \overline{NO_S} = 1.4\text{ cm}$

子片在 NVP 產生的稜鏡效應為 $1.4 \times 2.00 = 2.8^{\Delta}$ BD

所以視近點 NVP 位置的總稜鏡效應為 0.4^{Δ} BD

一般來說，無形雙光鏡的近用區中心定位取決於主片的度數、子片的度數和子片直徑，為了更好地控制近用區的光學中心位置，通常用稜鏡控制雙光鏡。圖 10-6 為平頂型子片雙光鏡，子片尺寸為 28×19，設 NVP 同樣在 O_D 下方 8 mm，子片頂下方 5 mm。從圖中很明顯可以看出，子片中心 O_S 現在和 NVP 是重合的，所以對於處方同樣為+3.00 D、

Add+2.00 的該鏡片，在 NVP 的稜鏡效應與子片無關，這是此類無形雙光鏡片的獨特優點。

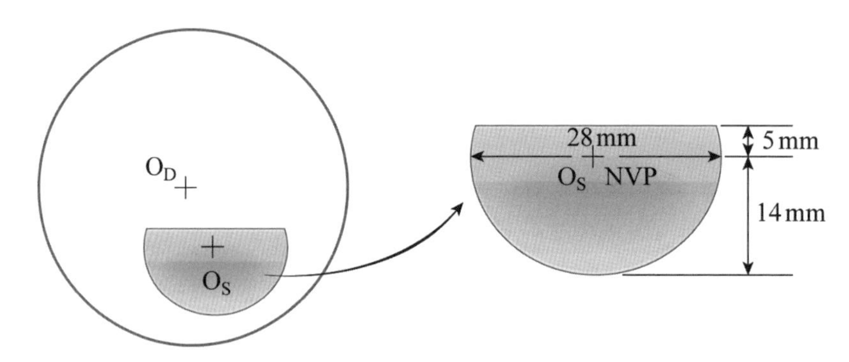

圖 10-6：雙光眼鏡子片的標示（以平頂雙光 D28/70mm 為例）

從範例 10-3 中可以發現，當遠用處方為正時，主片在視近點的底朝上稜鏡效應被下方子片的底朝下稜鏡效應抵消，使得稜鏡效應減小。

如果該例子中遠用處方是負度數的話，如該例子的處方改為 –3.00 D，Add+2.00，則主片在 NVP 產生的稜鏡效應為 2.4^{Δ} BD，使得總稜鏡效應增加為 5.2^{Δ} BD。所以對於近視者來說，選擇平頂或弧形子片雙光鏡可能較好，如前所述，28×19 的平頂雙光鏡子片對 NVP 的稜鏡效應沒有額外影響。

一些無像跳之雙光鏡設計，其子片在視近區會產生底朝上的稜鏡效應。一線(E)型雙光鏡就是其中之一，如圖 10-7。E 型子片的光學中心位於分界線上，因此跳躍為零，由於子片光學中心在 NVP 之上，且子片附加度數往往是正的，所以子片會產生基底朝上的稜鏡效應。

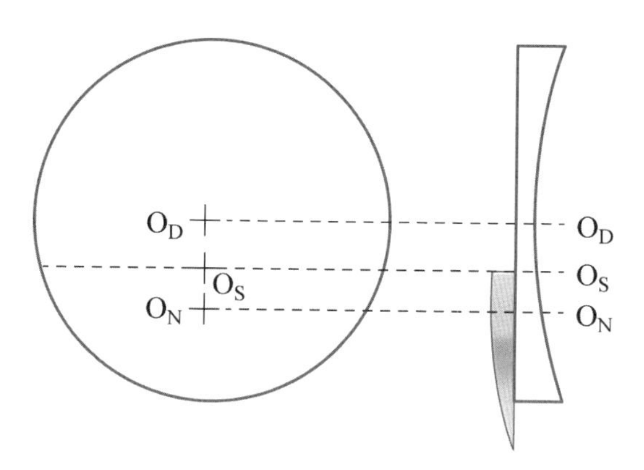

圖 10-7：一線(E)型雙光鏡的稜鏡效應

範例 10-4

若將範例 10-3 改為 E 型雙光鏡的設計，處方為 –3.00 D，Add+2.00，假設 NVP 位置同前，問總稜鏡效應？

解答：

已知主片在 NVP 的稜鏡效應為 2.4^{Δ} BD

而子片在 NVP 產生的稜鏡效應為 $P = 0.5 \times 2 = 1.0^{\Delta}$ BU

總稜鏡效應為 1.4^{Δ} BD

故知透過選擇不同類型子鏡的雙光鏡片設計，可以控制視近區 NVP 的稜鏡效應。

眼睛轉動時視線若從雙光鏡的視遠區進入到視近區，在跨越子片分界線時會突然遇見由子片產生的基底朝下的稜鏡效應。因為在第一眼位時，眼睛透過視遠區中心看遠處，若眼睛逐漸向下轉時，由於與視遠的光學中心距離漸遠，主片產生的稜鏡效應逐漸增大。當視線從子片頂部進入到子片區域，則碰到由片產生的基底朝下的新稜鏡效應。上述效應對於配戴者來說是雙重的。如圖 10-8，首先，實際位置在 AT 方向的物體，看起來「跳」到 BT 方向了。其次，在角 BTA 內的光線，不能進入眼內。因此子片線形成了一個環形盲區，裡面的物體雙光配戴者不能看到，當變化位置時又忽然地「跳」出來了。

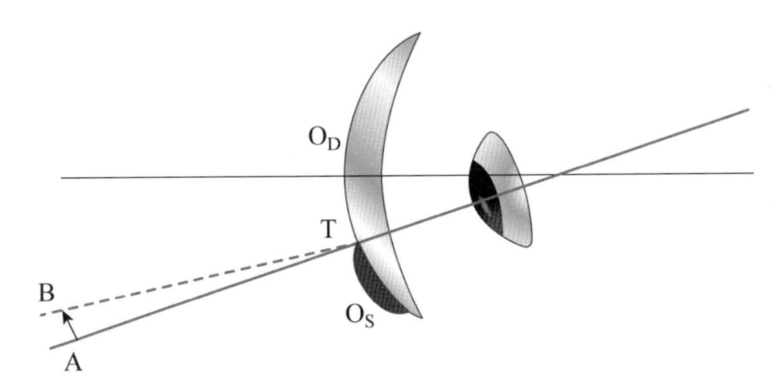

圖 10-8：雙光鏡片在子鏡分界處產生的像跳現象

像跳(Image Jump)效應就是子片在分界線產生的稜鏡效應(Prismatic effect)，其量相當於子片頂部到子片光學中心距離（以公分為單位）與近附加（以屈光度為單位）的乘積。如果雙光鏡子片是圓形的，那麼子片頂部到子片光學中心的距離就是子片的半徑，所以，圓形子片的像跳量=子片半徑×近附加。因此像跳現象與主片屈光力、視遠光學中心位置無關，如果子片頂部距離子片光學中心越遠，則像跳量就越大。以遠用處方是正度數的雙光眼鏡為例，選用圓形子鏡會比平頂子鏡之像跳效應更小，如圖 10-9。

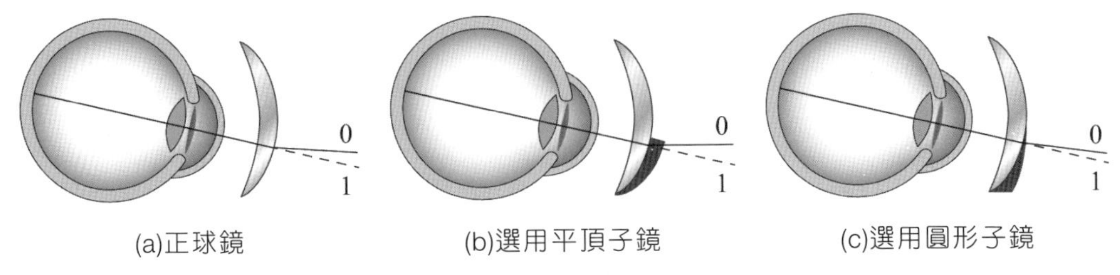

圖 10-9：遠用處方是正度數則選用圓形子鏡像跳效應較小

範例 10-5

有一遠用處方是負度數且子片為圓形的雙光鏡片，如果近閱讀附加為 +2.00 D，子鏡直徑為 24 mm，則像跳效應為多少？如果子鏡直徑增加到 38 mm，則像跳效應增加到多少？

解答：

(1) 已知圓形子片的像跳量

$=$ 子片半徑 $\times$ 近附加 $= 1.2 \times 2 = 2.4^{\Delta}$ 基底朝下

(2) 如果直徑增加到 38 mm，則像跳量 $= 1.9 \times 2 = 3.8^{\Delta}$

即像跳效應增加到 3.8^{Δ} 基底朝下

範例 10-6

承上題，假如是平頂(D)子片的一雙光鏡片，子片光學中心和分界線的距離要近得多，如 28×19 的平頂(D)形子片，子片中心在子片頂下方 5 mm，如果近附加為+2.00 D，則像跳量為多少？

解答：

像跳量 $=$ 子片頂部到子片光學中心距離 $\times$ 近附加

$= 0.5 \times 2 = 1.0^{\Delta}$ 基底朝下

由此可知平頂(D)形子片的雙光鏡片之像跳效應，比前述的圓形子片的雙光鏡片小一半以上。因此平頂(D)形子片的雙光鏡片像跳效應較小，這是它比圓形子片雙光鏡更廣為接受的一個重要原因，圖 10-10 為遠用處方負度數，則選用平頂子鏡像跳效應較小。另外，為了消除雙光鏡的像跳現象，也可以將子片光學中心 O_S 放到子片分界線上，如一線(E)型雙光鏡，就是其中常見的一種。

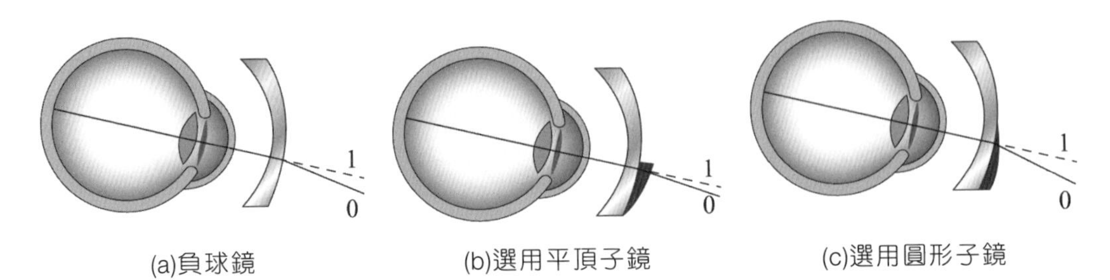

圖 10-10：遠用處方是負度數則選用平頂子鏡像跳效應較小

第四節 三光鏡片

在上一節雙光鏡片的介紹中，我們已經知道如果配戴者視遠和視近需要不同的矯正處方時，則兩副眼鏡可組合成一副雙光眼鏡。若是患者老視程度的加深，需要不斷增加近附加度數以彌補調節力下降的情形。最後，近附加度數若高到無論透過雙光鏡的視遠區還是視近區，都不能夠獲得足夠清楚的近點以外的中距離視覺；在這種情況下，則需要增加一個能夠提供中間距離視覺的附加度數，因此若是老視矯正鏡片由三個包含不同處方的區域所組成，即為三光鏡(Trifocal Lens)，如圖 10-11 所示，DP 為視遠區域、IP 為視中距離區域以及 NP 為近用閱讀區域。

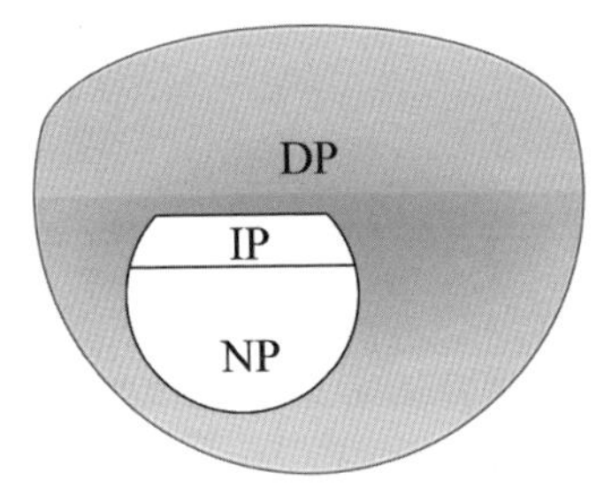

圖 10-11：平頂三光鏡片

三光鏡的三個區域分別用於視近、中、遠距離，稱為視近區（或叫閱讀區）、中間區和視遠區。中間區的附加量，通常以近附加量的百分比來表示，稱為中近比，即：

中近比=（中間附加 IP／近附加 NP）×100%

例如：近附加 NP = +2.50 D，中間附加 IP = +1.00 D，則中近比為 $1.00/2.50 \times 100\% = 40\%$。如果中間附加為 +1.25 D，中近比就是 50%，以

此類推。中近比的確定是根據配戴者所需要的中間距離清晰視覺範圍而確定的。如果要求中間距離範圍較遠，則低中近比如 35%~45%比較合適，如果範圍較近則選擇高中近比如 60%~70%。

對於遠視 +3.00 D，調節幅度 +1.00 D的人來說，通過三光鏡的視遠區觀看，則配戴者可以看清楚無窮遠到眼前100 cm，如果視近位置移至眼前 1/3 米處，則老視的近附加為 +2.25 D；因此，如果通過單光閱讀鏡或是通過雙光鏡的視近區觀看，則近方明視範圍為 44 cm (100/2.25)到 31 cm (100/3.25)。若忽略景深等因素的影響，配戴者缺失了100 cm 到 44 cm之間的清晰視覺，所以此時需要提供這一距離的中間視覺。

中間附加量取決於配戴者的視覺需求，如果中間附加為+1.00 D，中間視覺範圍為 100 cm(100/1.00)到 50 cm(100/2.00)，這裡還是假設配戴者能夠動用全部調節幅度。該中間附加為配戴者基本提供了所需要的清晰視覺範圍，但是在 50 cm 到 44 cm 之間還存在模糊。這種中近比在一些情況下能夠滿足需求，但事實上，更多時候中間視覺是從近視覺這方面出發考慮，為此，將中間附加改為 +1.25 D，當配戴者使用全部的眼調節力時，獲得的清晰視覺最近就能夠到 44 cm，也就是這時候透過鏡片中間距離區，配戴者可以獲得 80 cm (100/1.25)到 44 cm (100/2.25)的清晰中間視覺，但此時的模糊區變到了100 cm 到 80 cm。

由以上討論，可知三光鏡並不能提供真正意義上從遠點到近點的全程連續視覺，彌補的方法只能是再增加一個中間附加量，或者使用漸進多焦點鏡片。漸進多焦點鏡片能夠提供真正意義上的全程連續視覺之外，其調節需求曲線和老視之前基本無異，比三光鏡更加容易適應。

範例 10-7

某人為正視眼，尚有調節力為 1.00 D，近方工作距離為 333 mm，若想配戴三光鏡片，請問下列哪一種處方較合適？

(1) 近用附加為 2.00 D，中距用附加為 1.00 D

(2) 近用附加為 2.50 D，中距用附加為+1.50 D

解答：

(1) 此處方從無窮遠至眼前 1 m 可用遠用鏡，從眼前 1 m 到 0.5 m 可用中距鏡，從眼前 0.5 m 到眼前 0.333 m 可用近用鏡。

這樣的配鏡處方會在最常用的距離點上，動用全部的調節力才能看清，這與預留三分之一的調節力以達到在舒適點成像的原則是不相符的。

(2) 這樣可以讓眼前 0.333 m 和眼前 0.5 m 最常用的工作距離點，保留 0.50 D 的調節量且能達到清晰成像的目的。

這樣的配鏡處方，雖然會讓眼前 1 m 至 0.67 m 的區域內始終不能清晰成像，但這個區域為不常用的工作距離，若可以減少調節力的付出與清晰成像的目的，這也是值得的。

因此，選用三光鏡片時總會有一定物距不能清晰成像，近用附加度與中距用附加度的選用應有針對性，還應特別注意近距到中距的連貫性，其間最好不要出現模糊區。

在考慮三光鏡的光學性能時，可以將鏡片認為是由三個不同的鏡片所組成，即通常用於視遠區的主片與分別用於看中距離和看近距離的兩個附屬子片。三光鏡光學性能中重要的一個方面是在子片區域的稜鏡效應，該效應和主片、子片屈光力及子片直徑有關。

對於平頂形與弧形的子片來說，中間區和近用區的定心與單光鏡定心原理並無兩樣，中距離的注視點和近距離的注視點離子片中心都不遠，在各子片線產生的像跳情形比較小。

對於遠視者來說，同心下子片的中間區和視近區的定心更有利，因為主片會產生的基底朝上的稜鏡效應會與子片所產生的基底朝下稜鏡效應相互抵消，但是配戴者在各分界線仍會遇見像跳現象。另外，對於近視者來說，帶狀三光鏡的中間區和視近區的定心更好，該種設計不存在像跳，因為子片的基底朝上稜鏡效應可以與主片產生的基底朝下稜鏡效應相互抵銷。

第五節 漸進多焦點鏡片

1907 年 Owen Aves 首次提出了漸進多焦點鏡片(Progressive Addition Lens; PAL)的構思，一種全新的視力矯正概念從此誕生。這種特殊鏡片的設計靈感源於象鼻子的形狀，人們使鏡片前表面曲率從頂部到底部連續地增加，可以讓屈光力相應變化，即屈光力從位於鏡片上部的遠用區，逐漸、連續地增加，直至在鏡片底部的近用區達到所需近用屈光度數。

在前人構思的基礎上，藉助於現代科技提供的設計、開發的新成果，1951 年法國人梅特納茲設計出第一片現代概念的漸進鏡，用於臨床配戴。經過多次的改進，1959 年首次於法國市場販售，漸進多焦點鏡片在視覺矯正概念上的創新，使它贏得了世人的關注，不久就被推廣到歐洲大陸和北美洲。

現今科學家根據不同年齡層的用眼方式、生理特點，對多焦點鏡片做出相對應的研究，因此多焦點鏡片的用途可分為三大類：

1. 青少年近視控制鏡片：用於減緩視疲勞，控制近視發展速度。
2. 成年人抗疲勞鏡片：用於教師、醫生、近距離和電腦使用過多人群，以減少工作中帶來的視覺疲勞。
3. 老視矯正鏡片：用於中老年，可一副眼鏡輕鬆視遠視近。

因漸進多焦點鏡片能提供全程視覺、無影像跳躍、易適應、外觀與普通鏡片一致、使用方便加上具有近視控制及抗疲勞等優點，目前已經被廣大民眾所喜愛。一般漸進多焦點鏡片的設計可分為4個區域，分別為視遠區、視近區、漸進區和像差區，如圖 10-12。

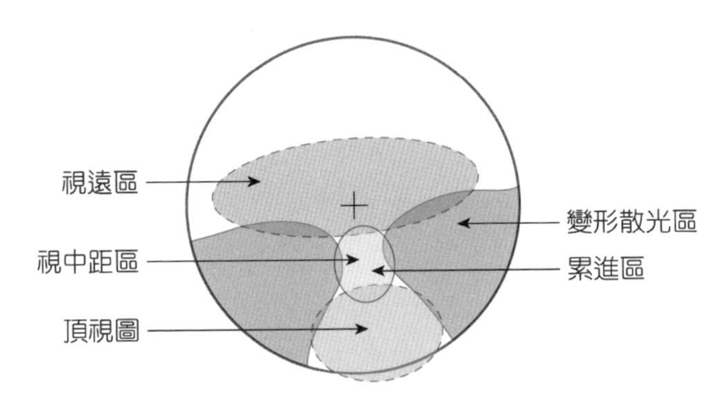

圖 10-12：漸進多焦點鏡片的光學區構造

1. 視遠區：隨著漸進多焦點鏡片在設計上的快速發展，目前在看遠方面，無論是視野抑或是清晰程度，與單光鏡片相比已相差不大。
2. 變形散光區：對於此區域有多種不同的稱呼，如盲區、像差區與像散區等。目前比較中性地稱之為變形散光區或周邊區，會稱為變形散光區主要是這兩部分是由變形散光所構成的，這是漸進多焦點鏡片在設計時不可避免地帶來的問題。由於是變形散光，毫無疑問會有散光度數，度數的分布規律是越靠近鏡片周邊部度數越大，而越靠近鏡片的中央部分度數則越小。因此，越靠近鏡片周邊部，視物則越模糊越不舒適，所以鏡架的選擇在滿足最低配鏡高度的需求上盡可能選擇稍微小點的鏡架，已求將鏡片周邊部分切割掉。由於靠近中央部分度數較小，部分顧客在看中、近時也會透過此部分區域來看，這就不難理解為什麼不同人戴相同品牌相同下加光的鏡片卻有不同的感受和視野寬度，原因即在於每個人對散光的耐受度是不一致的。同理，不難理解部分人們剛戴上時會有很多不適應的感覺，但配戴一段時間便逐漸感覺舒適，原因即在於已經逐漸適應與克服此一散光情形。

3. 累進區：從配鏡十字到近用參考圈，度數會逐漸發生變化，稱之為鏡片的累進區或漸變區。度數的變化有快慢之分，相間隔的度數變化越大則越快，很顯然，度數變化越快，眼睛越難以克服和適應。例如，相同的鏡片，配鏡高度顯然是相同的，下加光越高則度數變化越快，越難以適應；相反，下加光度數越小則越容易適應。同理，下加光相同、不同的配鏡高度，則配鏡高度越短則度數變化越快，越難以適應，反之則亦然。這對我們為不同人們推薦不同的鏡片提供了參考。
4. 視近區：其垂直範圍要求至少不小於 22 mm，同時，因為人眼的輻輳，視近時近用瞳孔比視遠時遠用瞳孔小 4~5 mm，因此單眼視近區在水平分量上，位置比視遠區要小 2~2.5 mm，在割邊加工時，為了保證有足夠的視近區域，要求鏡片鼻側有足夠的區域以容納視近區。對於集合功能不足者，一定要注意測量其近用瞳距，以檢測近用瞳距同遠用瞳距的差別，否則很可能會出現看近問題。

漸進多焦點鏡片自 1959 年投入市場以來，經過近半個世紀的不斷完善和改進，已形成硬性和軟性兩種設計潮流，如圖 10-13。這兩種設計的主要區別在於漸進通道的長短。硬性設計的漸進多焦點鏡片漸進通道短，周邊像差相對較少，為保證各距離視覺，所需求的垂直尺寸較少，如青少年漸進片屬於此種設計，但因其漸變通道短，故漸變過程太快，此種設計相對於老年人來說，比較難以適應；軟性設計的漸進多焦點鏡片漸變通道相對較長，周邊像差相對大，但因其漸變通道長，漸變過程比較平緩，容易讓戴鏡者適應，而成為市場上漸進多焦點鏡片銷售的主流。

變形散光區所產生的像差是漸進多焦點鏡片與生俱來的問題，它的存在無論是從設計上還是從加工上目前都無法完全消除。像差的大小、範圍和鏡片的設計樣式及近附加度數相關，通常近附加度數越高，則像差越顯著。即使驗配程序非常完美，但鏡片兩側的像差仍會造成視物變形，尤其當眼睛由漸變區向旁邊看出時更為嚴重。

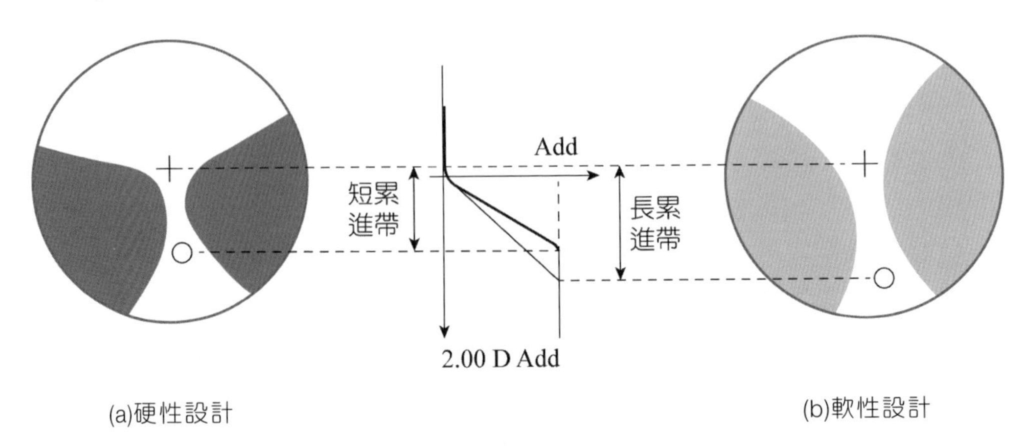

圖 10-13：漸進多焦點鏡片的設計

通常把漸進多焦點鏡片實際可用的視遠區、視近區和累進區統稱為漸變鏡的有效視覺區域或叫有效視野。實際上包括無像差的區域和像差在個體可耐受範圍的區域，對漸進多焦點鏡片視野的認識，是正確理解其視覺矯正性能的前提。

一般影響中／近視野範圍的主要因素如下：散光像差的變化情況、鏡架和配鏡參數、視覺需求和近附加、個體視覺模糊耐受程度。影響中、近視野清晰度的主要原因是散光像差，但從光學角度而言，柱鏡的光學效果相當於等量球鏡的一半，臨床研究也發現，柱鏡造成的視覺模糊比等量球鏡小很多。透過合適的選擇和調整鏡架，可以盡最大限度利用漸進多焦點鏡片的有效視覺區域。

臨床研究發現，近附加+1.50 D的28 mm平頂雙光鏡在40 cm的視野寬度是35 cm（遠用+0.50 D，配鏡高度25 mm）。而相同處方的漸進多焦點鏡片在40 cm的清晰視野寬度是14 cm，加上可接受模糊區是22 cm。普通A4紙加頁邊距是18 cm，所以漸進多焦點鏡片的近視覺範圍對大多數近閱讀是足夠的。但在近視野要求較大時，需要輔以水平頭位運動來加以補償。

對於中距離視覺範圍，上述漸變鏡在 67 cm 中距離的範圍是 19 cm 這包括清晰區和可接受的模糊區。中距離的主要視覺活動在視屏工作，這樣的範圍也是基本足夠，必要時配合少量的水平頭位運動。所以對於一般的遠、中、近距離的視覺活動，漸進多焦點鏡片都能夠提供有效的視野。

理想的漸進多焦點鏡片是沒有像差的，但是這種設計目前還不可能。設計者所能做的，是在有限的設計參數中尋找平衡點。漸進多焦點鏡片的幾個主要設計參數互相關聯、互相影響：

1. 視遠區、視近區的大小。
2. 像差區的類型、數量、變化梯度、分布範圍。
3. 累進帶的可用寬度和長度。

對人體行為的研究發現，視覺在水平方向的運動特徵是先轉動眼球，在其極限處方才開始轉動頭部，而在垂直方向上，則更加傾向於減少運動。正常人在自然閱讀時，頭部自身體豎直線向下轉動 45 度，眼球自第一眼位視軸向下轉動 15 度，因此可以在該位置不必垂直轉動而能觀看 20 度的垂直範圍視野。

所以理想的漸進多焦點鏡片至少應當滿足以下基本要求：

1. 盡量大的有效視覺區域，即視遠區、視近區、漸變區的可用部分。
2. 盡可能較高的視近區，即累進帶盡量短。
3. 容易適應的像差，即像差變化要柔和。

漸進多焦點鏡片設計的改進就是要在上述幾組互相矛盾的要求之間，調整對這些參數的倚重程度，設計者往往根據配戴者的需求在各參數之間取得平衡和折衷。另外，漸進多焦點鏡片的形成可以是折射率的連續變化或曲率的連續變化。現在漸進多焦點鏡片大多數是曲率連續變化的，至於改變折射率的分布，在目前是一個重要的研究方向，未來針對非球面之漸進多焦點鏡片的上市，也應是可以預期的。

習　題

1. 甲戴上+8.00 D 的矯正眼鏡，若眼鏡距離角膜頂點距離為 12 mm，當此眼注視眼前 25cm 的視標時需用多少調節力？

2. 某人年齡為 48 歲，調節力剩下 3 D，若為下列三種屈光狀態：(1)正視眼，(2)近視 –5.00 D，(3)遠視 +2.00 D；假如工作距離在眼前 33.3 cm，使用鏡眼距為 $d = 12$ mm 的近用眼鏡，問鏡片的等效屈光度分別為多少？

3. 假設眼鏡面至眼球旋轉中心的距離為 27 mm，請問以下所需近用瞳距值：
   (1) 甲的遠用 PD = 68 m 工作距離 30 cm
   (2) 乙的遠用 PD = 56 m 工作距離 30 cm

4. 一膠合型雙光眼鏡，主鏡片 $F_D = -1.00$ DS，子鏡片 $F_S = +3.00$ DS，子片頂點是子鏡片光心，如下圖所示，子片垂直位移 4 mm，近用視線點在主鏡片光心下方 10 mm 處，求近用視點處的稜鏡效應？

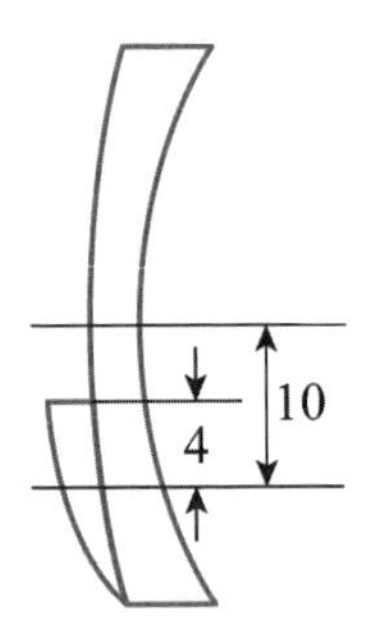

習題 4：膠合雙光鏡

5. 有一圓形子片雙光鏡，如下圖所示，子片水平位移 2.5 mm 及垂直位移 5 mm，近用視點位於子片頂點下方 5 mm 處，若處方為：R: +1.00 DS，*ADD* = +2.50 D，子片直徑 28 mm，求在近用視點處的垂直與水平稜鏡效應？

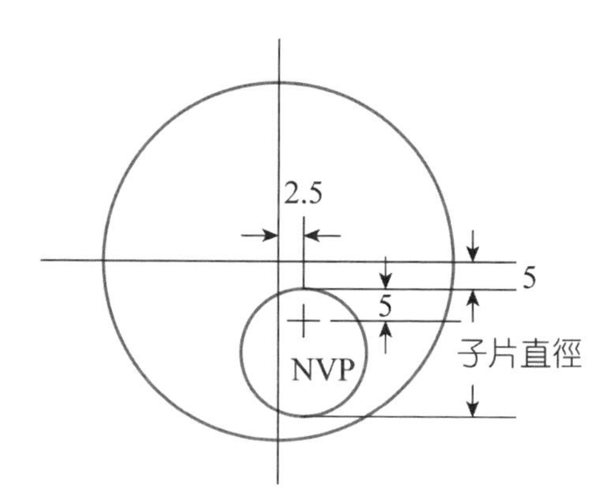

習題 5：圓形子片雙光鏡

6. 承上題，若眼鏡處方為：R: –2.00 DS / +1.00 DCX 90，*ADD* = +2.50 D，子片直徑 36 mm，求在近用視點處的垂直與水平稜鏡效應？

MEMO :

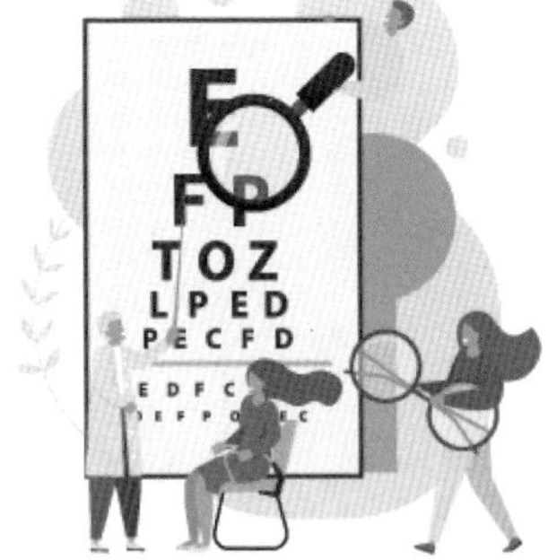

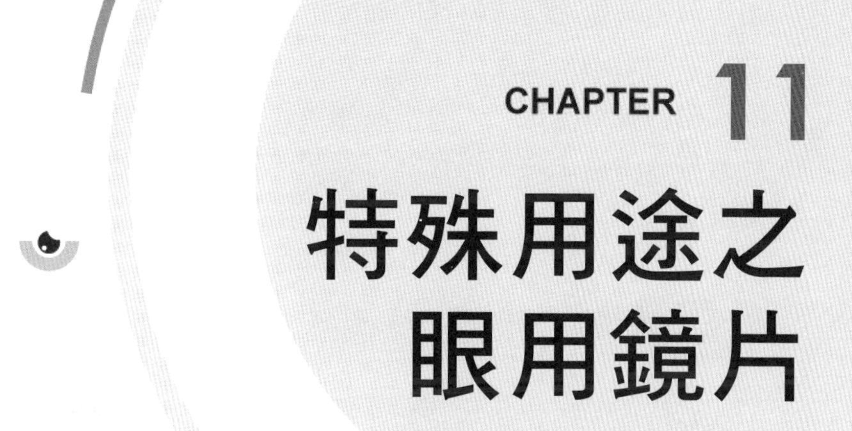

CHAPTER 11 特殊用途之眼用鏡片

第一節　高度屈光不正的矯正

第二節　屈光參差的矯正

第三節　物像不等視覺的矯正

第四節　低視力助視器中的眼鏡光學原理

眼用鏡片除了可以用來矯正一般近視、遠視與散光等屈光不正問題，以及矯正因調節力下降造成近用閱讀困難的老視問題外，眼用鏡片還可以用來處理臨床特殊的屈光問題，例如高度屈光不正的矯正、低視力患者的助視器使用、屈光參差與不等像問題的解決、斜視與斜位之緩解稜鏡的應用、植入式人工晶體及視野缺損補償鏡片等用途，本單元將針對特殊用途之眼用鏡片進行探討，對於臨床驗配時的注意事項也將同時說明。

第一節 高度屈光不正的矯正

高度屈光不正的矯正比較特殊，常見的問題是矯正鏡片很厚因此重量會增加，還有像差問題會變明顯，另外視網膜影像放大率的變化及視野限制等皆要考量。因此特殊的鏡片外形設計和鏡架的選擇，讓高度屈光不正者可以舒適地配戴眼鏡，是非常重要的。

在高度屈光不正度數的情形中，常見的有高度近視者，臨床上 −6.00 D 以上的近視者比率很高，很多先天性近視者或病理性近視患者的眼鏡矯正處方常超過 −10.00 D。另外因為外傷、水晶體脫位、白內障被摘除水晶體或先天性無水晶體等患者，其矯正鏡片度數通常超過 +10.00 D。因此高度屈光不正的矯正在臨床上更顯得重要，應予以重視。

1. 高度近視的矯正

鏡片的重量對高度負鏡片的影響不如對高度正鏡片的影響大，尤其是使用樹脂與高折射率材料可以大大減輕鏡片的重量，但是鏡片邊緣厚度卻是一個需要多加考慮的問題。其次是放大率的改變會讓高度負鏡片的配戴者眼睛看起來變小，由於眼鏡放大率的影響也會使視網膜像變小，這個問題可以透過縮短鏡片和眼睛的距離，即頂點距離來改善。如果患者可以配戴隱形眼鏡的話，這種影響將可以減少到最小。

鏡片邊緣厚度和中心厚度之間關係如下：

$$t_c - t_p = \frac{F_A \times h^2}{2(n-1)} \qquad \text{(11-1)式}$$

其中

t_c：鏡片中心厚度，

t_p：邊緣厚度，

F_A：鏡片近似屈光力，

h：鏡片直徑的一半，

n：鏡片材料折射率。

由(11-1)式可知若鏡片屈光力 F_A 一定時，要想減小眼鏡鏡片最終之邊緣厚度，可以採用以下三種方法：

(1) 減小鏡片直徑。

(2) 使用與配鏡瞳距接近的鏡架，減少移心而控制邊緣厚度。

(3) 使用高折射率材料鏡片。

範例 11-1

有一近視度數為 −8.00 D 的配戴者，選擇鏡架的鏡框尺寸為 50 mm，矯正鏡片中心厚度 2.0 mm，如果鏡架的幾何中心距(FPD)與配鏡瞳距(PD)相等，計算使用以下不同材料時鏡片邊緣最大厚度為何？（設在 180 度子午線方向）：

(1) 採用 CR-39 鏡片 ($n = 1.498$)

(2) 採用冠冕玻璃鏡片 ($n = 1.523$)

(3) 採用 PC 鏡片 ($n = 1.568$)

(4) 採用高折射率樹脂鏡片 ($n = 1.660$)

解答：

(1) 當採用 CR-39 鏡片時：

$$t_c - t_p = \frac{-8 \times 0.052^2}{2(1.498-1)} = -0.005 \text{ m}$$

所以邊緣最大厚度 $t_p = 2.0 + 5.0 = 7.0 \text{ mm}$

(2) 當採用冠冕玻璃片時：

$$t_c - t_p = \frac{-8 \times 0.025^2}{2(1.523-1)} = -0.0048 \text{ m}$$

所以邊緣最大厚度 $t_p = 2.0 + 4.8 = 6.8 \text{ mm}$

(3) 當採用 PC 鏡片時：

$$t_c - t_p = \frac{-8 \times 0.025^2}{2(1.568-1)} = -0.00427 \text{ m}$$

所以邊緣最大厚度 $t_p = 2.0 + 4.27 = 6.27 \text{ mm}$

(4) 當採用高折射率樹脂鏡片時：

$$t_c - t_p = \frac{-8 \times 0.025^2}{2(1.66-1)} = -0.00379 \text{ m}$$

所以邊緣最大厚度 $t_p = 2.0 + 3.79 = 5.79 \text{ mm}$

由範例 11-1 可以看出，CR-39 樹脂和冠冕玻璃之間邊緣厚度差異僅為 3%，但是 CR-39 和 PC 之間差異近 10%，而 CR-39 與 1.660 的高折射率樹脂之間相差則有 15%。

由於一些高折射率材料比重較大，鏡片厚度變薄並不意味著重量減輕。有一直徑為 50 mm 鏡片，最小（中心／邊緣）厚度 2 mm 時，分別以 CR-39 和冠冕玻璃、高折射玻璃 ($n = 1.70$) 為材料，鏡片屈光力和重量關係，我們可以看到，在後頂點度為 ±8.00 D 時，冠冕玻璃和高折射率玻璃鏡片重量基本相等，低於該度數時，高折射率鏡片重量反而更大，只有在鏡片度數超過 ±8.00 D時，高折射率材料鏡片才能使鏡片厚度下降，又使鏡片重量減輕。

高度數負鏡片的表面和邊緣都會產生反射，表面反射干擾配戴者視覺以及影響配戴者外觀。高度負鏡片的「近視環」(Myopic Ring)，是來自鏡片邊緣因內反射而產生的像，這種邊緣反射在視角傾斜時比視線正視時對配戴者的視覺干擾更大。利用抗反射膜(Anti-Reflection Coating)可以有效減小視線正視前方時的鏡片邊緣反射，但由於近視環多是在斜向時出現的，最有效的方法還是進行鏡片邊緣的加工處理，例如邊緣加膜、邊緣染色、使用半透明邊緣與鏡片染色等，另外鏡框邊緣稍厚也能減少鏡片內反射。

負縮徑(Minus Reduced Diameter)鏡片的光學區直徑通常為 30 mm，周邊載體為平光或低度數正鏡片邊緣。一般度數在 −12.00 D ~ −15.00 D 以上的鏡片可採用這種設計，載體改用低度數正鏡片，可使光學區稍大，光學區和載體之間更加容易進行磨合，外觀相對改善。由於光學區曲率受屈光力的限制，所以採用高折射率材料也可以進一步使外觀得以改善，如圖 11-1。

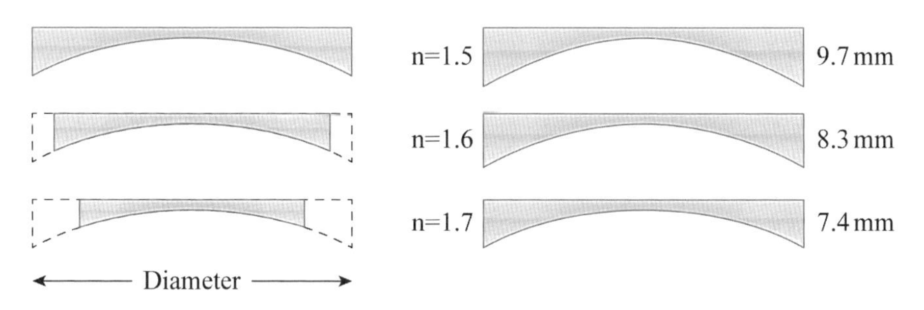

圖 11-1：(a)鏡片邊緣厚度與直徑的關係；(b)鏡片邊緣厚度與折射率的關係

範例 11-2

已知透鏡之屈光度 $F=-18.00\,\text{D}$，中心厚度為 $t_c=2.0\,\text{mm}$，為 CR-39 材質，$n=1.498$，當採用直徑分別為：

(1) 50 mm，

(2) 30 mm；

的全徑鏡片時，請問鏡片邊緣最厚點的厚度各為多少？

解答：

(1) 已知鏡片半徑 $h=25\,\text{mm}$

$$t_c-t_p=\frac{-18\times0.025^2}{2(1.498-1)}=-0.0113\,\text{m}=-11.3\,\text{mm}$$

$\therefore$ 邊緣最厚點的厚度 $t_p=11.3+2.0=13.3\,\text{mm}$

(2) 已知鏡片半徑 $h=15\,\text{mm}$

$$t_c-t_p=\frac{-8\times0.015^2}{2(1.498-1)}=-0.0041\,\text{m}=-4.1\,\text{mm}$$

$\therefore$ 邊緣最厚點的厚度 $t_p=4.1+2.0=6.1\,\text{mm}$

從上例中我們可以發現透過改用縮小(40%)直徑設計的鏡片，其邊緣厚度可以減小將近一半(54%)。

改善鏡片的外觀除了控制鏡片厚度以外，另外還有鍍減反射膜(AR Coating)以及適度染色可以使邊緣厚度感覺較薄。

高度數的負鏡片會另增加周邊視野和黃斑視野，因此近視者透過矯正之框架眼鏡所獲得的視野，通常會比鏡框所限定的區域還要大，如未戴鏡的視覺視野為 73°，但戴鏡後實際視野卻有 86°。因此，直徑 40 mm 的 −10.00 D 圓形鏡片實際視野有 86°，而直徑為 30 mm 的 −15.00 D 縮徑鏡片實際視野大約為 76°，相當於眼前相同位置。隨著黃斑視野的增大，高度負鏡片出現的視野問題是存在環形的複視區，透過鏡片獲得的清晰像和未經過鏡片的模糊像在此重疊。

2. 無晶體眼(Aphakia)的矯正

雖然植入眼內人工晶體已成為白內障手術後主要的矯正方式，但仍有相當多的患者由於多種原因無法植入人工晶體，因此選擇了框架眼鏡，現代眼鏡材料和技術的進展使白內障術後矯正用的鏡片獲得很大的發展。

白內障術後無晶體眼患者術後需要暫時配戴一副單光眼鏡進行矯正，度數大約為 +11.00 D。等待約 3 個月術眼基本恢復以及角膜曲率穩定後，此時可以進行配鏡矯正。

一些公式可以用來推算無晶體眼所需矯正鏡片的屈光力。一般估計眼晶體在眼鏡平面的屈光力大約為 +11.00 D，而術後眼鏡的屈光力 F_{after} 和術前眼屈光不正度數 F_{before} 的關係是：

$$F_{after} = +11.00 + \frac{1}{2}F_{before} \qquad (11\text{-}2)式$$

根據(11-2)公式，如果該眼手術前是遠視 +2.00 D，則術後需要的眼鏡度數應為 +12.00 D 左右。若術前為近視 –4.00 D，則需要在術後配戴大約 +9.00 D 的矯正眼鏡。使用框架眼鏡矯正無晶體眼，對配戴者產生的視覺差異很大，眼鏡片須裝配在鏡架上，鏡框平面和眼睛之間存在具有光學效應的頂點距離，且鏡片無法隨同眼球旋轉。儘管如此，透過合適的鏡片設計和鏡架選擇，以上問題可以在一定程度上得到控制。

一般高屈光度正鏡片常見的光學效應如下：

(1) 視網膜像增大：

根據 Gullstrand 的模型眼，正視眼屈光力為 +58.64 D，前焦距為 17.05 mm，而無晶體眼屈光力為 +43.05 D，前焦距為 23.23 mm。如將矯正鏡片置於眼光學系統的前焦點上，則視網膜像的大小和前焦距成正比，而與眼屈光力成反比。即：

$$視網膜影像放大率 = \frac{無晶體眼之前焦距}{有晶體眼之前焦距} = \frac{23.23}{17.05} = 1.36$$

也就是說，配戴無晶體眼鏡時視網膜像增大了 36%。若是鏡片距離眼睛距離越近則視網膜像越小，但是即使這樣，無晶體眼所成的視網膜像的尺寸均比正視有晶體眼視網膜像的尺寸大。

為了減小戴鏡時放大率的變化，一般可以減小鏡片厚度或使鏡片前表面變平坦；另外也可使頂點距離盡可能的減小，也能使放大率差異變小，同時使環形盲區位置移向周邊，對視覺的干擾程度下降。

(2) 視野的變化：

鏡片視野就是透過鏡片所能看到的範圍，也就是通過透鏡所能看到的最大角度範圍。高屈光力正鏡片的基底方向均朝向光心，因此稜鏡效應會使得配戴者通過鏡片獲得的視野範圍縮小。如果配戴直徑為 40 mm 的 +10.00 D 圓形鏡片，對應的實際視野就是 57°；如果是圓形孔徑為 32 mm 、度數為 +12.00 D 的縮徑鏡片，則實際視野只有 44°。由於度數很高，無晶體眼鏡片在設計時不得不更加重視這一問題。

例如，鏡片度數為 +12.00 D 時，直徑為 40 mm ，視覺視野有 73°，實際視野只有 53°，鏡片邊緣存在 10°的環形盲區，這裡的光線不能進入眼睛。10°相當於 18^{Δ} ，所以這個環形盲區在相距 1 m 的畢傑隆屏(Bjerrum Screen Chart)上對應的線性範圍是 18 cm ，在 10 m 遠視野損失則達 180 cm，這裡的數據還沒有考慮鏡架和球差的影響，若加上這二者則都會增加盲區的範圍，如圖 11-2。

要獲得較大的視野，不管鏡片直徑如何，驗配時鏡片必須盡可能地接近眼睛，以不接觸睫毛為原則。同時由於頂點距離的縮短可以減小視網膜像的變化和眼睛被正鏡片放大的程度，雖然縮短頂點距離和增加鏡片直徑都會使環形盲區增加，但這是讓盲區更往周邊方向移動，因此實際干擾並不增加。另外採用非球面設計使鏡片周邊屈光力下降，也是增加視野的一種方法。

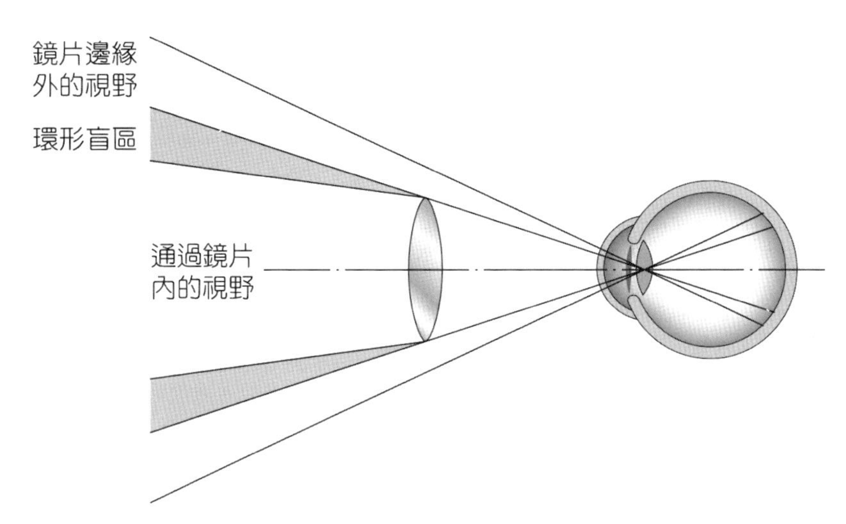

圖 11-2：高屈光度正鏡片的視野變化

(3) 像跳現象：

當頭位保持不動時，環形盲區相對靜止，如果頭轉動時，環形盲區也會圍繞視場轉動。高度數正鏡片配戴者遇見的另外一個視野問題，就是物體經過環形盲區會突然消失或出現的忽然像跳現象。在配戴眼鏡的無晶體眼患者身上，我們經常可以發現特徵性的轉頭動作來看位於旁邊的物體，很明顯他們是在盡量避免因環形盲區的運動而帶來的視覺干擾。

(4) 泳動現象：

當高度正鏡片配戴者保持眼睛不動而轉頭看非直視的物體時，周邊視野呈現明顯的反向運動。此時視軸從原先直視的視野移開，鏡片周邊部與頭位運動方向相同的基底朝內稜鏡效應。這使對周邊視野產生反向運動的感覺，當配戴者雙眼向前注視而發生頭部運動時最為明顯。如果眼睛隨同頭位一起運動，泳動現象即可消失，但是眼睛轉動往往會使視線進入周邊區而產生更多的畸變現象，因此折衷的解決辦法就是相對減少頭和眼睛的轉動幅度。

高屈光度正鏡片常見的問題與解決之道：

(1) 鏡片厚度：

高屈光度正鏡片的中心厚度是需要慎重考慮的，除了採用高折射率材料、減小鏡片直徑與改變鏡片形式外，還可以加抗反射膜、適度染色和倒邊也可以從外觀上修飾鏡片厚度造成的外觀不佳。

(2) 眼鏡重量：

從舒適矯正的角度來說，配戴者的眼鏡必須盡可能輕，當眼鏡配戴在臉上，鏡片所在的鏡框面重量主要在鏡架與配戴者鼻樑的接觸面上形成壓力作用，一般而言，接觸面越大則壓力分布越均勻。眼鏡重量包括鏡架和鏡片重量，鏡架重量主要受材料影響，如無框架、鈦金屬架較輕，而鏡片重量受體積和材料比重影響，減小鏡片體積可相應降低鏡片重量，其和控制鏡片厚度相似。因此鏡片應盡可能地縮小與形狀對稱，鏡框幾何中心距離和配戴者瞳距盡可能接近、即移心量盡可能少，這樣就可以有效降低眼鏡重量。

(3) 配戴者外觀：

無晶體眼鏡片不易被廣泛接受的重要原因主要包括兩方面：一是配戴者眼睛外觀被高屈光度正鏡片顯著放大；二是患者因鏡片對視覺的影響而產生舉止遲鈍的現象。這些原因可能是鏡片的放大率和畸變效應所致，如果鏡片是縮徑設計，則外觀更不尋常，光學區侷限於中央 30~40 mm 範圍，周圍載體並無實際光學作用，所以配戴者的眼睛常會被放大。

縮徑鏡片光學區直徑比全孔徑鏡片小，如圖 11-3，周邊區域是鏡片載體與中心光學區的連接處。因為對鏡片厚度和重量起影響作用的只是光學區，所以縮徑鏡片可以使厚度明顯下降。當鏡架較大又無法使用足夠直徑的全徑球面或非球面高屈光力鏡片時，縮徑設計是很好的選擇。

縮徑鏡片的主要缺點是視野縮小了，為了獲得盡可能大的視野，鏡片往往需要配適得盡可能接近眼睛。正縮徑鏡片外觀似煎蛋或者草帽，所以俗稱「草帽鏡」。

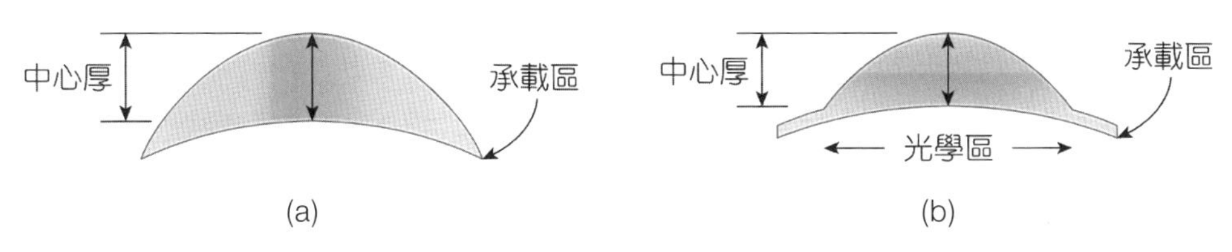

圖 11-3：高屈光度正鏡片設計：(a)全孔徑鏡片；(b)縮徑鏡片

第二節 屈光參差的矯正

屈光參差(Anisometropia)是指雙眼屈光不正度數不等或者屈光狀態不同，在雙眼屈光不正差異量若大於1.00 D時則具有臨床意義，無論矯正與否都會引起視覺問題。

根據 Hering 神經支配法則，雙眼調節反應量相等。如果屈光參差未矯正，則眼睛調節時至多只有一眼視網膜像清晰聚焦或者兩眼視網膜均離焦。對於 5~6 歲以下兒童，未矯正的屈光參差會導致功能性弱視或雙眼視覺問題。如兒童一眼正視另一眼遠視，未矯正時總是傾向使用正視眼，至於遠視眼視因為網膜像不能清晰聚焦，結果該側遠視眼就會出現功能性弱視(Amblyopia)。另外，如果一眼正視與另一眼為近視的情形，則該兒童會在視遠時使用正視眼，而視近時則使用近視眼，因此這種類型的屈光參差較不容易出現功能性弱視的情形。但是立體視和其他雙眼視覺功能則會受到影響。如果青少年或成人存在屈光參差時則比較不容易有正常的雙眼視覺，但如果適當矯正則往往可以恢復正常的雙眼視覺功能。

當屈光參差被矯正時，仍會產生調節系統、聚散系統和雙眼視網膜不等像等方面的視覺問題，以下我們將分別討論之。

1. 屈光參差對調節系統的影響

由於雙眼注視的距離不同而鏡片效用相同時，容易產生調節系統的問題。根據 Hering 神經支配法則，兩眼調節應該均等，但是在屈光參差則因兩眼調節需求不同而產生差異，這種情形稱為誘發性屈光參差 (Induced Anisometropia)。實際上，此時調節反應不會超過較近視眼的調節需求，即大多數人視近時表現為調節滯後，調節量比刺激需求少 0.50 D~0.75 D。

範例 11-3

假設一屈光參差者的眼鏡矯正處方為：OD: +2.00 DS，OS: –4.00 DS，頂點距離為 15 mm，若為調節幅度較大的年輕人，試問在 40 cm 注視距離時誘發的屈光參差是多少？若要獲得最大的雙眼視覺功能，處方應如何修正？

解答：

(1) 應用成像公式 $L' = L + F$ 分別計算雙眼視遠與視近光線聚散度 V_d 和 V_n。

先計算右眼

(a) 求 V_d：

$L' = L + F = 0 + 2.00\ \text{D}$，像距為 $l' = +0.50\ \text{m}$（在眼鏡平面後）

∴鏡片所成的像就是眼光學系統的物，所以對於眼第一主平面，

$l = +0.50 - 0.015 = 0.485\ \text{m}$

因此 $V_d = 1/0.485 = +2.062\ \text{D}$

(b) 求 V_n：

$L' = L + F = -2.50 + 2.00 = -0.50\ \text{D}$，像距為 $l' = -2.00\ \text{m}$（在眼鏡平面後）

∴鏡片所成的像就是眼光學系統的物，

此時的物距對於眼第一主平面，

$l = -2.00 - 0.015 = -2.015$ m

因此 $V_n = 1/-2.015 = -0.496$ D

∴右眼調節 $= V_d - V_n = +2.062 - (-0.496) = 2.56$ D

同樣計算，得左眼調節為 2.15 D

∴在 40 cm 處誘導的屈光參差為雙眼調節需求之差，

即 $2.56 - 2.15 = 0.41$ D

配戴者調節不超過近視眼的調節 2.15 D

如果一眼聚焦，則一眼離焦 0.41 D

(2) 要獲得最大的雙眼視覺功能，在 40 cm 的工作距離需要配戴近距離工作鏡，遠視眼屈光力增加 0.37 D（與 0.41 最接近的鏡片屈光力級數），即新處方為：右眼+2.37 DS，左眼 –4.00 DS。

範例 11-4

假設一屈光參差者的眼鏡矯正處方為：OD: +2.00 DS，OS: –4.00 DS，頂點距離為 15 mm。

(1) 若為老視者，注視距離為 40 cm，兩眼調節幅度都為 +1.00 D 時，求近附加應為多少？

(2) 如是絕對性老視者，近附加為 +2.50 D，若注視距離 40 cm 時，誘發的屈光參差是多少？

解答：

(1) 配戴者各眼均使用 1.00 D 的調節，即 $V_d - V_n = 1.00$ D

對於右眼，$V_d = +2.062$ D，所以 $V_n = +1.062$ D，$\ln = 1/+1.062 = +0.942$ m（主平面）對於眼鏡平面的像距為 $+0.942 + 0.015 = +0.957$ m，則相應眼鏡平面的像的聚散度為 $1/+0.957 = +1.045$ D。

計算所需附加：

根據 $L' = L + F$ ，$+1.045 = -2.50 + F$

$\therefore F = +3.545$（近用總度數）

$\text{Add} = +3.545 - 2.00 = +1.545\ \text{D}$

同樣計算得左眼 $Add = +1.36\ \text{D}$ ，即

遠用處方 OD: +2.00 DS ，OS: –4.00 DS

40 cm 近用處方 OD: +3.55 DS ，OS: –2.64 DS（換算為最接近的鏡片度數級數）可以看到，遠用處方中兩眼鏡片度數相差 6.00 D，而 40 cm 近用處方中相差 6.19 D，沒有近附加時誘導性屈光參差為 0.41 D，而現在減少為 0.19 D。

(2) 絕對性老視者因為使用+2.50 D 的近附加，眼睛沒有調節作用，因此就沒有誘發性屈光參差。

從上述範例中可以看出，沒有近附加時因為眼睛調節而產生的誘發性屈光參差最大，配戴近附加則使之減少，若完全依靠附加鏡而不需要調節時，誘發性屈光參差則為零。

2. 屈光參差對聚散系統的影響

對雙眼聚散系統的影響主要來自視軸經鏡片上光學中心之外的注視點所產生稜鏡效應的差異，包括水平方向和垂直方向。

(1) 水平稜鏡效應的差異：

當雙眼配戴不同屈光度的鏡片時，若視軸偏離鏡片光學中心，就會產生差異性的稜鏡效應，此稜鏡效應與鏡片的屈光度大小及偏心量有關。

範例 11-5

有一患者遠矯正處方為：OD: +3.00 D，OS: +1.00 D。矯正鏡片之光學中心與配戴者遠用瞳距一致。試計算配戴者雙眼視線經過下列位置時鏡片產生的稜鏡效應：

(1) 鏡片光學中心左側 20 mm (2) 鏡片光學中心右側 20 mm

解答：

(1) 當雙眼視線各經過相應鏡片光學中心左側 20 mm 的注視點時，右眼會產生基底朝外的稜鏡效應，而左眼則會產生基底朝內的稜鏡效應，計算過程如下：

OD: $P = cF = 2 \times (+3.00) = 6^{\Delta}$ BO

OS: $P = cF = 2 \times (+1.00) = 2^{\Delta}$ BI

總稜鏡效應為 4^{Δ} BO

(2) 當雙眼視線各經過相應鏡片光學中心右側 20 mm 的注視點時，右眼會產生基底朝內的稜鏡效應，而左眼則會產生基底朝外的稜鏡效應，計算過程如下：

OD: $P = cF = 2 \times (+3.00) = 6^{\Delta}$ BI

OS: $P = cF = 2 \times (+1.00) = 2^{\Delta}$ BO

總稜鏡效應為 4^{Δ} BI

由範例 11-5 可知當雙眼作水平同向轉動時，如雙眼均向左轉，視覺系統必須克服增加的底朝外稜鏡效應；而雙眼均向右轉時，視覺系統需要代償增加的基底朝內的稜鏡效應。此例中右眼鏡片引起的稜鏡效應較多，但是實際上不管注視的方向為何其總稜鏡效應是由雙眼平均分擔的。眼睛基本能夠補償這種水平稜鏡效應，因為水平融像聚散力的幅度比較大，一般正融像聚散(Positive Fusion Vergence; PFV)運動可以補償基底朝外的稜鏡效應，而負融像聚散(Negative Fusion Vergence; NFV)運動則可以補償基底朝內稜鏡效應。

(2) 垂直稜鏡效應的差異：

由於眼睛垂直融像運動幅度較小，垂直稜鏡效應常引起視覺症狀。當已矯正的屈光參差者兩眼視線經鏡片光學中心上方或下方注視時，眼睛遇到垂直稜鏡效應，最多見於近距離工作。閱讀時視線經過光學中心下方的注視點，如果鏡片光學中心是與配戴者遠用瞳距相匹配，此時遠視的眼睛就會遇到基底朝上的稜鏡效應，而近視的眼睛就會遇到基底朝下的稜鏡效應。

如果配戴單光眼鏡，閱讀水平的差異產生之稜鏡效應可能不會造成影響，因為閱讀時頭位會適度前傾，視近時的視線水平和視遠時相近。如果配戴漸進多焦鏡片，視近點在遠用光學中心之下若超過 10 mm，則差異稜鏡效應會顯著增加。少量的垂直稜鏡效應可被垂直融像運動所補償，但垂直融像幅度補償範圍較小，這時候就容易引發視疲勞等症狀。

範例 11-6

雙光眼鏡配戴者處方為：OD: +1.50 DS / −1.00 DCX180 ，OS: +2.50 DS ，ADD:+2.00，如果配戴者經過遠光學中心下方 10 mm 高度水平閱讀，求雙眼的差異稜鏡效應。

解答：

實際上雙眼子片所產生的稜鏡效應是互相抵消的，真正導致影響的是遠矯正處方在垂直方向的屈光力，右眼和左眼分別為+0.50 D 和+2.50 D。

所以雙眼垂直稜鏡效應為

OD: $P = cF = 1\times(+0.50) = 0.5^{\Delta}$ BU

OS: $P = cF = 1\times(+2.50) = 2.5^{\Delta}$ BU

總稜鏡效應為 2^{Δ} BU ，左眼。

不同的配戴者對垂直稜鏡效應的耐受能力具有個體差異。所謂耐受能力就是計算出來的垂直稜鏡差異量和所測量到的垂直隱斜視量之間的差值。一般來說，垂直稜鏡效應差異在 1^{Δ} 之內，不會導致視疲勞等症狀。由於視近點往往在視遠光學中心下方 10 mm 處，所以在屈光參差超過 1.00 D 時，就需要在驗配時考慮到垂直差異稜鏡效應的影響。此時僅僅比較等效球鏡量是不夠的，需要考慮垂直子午線的屈光力差異。

用來減小垂直稜鏡效應差異的方法有：

(1) 降低遠光學中心。
(2) 配戴單光近用眼鏡。
(3) 雙眼配戴不同的子片。
(4) 配戴代償雙光鏡子片。
(5) 配戴稜鏡子片。
(6) 配戴菲涅耳稜鏡。
(7) 配戴削薄鏡片。
(8) 配戴隱形眼鏡。

3. 屈光參差的矯正原則

如果配戴者的屈光參差主要是由於雙眼軸長差異引起的即軸性屈光參差，矯正時選用框架眼鏡形成的雙眼視網膜像大小差異較小；如果屈光參差主要是由雙眼屈光力差異造成、即屈光性屈光參差，那麼應配戴隱形眼鏡使得雙眼視網膜像大小差異較小，這個規律稱為納普定律 (Knapp Law)，如圖 11-4。此定律認為框架眼鏡會改變視網膜像的大小，而隱形眼鏡基本不會。所以對視網膜像放大率的改變來說，框架眼鏡比較適合矯正軸性屈光不正，而隱形眼鏡則適合矯正屈光性屈光不正。

若為軸性屈光不正的類型，一般未矯正的軸性遠視眼的視網膜像較正視眼像小，未矯正的軸性近視眼的視網膜像則較正視眼像大。而若是屈光性屈光不正的類型，則未矯正的近視眼與未矯正的遠視眼和正視眼視網膜像大小一樣。

如果以框架眼鏡來矯正屈光性屈光參差的話，視網膜像的相等性就受到破壞。一般框架眼鏡矯正的屈光性遠視眼視網膜像比正視眼的大，而在屈光性近視眼則比正視眼的小。

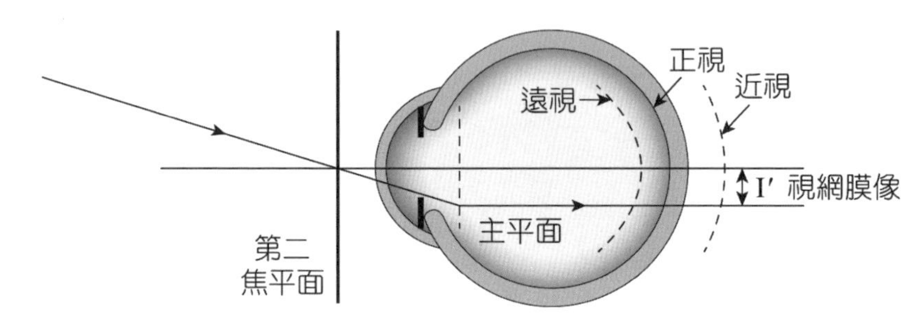

圖 11-4：根據 Knapp 定律，矯正軸性屈光不正的框架眼鏡在眼前焦平面時，形成的像的大小 I' 與正視模型眼的相同

第三節 物像不等視覺的矯正

不等像(aniseikonia)的視覺問題是指兩眼影像的大小和形態存在相對差異，不能形成理想的雙眼視覺。這裡的兩眼影像既包括眼屈光系統所成的視網膜像，也包括視網膜像由於視網膜神經末梢分布及其視覺皮質代表分布的變化。於視網膜像的絕對大小是難以測量的，所以這裡是指像的相對大小，其差異用無焦鏡片矯正時，用相對放大率來表示。如果雙眼像大小差異超過 1%，往往就會產生視覺上的影響。物像不等的原因與分類如下：

1. 生理性物像不等

這是由於雙眼水平方向上存在大約 55~70 mm 的間距（即瞳距），因此通常都會受視網膜像尺寸和形狀上的差異。兩眼之間的間距使得被注視物體的各表面及輪廓從兩個不同的角度被觀看，這就是正常立體視和空間知覺的基礎。如果所觀看的物體不是居於兩眼之間的中線上，而是偏向於一側，則視網膜像的形狀和尺寸的差異會變得更加明顯。作為非對稱集合的結果，距離較近且集合更多的眼的視網膜像會較另一眼視網膜像距離較遠且集合較少的眼的視網膜像要小一些。像大小的差異可以由心理因素來補償而不致出現症狀，卻能提供線索幫助物體空間定位。

2. 異常物像不等

指的是上述生理性物像不等之外的各種形式的物像不等，其原因可能是解剖性的或者是光學性的。解剖性原因包括視網膜感光細胞的分布密度、大腦皮質終末神經視覺通路的功能結構。例如，一眼視網膜神經元素分布較分散則所感知的像較小，這是因為所得到刺激的神經元數量較少的關係。至於光學性的原因包括兩個類型即固有型和誘發型。固有型物像不等僅僅取決於眼屈光系統本身，而誘導型物像不等由矯正鏡片放大率的差異引起。

物像不等根據像的尺寸差異類型分為對稱性差異與非對稱性差異兩種，以下將詳細敘述：

1. 對稱性差異：
   (1) 總體性物像不等：與另一眼相比，一眼看像的增大或縮小但各子午線幅度均等。
   (2) 子午線性物像不等：與另一眼相比，一眼某一子午線方向上的像的大小對稱性地增大或縮小，該子午線可能是水平、垂直或者斜軸方向。
   (3) 複合性物像不等：既有總體性物像不等又有子午線性物像不行等的存在。
2. 非對稱性差異：
   (1) 某一子午線上像的尺寸逐漸增加或者縮小，如柱面鏡形式的類似變化。
   (2) 自視軸各方向像的尺寸逐漸增加或者縮小，類似桶形或枕形畸變。

屈光不正和雙眼轉動不平衡的矯正目的在提供配戴者具有清晰、舒適與持久的視覺，但是仍有部分配戴者不能獲得滿意的視覺，儘管矯正視力好也存在眼部系統性健康問題。如果屈光不正和雙眼轉動不平衡得到適當透鏡與稜鏡的矯正或訓練之後，仍存在上述難以解釋的視覺症狀時，則提醒我們需要注意物像不等的存在。

物像不等主要影響融像和空間結構，因為若要獲得雙眼單視則兩眼視網膜的像必須進行知覺性融像。如果兩眼視網膜像的相似程度越高則融像越容易，若是兩眼視網膜像的尺寸和形狀上的差異很大則會影響融像過程，甚至妨礙雙眼視覺的形成。

雙眼空間知覺的產生機制有兩個：首先從雙眼視覺本質上來說，是由於兩眼水平間隔導致的視網膜像輕度移開的結果，並由此形成正常的立體視覺；其次從單眼視覺本質上來說，主要由獲得性視覺線索形成，如幾何透視、運動視差、重疊、光和影、已知物體的預計大小和距離等。因此人眼對空間定位是單眼和雙眼視覺因素之間不斷交換與統和的結果。

正常的立體視覺取決於正常的視網膜像移開的情形，一般又稱為視差角度(Disparity Angle)，如果視網膜像移開量太大，則將導致異常空間知覺。由於兩眼像的異常尺寸和形狀關係，導致異常的空間定位和雙眼立體視覺的變化，立體空間知覺的變化也會影響空間定位過程的整合和效率。物像不等者常出現的症狀如同屈光不正未矯正者和雙眼轉動不平衡未矯正者一樣，常有雙眼容易疲勞並伴隨有頭痛、畏光、眼花與神經過敏等情形。

物像不等的矯正方式可以採用光學鏡片來改變視網膜像的大小，同時保持位置不變即光線聚散度不變。物像不等的原因可以是屈光參差，或者是雙眼配戴度數相同但形式和厚度不等的矯正鏡片。物像不等鏡可包含屈光處方，也可以是無焦形式的鏡片，此鏡片通常只改變像的大小，而不改變像的位置。

一般來說，設計物像不等鏡時，由於屈光度數因子取決於矯正處方，所以往往透過改變形式因子來達到所需要的眼鏡放大率的變化，若是增加鏡片前表面曲率或是增加鏡片厚度都可以增大放大率。

眼鏡放大率(Spectacle Magnification, SM)有時也叫框架眼鏡放大率，其定義是已矯正的屈光不正眼的視網膜像大小與未矯正的該屈光不正眼的視網膜像大小的比值。因為當屈光不正透過矯正鏡片觀看遠物時，原先模糊的視網膜像不僅清晰聚焦，而且發生大小的變化。假設需要將該鏡片的放大率增加 1%，因為屈光力 F 不能改變，而且鏡片在眼前的頂點距離也難以改變，所以要透過改變形式因子(Shape Factor)來調整視網膜像的大小。

由於度數因子等於 1，無焦物像不等鏡的放大作用只是來自於形式因子，所以無焦物像不等鏡的形式因子也可以表示為

$$\Delta = \frac{-t \times F_2}{10n} \qquad (11\text{-}3)式$$

其中 Δ 是相對放大率即放大率改變量，t 為鏡片軸向厚度，因此改變子午線放大率，可以採取雙柱鏡或雙環曲面的鏡片形式。在屈光參差條件下，尤其是屈光性屈光參差，應當改變度數較低的鏡片的放大率，近似於度數較高者，這樣就可以盡量減小度數差異引起的物像不等的影響。

第四節 低視力助視器中的眼鏡光學原理

臨床還有一些特殊眼視光問題的處理需要用到眼鏡的光學原理，包括低視力(Low vision)患者所使用的助視器等設備。一般低視力助視器分成有光學性的和非光學性的，在光學性的助視器中眼鏡式的助視器為重要部分，由於其配置相對簡單使用方便且材料容易獲得，但通常眼鏡式助視器鏡片為較高度數正鏡片，所以亦存在驗配和使用上的特殊性，本單元將針對眼鏡式低視力助視器的基礎理論與臨床使用作介紹。

1. 低視力助視器的分類與原理

低視力助視器依據患者的使用距離與儀器構造可以分為以下幾類：

(1) 眼鏡式放大鏡：由裝配在眼前的正透鏡或透鏡組合所構成。就光學性能而言裝配在眼鏡架上的鏡頭和手持在相似距離的放大鏡都屬於這類，雙目眼鏡式放大鏡通常要附帶基底朝內的稜鏡來放鬆雙眼的集合，如圖 11-5(a)。

(2) 手持式或臺式放大鏡：通常由單一正透鏡所構成的放大鏡，可方便低視力患者在正常近工作距離下使用，如圖 11-5(b)。

(3) 望遠眼鏡：通常由透鏡組合構成望遠鏡系統，主要用來看遠距離和中距離物體，也可以調整看近，如圖 11-5(c)。

(4) 投影儀和閉路電視系統：利用投影放映的光學系統或電子攝像器將印刷品圖像投射到屏幕上，其特色是可以改變放大率與調整對比度等，如圖 11-5(d)。

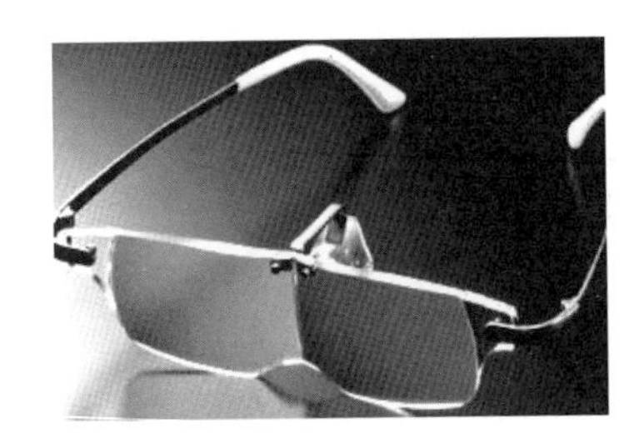

(a)眼鏡式放大鏡

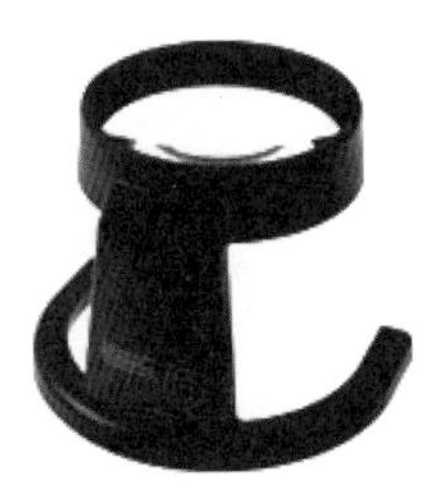

(b)臺式放大鏡

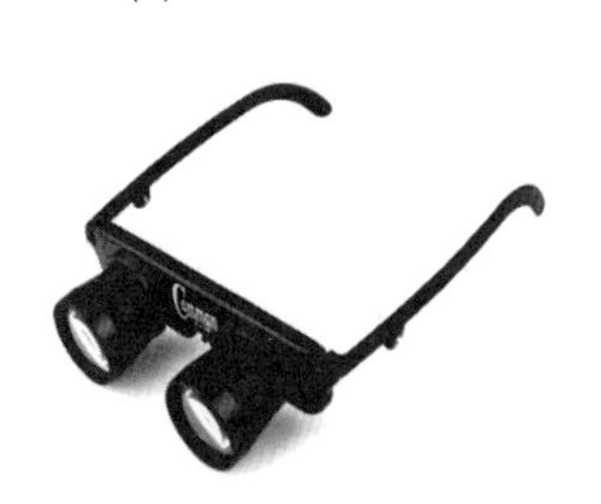

(c)望遠眼鏡

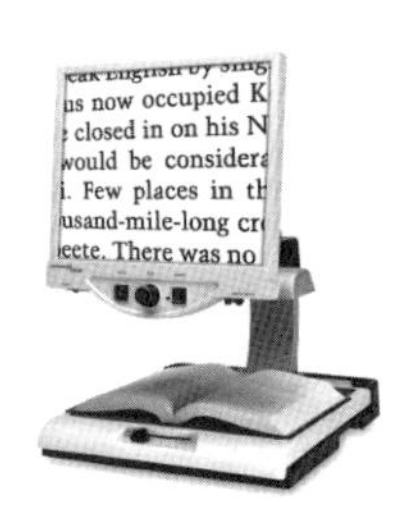

(d)閉路電視系統

圖 11-5：常見各式低視力助視器

低視力患者即使在屈光不正完全矯正時也不能獲得滿意的視敏度，需要藉助其他方法增大視網膜像，即增加放大率以刺激數目更多的感光細胞。增加放大率是否能夠改善視敏度及改善程度取決於低視力的病因。如果只有小部分中央視網膜區域存留視覺，如重度視網膜色素變性（Retinitis Pigmentosa，簡稱 RP），增大視網膜像只是刺激無功能感光細胞，並不會改善視力，反而有可能適得其反。

如果增加放大率能夠改善視力，則視力增加和放大率之間存在一定的關係。如在 3 米處原有視力為 0.1(3/30)，若使用角放大率為 2×的低視力助視器，可將其視力提高到 0.2(3/15)。視網膜像可以眼內任何點作為參照點來表示對應角度，最常用的是眼出瞳中心，因為出瞳中心和入瞳中心互為共軛點，物點對應入瞳中心角度的變化會相應引起視網膜像點對應出瞳中心角度的變化。一般皆以入瞳中心／出瞳中心作為參照點，所有因此推導出來的公式既適用於聚焦像，也可應用於離焦像。

低視力助視器改變放大率的方法，就是透過增加物體對應眼球光學系統的角度，而增加視網膜像的對應角度，因此放大的原理主要可以歸類為：相對距離放大率、相對尺寸放大率、投影放大率、角放大率與有效放大率等五種。不管如何組合上述各種放大率，總放大率是各放大率的乘積而不是代數和。例如：相對尺寸放大率為 2×，相對距離放大率為 2×，則總放大率為 4×。

2. 低視力助視的放大率

(1) 相對距離放大率（Relative Distance Magnification 簡稱 RDM）

RDM 為低視力患者透過縮短眼睛和物體之間的距離，如將注視物體移近或靠近被注視物體，則所對應的物體角度和像的角度均增大。為確定放大率的數值，有必要預先確定參照距離或標準距離，通常為 25 cm 或者 40 cm。

假設物體高度為 h，此物與眼睛入瞳位置相距 q，且對應入瞳中心的角度為 α，如果移近物體到入瞳的新位置之距離為 q'，這時對應入瞳中心的角度為 α'，則相對距離放大率為：

$$\mathrm{RDM} = \frac{\tan\alpha'}{\tan\alpha} = \frac{h/q'}{h/q} = \frac{q}{q'} \qquad (11\text{-}4)式$$

因此 RDM＝原距離／新距離

例如若物體原距離為 40 cm，現將物體移近到 20 cm，則 $\mathrm{RDM} = 40/20 = 2\times$，因此注視距離縮短意味著需要大量的眼調節，如本例之物體移近到在 20 cm 處，則需要 5 D 的調節。如果患者有調節力不足的問題，則需要使用近附加來輔助以獲得清晰的視網膜像，因此本例中需要 +5.00 D 的鏡片作為近附加鏡。

(2) 相對尺寸放大率（Relative Size Magnification，簡稱 RSM）

將物理尺寸一定的物體複製為更大尺寸的物體，例如將小尺寸字體利用影印機的倍率放大複印。要量化相對尺寸放大率，須保持注視距離不變而改變物體的大小。例如可將注視距離固定為 40 cm，此處高為 0.5 mm 的物體若增加到 2.0 mm 高，則相對尺寸放大率為 $\mathrm{RSM} = 2.0/0.5 = 4\times$。

大部分大字體的書籍都是以 14 點～18 點的字體印刷的，我們要將 10 點的標準字體大小放大為 18 點的字體，那麼相對尺寸放大率就是 18/10=1.8×。注意：標準的印刷字體為 8 點～10 點，對應的 Snellen 記錄為 20/50~20/60。距離為 40 cm 時 10 點字對應的視角為 0.25 度，即 15′，因為相同距離 20/20 的字體對應 5′視角，所以一般字體大約是 20/20 字體的三倍大小。其實對於大部分的視近工作者而言，20/20 的視覺需求往往是不必要的，很多情況下 20/50 對於普通的閱讀活動就足夠了。

(3) 投影放大率／CCTV 電子放大率

投影放大率是相對尺寸放大率和相對距離放大率的結合，實際上是另一種相對尺寸放大率，放大的投影像成為被注視的物體（如幻燈投影）。設定 CCTV 的標準注視距離為 40 cm (RDM = 1)，如果距離短於 40 cm，則總放大率為 RDM×RSM。如工作距離為 20 cm，則相對距離放大率為 2×，如果屏幕上的顯示字體是原字體大小的 5 倍，則相對尺寸放大率為 5×，即總共電子放大率為 2×5=10×。

(4) 角放大率（Angle Magnification，簡稱 AM）

角放大率定義為物體經眼光學系統成的像對應的角度，與物體直接對應的角度的比值，通常參照點都為眼入瞳中心。角放大率將透過眼光學系統看到的物體表觀尺寸的增量，與沒有透過眼光學系統直接看到物體尺寸進行比較。雖然前面提到的相對距離放大率(RDM)、相對尺寸放大率(RSM)實際上也是改變對應的成像角度，但是角放大率通常用來特指光學系統本身產生的放大率。

(5) 有效放大率=F/4

將物體經光學系統成於無窮遠處的像的大小與眼前 25 cm 處物體表觀尺寸進行比較，後者需要 4 D 的調節。如果像在無窮遠，即物體在鏡片的焦點上，一般情況下我們多用 25 cm 的對比距離，如果臨床上用 40 cm 進行比較的話，則公式相應為 $\text{Mag} = F / 2.5$，即所需之調節為 2.5 D。

部分低視力患者的主要問題在於視野缺損受限制，可以透過稜鏡移像的原理進行補償，實際應用中最有效的是雙顳側偏盲者。

習　題

1. 有一屈光參差的患者其驗光處方為：OD: +3.00DS / OS: PL，欲使用眼鏡矯正，若右眼鏡片為 +3.00 DS，其中前側 $F_1 = +6.00\text{D}$，中心厚度為 4 mm，試設計左眼的平光鏡片，使左右眼具有等像效果。
2. 有一鏡片度數為 –3.00 D，材料折射率為 1.5，軸向厚度 6 mm，配戴位置在入瞳前方 15 mm 處，若此鏡片的前側屈光度 $F_1 = +4.00\text{D}$、中心厚度 $t = 2\text{mm}$，試計算度數放大率、形式放大率與眼鏡放大率為何？
3. 有一無水晶體眼配戴 +14.00 DS 的鏡片，選擇鏡架的鏡框尺寸為 50 mm，矯正鏡片邊緣厚度 2.0 mm，如果鏡架的幾何中心距(FPD)與配鏡瞳距(PD)相等，計算使用 $n = 1.6$ 材質鏡片之中心厚度為何？
4. 有一患者遠矯正處方為：OD: –6.00 DS，OS: –2.00 DS。矯正鏡片之光學中心與配戴者遠用瞳距一致。試計算配戴者雙眼視線經過下列位置時鏡片產生的稜鏡效應：
   (1) 鏡片光學中心左側 10 mm
   (2) 鏡片光學中心右側 20 mm
5. 有一伽利略望遠鏡的前後透鏡之屈光度分別為 $F_1 = +6.00\text{D}$、$F_2 = -12.00\text{D}$，兩鏡間距 6cm，問其放大率？
6. 雙光眼鏡配戴者處方為：OD: –6.00 DS/+1.00DCX180，OS: –4.00 DS/+1.50 DCX180，ADD:+2.00，如果配戴者經過遠光學中心下方 8 mm 高度水平閱讀，求雙眼的差異稜鏡效應？

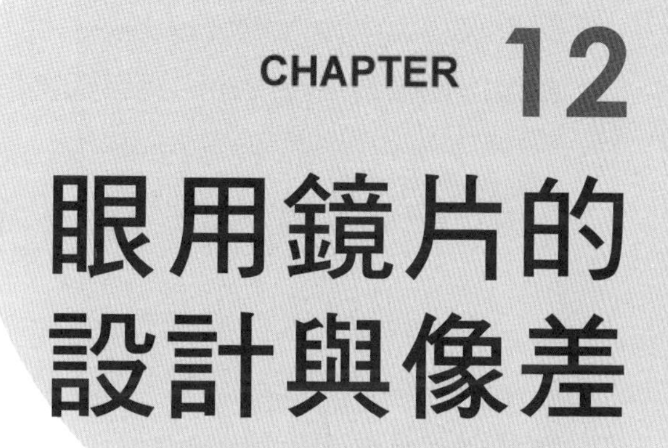

CHAPTER 12 眼用鏡片的設計與像差

從平面鏡、放大鏡到眼用透鏡、稜鏡片等，都是利用光學鏡片的成像原理，而望遠鏡、顯微鏡、照相機更是結合光學系統，以達到大小遠近均能清晰的效果為目的，如果能善加使用光學原理和技術，結合理論與實務，運用設計與製程方面的開發，以及各式光學設計軟體的結合，相信可以讓眼用鏡片達到盡善盡美的境界。

第一節 鏡片的最佳形式設計

眼睛以鏡片進行光學矯正時，必須使鏡片的第二焦點與眼屈光系統的遠點相重合，由於遠點位置與視網膜黃斑中心凹為共軛關係，故進入瞳孔的光束必須聚焦於黃斑中心凹位置，才能得到清晰的影像。一般人瞳孔的直徑約 3~4 mm，故入眼光束作用在鏡片上的範圍僅為極小部分。所以討論眼用光學鏡片時可以近軸光線為主。當眼睛向前正視時所處的位置為原始位置，如圖 12-1 所示，通過瞳孔中心 *P* 以及黃斑中心凹(FC)的直線稱為眼的主光軸線。

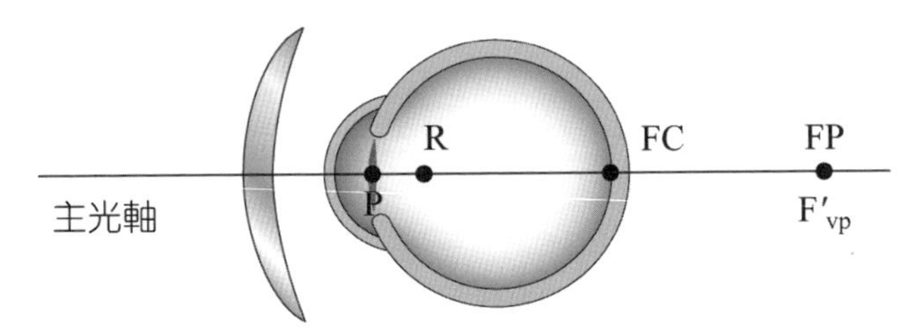

圖 12-1：遠視眼在原始位置配戴矯正鏡片的情況

要使矯正鏡片在配戴位置上不產生稜鏡效果，鏡片的光學中心應與眼的主光軸線重合，且鏡片的第二焦點 F'_{vp} 應與眼的遠點(FP)位置相重合。當我們轉動眼睛注視不在主光軸線上的遠處物體時，與中心凹保持共軛的遠點也隨之轉動，如圖 12-2 所示。由於眼睛能繞著中心 *R* 轉至無數不同的方向，其遠點也有無數不同的位置，但所有位置均與眼轉動中心保持不變距離。由此可以想像遠點的移動可構成一個球面，此球面以眼的轉動中心為圓心，因此此球面稱為遠點球面(Far Point Spherical Surface)，如圖 12-2。

對遠視者而言，遠點球面在眼睛的後方位置，對近視者而言，遠點球面則在眼睛的前方位置。由於連接瞳孔中心和黃斑中心凹的直線通常通過 R，不會因視線方向的改變而改變，可假設有一固定光欄置於 R 處，因此眼鏡片設計的目的是要讓鏡片能將近軸的入射光線皆折射通過 R 點而聚集於遠點球面上，也就是光束無論平行於透鏡的光軸還是斜向入射，都能在遠點球面上成像。

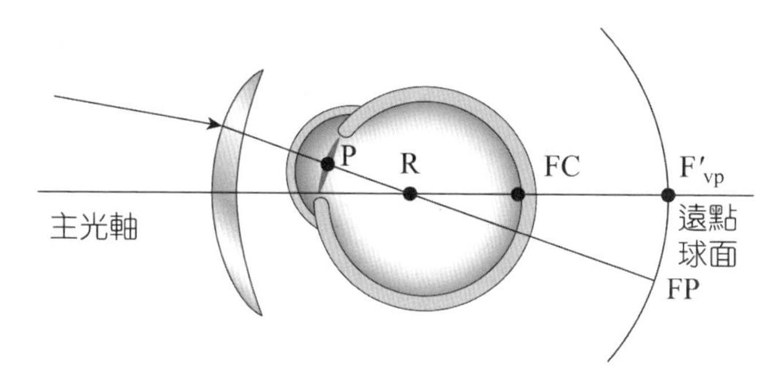

圖 12-2：遠點球面

眼用鏡片在矯正屈光不正的情況下，鏡片成像品質的好壞直接關係到人眼視物的清晰程度及舒適度。對於常用的單光鏡片，無法藉助不同透鏡組合矯正像差，只能在改變片形的條件下把像差控制在較小的範圍。因此許多鏡片設計與製造者皆致力於設計出成像品質好的最佳鏡片形式。

當眼鏡的厚度被忽略時可以用眼鏡片後頂點屈光力 F'_{vp} 來表示鏡片總屈光度，而後頂點屈光力這個度數等於它前後兩個表面屈光力的代數和。因此如果有一個鏡片前表面的屈光力是 +9.00 D，後表面屈光力是 −5.00 D，那麼這個透鏡的總屈光力是 +4.00 D。理論上，一個 +4.00 D的鏡片前後表面可以做成各種形狀的組合，例如，兩個屈光面都是凸面形式的稱之為雙凸透鏡；若一面是平面而另一面是凸面的形式則稱之為平凸透鏡；若為凸面和凹面的組合則稱為彎曲形或新月形透鏡。

對於後頂點屈光力是 +4.00 D 的透鏡，當眼睛沿透鏡光軸注視眼前物體時，如果透鏡前表面的聚散度是 0，透鏡後表面的聚散度是 +4.00 D，則透鏡的後頂點屈光力反映了透鏡的近軸屈光度數。當眼睛旋轉而離開透鏡的光學中心區域視物時，離軸屈光力將根據透鏡的形式產生變化。

例如， +4.00 D 的透鏡若後表面基弧為 –1.50 D，當眼睛在光學中心上方 20 mm 的位置觀看時，即視軸與光軸成 40°時，光線在此位置實際的屈光度數是 +4.00 / +1.25×180。這麼多的散光像差從何而來呢？這是因為光束的折射方向是三維的，並且在相互垂直的平面上，位於切線面的入射角比弧矢面的入射角大，同樣的，切線面的折射角比弧矢面的折射角大，因此在不同位置其入射角和折射角皆不同。鏡片的表面屈光力經過精密計算後，可以消除或者至少減少在成像品質上的某些像差。對一般人來說比較容易適應畸變這種像差，它只有在鏡片形狀或者屈光度數有很大變動的前提下才會產生，而且鏡片設計者也能調整設計來消除此一像差。

在眼用鏡片的設計上，主要像差是來自斜向像散和場曲，透鏡可以利用前後弧的彎曲設計來消除斜向像散的情形，例如 +4.00 D 的透鏡在 35° 位置，該透鏡的屈光力調整下降為 +3.75 D，即可讓斜向像散被完全矯正，但透鏡的平均斜向屈光力卻改變了 –0.25 D，也就是這個透鏡在 35° 方向有一個 –0.25 D 的平均斜向屈光誤差。

例如，後頂點屈光力為 +4.00 D 而基弧為 –4.50 D 的透鏡，如果磨平透鏡聚焦點的彎曲處，則主子午線屈光力將會增加，而斜向散光的誤差量在 35° 時為 +0.25 D，這個小柱鏡模糊斑的影響小於點聚焦形狀的 0.25 D 球形透鏡模糊斑的影響。如果改用 –4.00 D 的基本基弧，球形透鏡主子午線的斜向頂點屈光力增加到一定程度時，眼球內的焦線將位於視網膜旁且到視網膜等距。在35°時，透鏡的離軸屈光力是+3.85 DS/ +0.30 DC。這與離軸屈光力相比，主子午線的屈光力要強0.15 D，而弧矢線上的屈光力要弱0.15 D，而透鏡的平均屈光力為+4.00 D，因此 Percival 透鏡的設計可以消除平均斜向像散。

第二節 眼用鏡片的像差

在幾何光學有關折射定律的討論中已知，光線通過兩個不同介質的界面時遵循折射定律即：$n\sin\theta = n'\sin\theta'$，在前述眼鏡光學對物像關係的討論中，均引用了理想化的公式，理想光學系統的公式是以入射角 θ 非常小($\sin\theta \approx \theta$)為前提的，所以，實際光學系統只有在近軸區才具有與理想光學系統相同的性質。

但實際光學系統的孔徑和視場都有一定的大小，由此將引起有關角度的正弦值 $\sin\theta$ 與弧度值 θ 的差異，產生實際成像與理想成像的不同，我們將這差異稱為像差(Aberration)。像差用幾何量描述，為幾何像差相關鏈接 $\sin\theta$ 的展開式：

$$\sin\theta = \theta - \frac{\theta^3}{3!} + \frac{\theta^5}{5!} - \frac{\theta^7}{7!} \cdots \qquad (12\text{-}1)\text{式}$$

(12-1)式中 $\sin\theta$ 表述實際光線的成像規律；θ 表述理想光線或稱近軸光線(Paraxial Ray)的成像規律，$(\sin\theta - \theta)$ 描述實際成像與理想成像的差異，稱為像差。θ^3 一般表述為初級像差，有時也稱三階像差(3rd-Order Aberrations)，其餘的項統稱為高階像差(Higher-Order Aberrations)。

在眼鏡鏡片的設計中，討論像差時一般僅討論初級像差。眼鏡鏡片的像差為討論方便，光學設計上常將像差分為兩大類：一類是單色像差包括球面像差、慧差、場曲、像散和畸變，這五種像差又稱為賽德像差(Seidel aberration)；另一類是色像差(Chromatic Aberration)。以下我們將介紹各類像差的成因：

1. 賽德像差(Seidel aberration)

(1) 球面像差(Spherical Aberration)

由軸上點 A 發出的光線，經透鏡折射後所得的截距 L' 與 A 點發出的近軸光線折射後的截距 l' 之差 $(\delta L')$ 稱為球面像差(S.A.)，簡稱球差，而離光軸越遠的光線折射越強，成像位置離鏡片越近，因此不能成像於一點而呈斑狀，稱之為彌散光斑(Dispersive Spot)，由圖 12-3 可知球差的公式為 $\delta L' = L' - l'$。為了減少球差這種現象，一般可以在鏡片前放置光欄以遮擋周邊的光線或將球面鏡製成非球面形式。

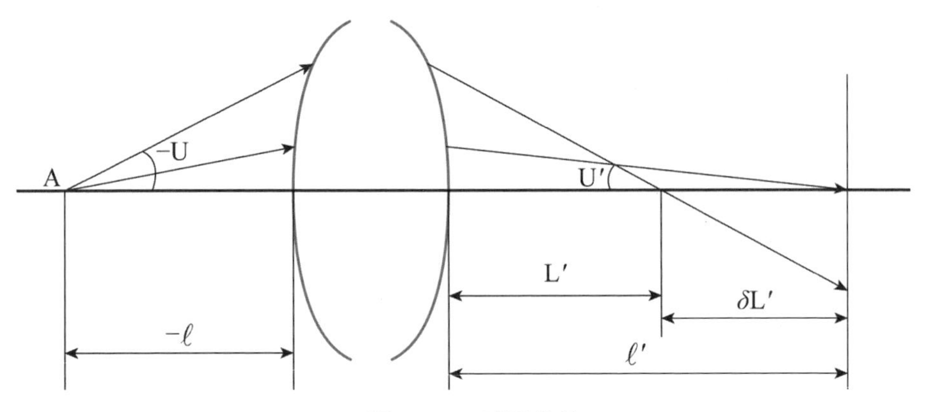

圖 12-3：球面像差

另外，由於一般眼鏡鏡片的表面曲率半徑皆遠大於瞳孔的直徑，故其球差值都較小，例如屈光力為 −10.00 D 的眼鏡片，其球差引起頂焦度的差異僅為 0.02 D，所以在討論眼鏡片的像差時，都將普通眼鏡看做是小孔徑或近軸系統，可將球差的影響忽略不計。所謂的小孔徑或大孔徑，是瞳孔直徑相對折射面的曲率半徑而言。若為屈光力(−10.00 D)的隱形眼鏡，由於其鏡片表面過於彎曲，故會產生較大的球差。因為隱形眼鏡是貼附在角膜表面上的，當人眼觀察不同角度的視野時，隱形眼鏡會隨眼球轉動，因此人眼視線始終在鏡片的較小區域內。所以隱形眼鏡我們可視為是大孔徑小視場的光學系統，而普通的眼鏡鏡片則應屬於小孔徑大視場光學系統，二者產生的球差是截然不同的。

(2) 彗星像差(Coma Aberration)

當物點位於光軸外時，物點偏離了球面系統的對稱軸位置，軸外點的寬光束將會產生一種失去對稱的像差，這種像差稱為彗星像差，簡稱為彗差(Coma)，如圖 12-4。彗差的表現形式為，在理想像點處特別亮，彌散斑分布在一對稱於該點與光軸連線的60°區域內，且亮度迅速降低。若在黑背景下，看到的是一拖著暗紅尾巴的亮點，類似於彗星。人眼在黑暗中因為瞳孔變大的關係，在觀察離軸外較高處的點光源時，常會看到光源拖著長長的尾巴，這就是彗差引起的。

對於單片透鏡而言，當球面像差最小時，彗差也最小。彗差也會隨鏡片口徑之平方而增加，當物點 P 離光軸愈遠，則彗星形狀大小與 P 點至光軸距離呈比例增加。

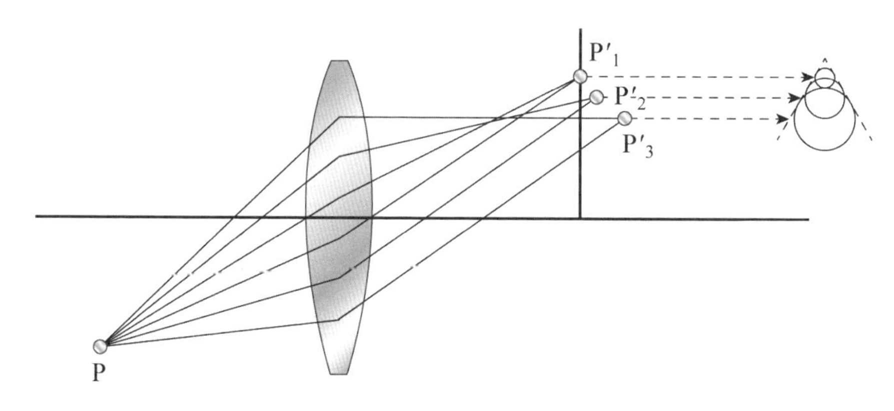

圖 12-4：彗星像差

(3) 場曲(Field Curve)

平面物體成彎曲像面的成像缺陷稱為視場彎曲，簡稱場曲(Field Curve)，又稱帕茲伐曲面(Petzval surface)，如圖 12-5。由幾何光學可知，在理想光學系統中，若物面是一對稱於折射球面球心的球面，其像面也必將是一對稱於該球心的球面。但若物面為一平面，其離軸點距球心的距離比球面更遠，按物像同向移動的規律，實際像面應比球面更彎向球心。設在理想像點處垂直於光軸的平面為理想像面，則實際像面與理想像面的差異就叫場曲。

帕茲伐曲面之曲率半徑為 $r_p = -nf$ ，如欲使單一透鏡之視場展平，則 r_p 應愈大愈好，對某固定屈光度之透鏡，則需選用高折射率之玻璃。也可以將一正透鏡與一負透鏡合併成為消色差雙片鏡組(Achromatic doublet)情形，這是利用 $n_1 f_1 + n_2 f_2 = 0$ ，則視場彎曲即可消去。

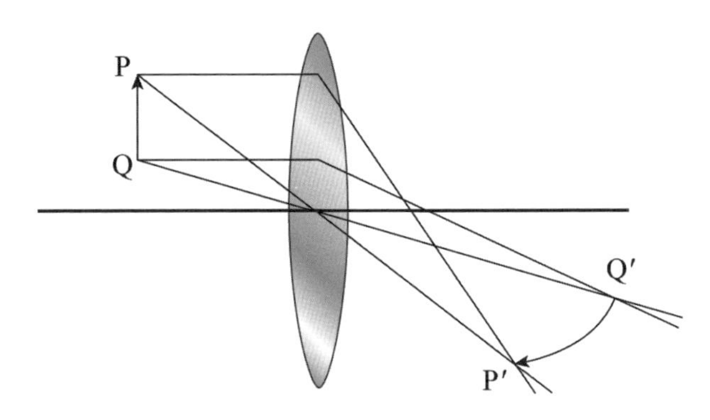

圖 12-5：視場彎曲

(4) 斜向像散(Oblique Astigmatic Error)

當軸外物點 Q 發出的一束很細的光束通過入瞳時，由於該斜向光束的軸外正切面 TT' (Tangential Plane)和弧矢面 SS' (Sagittal Plane)光線的不對稱，使得正切像點 Q'_T 與弧矢像點 Q'_s 不重合，即一個物點的成像將被聚焦為正切和弧矢兩個焦線，這種像差稱為斜向像散(Oblique Astigmatic Error)，也就是常說的散光形式(Astigmatism)，如圖 12-6 所示。

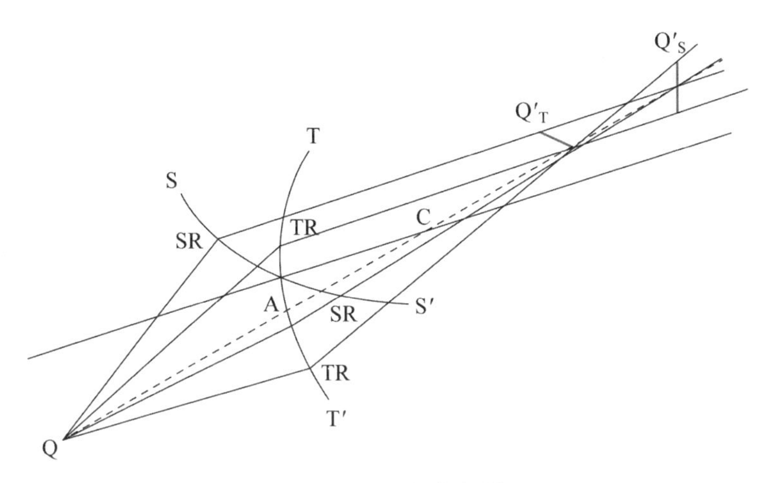

圖 12-6：斜向像散

(5) 畸變(Distortion)

畸變按其定義就是物像變形，依理想光學系統的表述，在高斯像面上的像是完美的，畸變就是實際像點與理想像點之間的差異，也是不同的視場上像的垂軸向放大率或稱橫向放大率(Transverse Magnification)的差異，這使像相對於原物失去了相似性。一般情況下，畸變隨視場增大呈單調變化。當畸變為正時，實際像高大於理想像高，放大率隨視場的增大而增大，形成針插畸變(Pincushion Distortion)或稱枕形畸變，如圖 12-7(a)；當畸變為負值時，實際像高小於理想像高，放大率隨視場增大而減小，形成如圖 12-7(b)所示的桶形畸變(Barrel Distortion)。一般正透鏡產生正畸變像呈枕形；負透鏡產生負畸變像呈桶形，畸變不影響成像的清晰度但會使像產生變形。

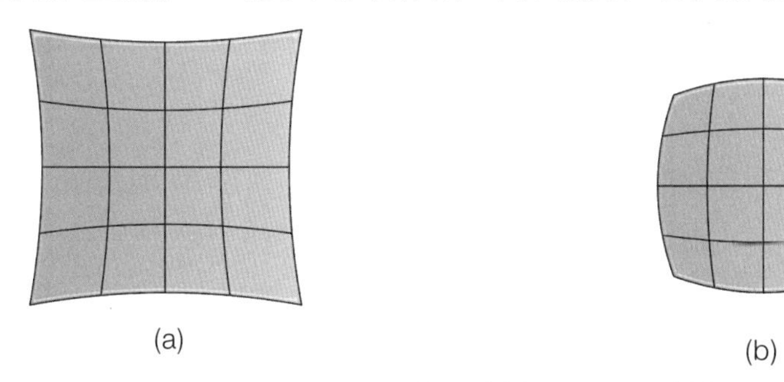

圖 12-7：(a)枕形畸變；(b)桶形畸變

2. 色像差(Chromatic Aberration)

由於光學材料大多具有色散(Dispersion)效應，即其折射率相對不同波長的色光是變化的，一般對波長較短的藍色色光折射率較大，對於波長較長的紅色色光折射率較小。其實色散直接改變的是鏡片相對於不同色光的屈折力，也可說是在鏡片偏離光心點上由於色散引起的稜鏡度的變化。

色像差(Chromatic Aberration)簡稱色差，可分為兩種：一種是沿光軸方向，使軸上物點的成像位置發生變化，稱為縱向色差(Longitudinal Chromatic Aberration)，也稱軸上(Axial)色差或位置色差；另一種是在與光軸垂直的方向上，使成像的大小有所變化，稱為橫向色差(Transverse Chromatic Aberration)，也稱垂軸(Lateral)色差或倍率色差，如圖 12-8。由於人眼本身也具有一定程度的色差，所以對沿光軸方向的縱向色差並不敏感。

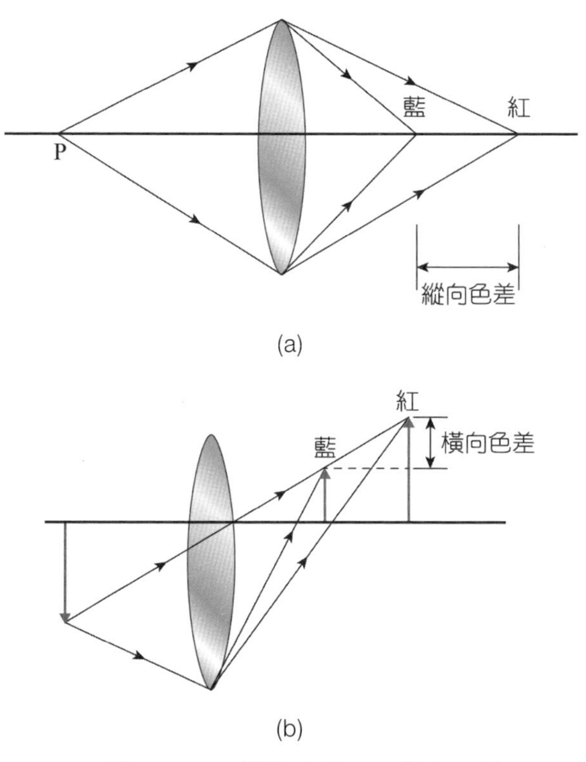

圖 12-8：(a)縱向色差；(b)橫向色差

人眼在白光下視物時一般以黃光的調節量為基準，此時對紅光和綠光的調節分別有 ±0.30 D的差異，但這並不影響成像的清晰度，若再加一黃色濾光片則會覺得清晰度提高了不少。但若物體是飽和度和對比度都較高的彩色複合物，由於眼球對不同顏色的調節，平面物體會出現像按色分層的現象，特別是正透鏡的縱向色差若與眼球的色差一致，則會增大這種分層感。

橫向色差的值超過 0.12 稜鏡度就會感覺出色像差。設人眼轉動中心至鏡面距離為 2.7 公分，在不同材質下，按照各色光折射率計算光心至稜鏡作用的距離與視角關係。人在自然狀態下移動視線的角度大約 15°，因此想看 15°以上的物體時，頭部或身體就要同時移動。以 PC 材質為例，若度數在 5.00 D 以內，人在自然狀態下的橫向色差會小於 0.12 稜鏡度，因此人眼不會感覺到色差，但超過 5.00 D 以上人眼就感覺到橫向色差的存在。

為了減少色差可能帶來的困擾，對於低阿貝數(Abbe's Number)鏡片如 PC 鏡片和一些高折射率材料，應該考慮的主要配鏡因素如下：

(1) 測量單眼瞳距；
(2) 測量主參考點高度與考慮傾斜角度；
(3) 減小鏡眼距離；
(4) 要有足夠的傾斜角度，但對於高屈光度鏡片，其傾斜角度應小於 10 度；
(5) 注意邊緣厚度的比較。

鏡片所產生的球面像差及彗星像差一般皆很小，可以忽略不計，而色差雖然存在，但由於眼睛對可見光譜(Spectrum)兩端感度降低，如圖 12-9，所以鏡片縱向色差幾乎不易察覺。戴眼鏡者所關心的倒是橫向色差。橫向色差若不超過 0.12 稜鏡度，則影響不大，剩下的像差只有斜射像散、視場彎曲及畸變這三種，其中畸變只改變像之形狀而不影響像之清晰度，故影響較不嚴重，而視場彎曲可由眼球自動調整，所以應以消除斜向像散為優先。

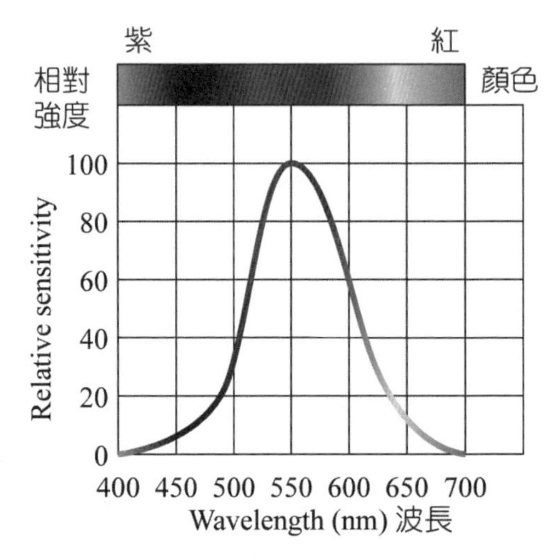

圖 12-9：對不同波長的可見光之視覺相對敏感度

要消除鏡片的斜向像散像差可控制之變數有以下四種：

(1) 鏡片後頂點(Back vertex)至眼睛轉動中心(Center of rotation)之距離。
(2) 鏡片厚度。
(3) 鏡片之介質折射率。
(4) 在總屈光度(Total Power)保持定值下，調整鏡片前、後面屈光力值。

為了美觀與整體造型，眼鏡片設計應盡量靠近眼睛為原則，而且鏡片厚度應愈薄愈好，此外還應選用安全的鏡片材質。因此可控制之變數只剩下一種，就是利用調整鏡片前、後弧度的設計來消除斜向像散像差，如何設計鏡片前、後弧度的曲率，我們將於第三節進行討論。

第三節 Tscherning's 橢圓

現代鏡片設計已經進入電腦輔助設計時代，透過電腦能夠製作出非常精確的三角射線追踪路徑，形成視野圖。在使用電腦輔助設計之前，鏡片設計者在試圖縮減設計新型鏡片所需時間的研究中，將一些點焦形式即最佳形式的曲率半徑排列成表，形成了一個合理的屈光系列表，即透過球面三階理論計算而來，由此獲得最好的鏡片透鏡形式。

19 世紀末，Marius Tscherning 博士發表著作，將消初級斜向像散理論應用於鏡片的設計，標畫了一個橢圓形曲線圖，以供鏡片設計查用，這就是著名的 Tscherning 橢圓。這樣在設計鏡片時能夠從多種基弧中做選擇，因而能夠更加有效地控制像散。圖 12-10 中橢圓的上半葉軌跡，稱為 Ostwalt 形式；橢圓的下半葉軌跡，稱為 Wollaston 形式。Tscherning 橢圓的內圈 DV 適用於遠用鏡，外圈 NV 則適用於近用鏡。在配製鏡片時，對選定的焦度 F，可在橢圓形曲線圖中找到兩個後面焦度 F_2 的解，由於 $F_2 < 0$，Ostwalt 形式 F_2 的絕對值較小，Wollaston 形式 F_2 的絕對值較大，然後再選配 F_1 以滿足後頂點屈光力 F_V' 的值，這種鏡片就稱為消像散鏡片。

在圖 12-10 中 Ostwalt 葉的近用部分與遠用部分彎度相差較多，而在 Wollaston 葉這兩者相差不多，甚至可以共用一個後面彎度。但由於 Tscherning 橢圓考慮的僅是薄透鏡及初級斜向像散情形，要得到更精確的最佳鏡片形式，我們還可以用幾何方法進行光線追跡，真實地表述系統的像散。

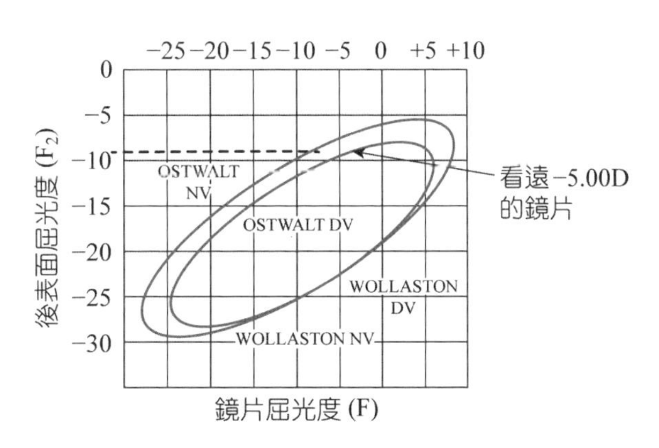

圖 12-10：Tscherning 橢圓

由圖 12-10 之 Tscherning 橢圓可知，一個看遠 −5.00 D的鏡片應使用 −9.50 D的後表面弧度與+4.50D 的前表面設計，可以消除斜向像散。如果本橢圓設計應用於球鏡的話，則橢圓範圍外的屈光力鏡片不能消除斜向像散，如果將橢圓範圍外的屈光力也製成點聚焦形狀，就需要藉助非球面設計才能中和斜向像散。

如果 Tscherning 橢圓被應用於製作更高折射率的鏡片，針對增加屈光力負鏡片，我們可以發現上限範圍的限制沒有改變，但是下限的限制卻增加了。透過分別對 1.50、1.70、1.90 折射材料製成的橢圓比較後，可得出一個規則，即當折射率增加時，需要增加鏡片的彎曲度來消除斜向像散。

如果實際設計一系列最佳鏡片形式時，必須仰賴較為精確的三角計算方法。但是我們發現鏡片傾角為10°時無像散，但傾角為30°時則存在像散，反之，在30°時無像散但在10°傾角時存在像散。由此可見鏡片的設計形式應該是採用折衷的平衡方式。

眼用鏡片的常用視場角約30°，也就是說需要在這一視場內保持較好的成像品質。對於單光鏡片而言，光軸外點之細光束的斜向像散是影響成像品質的主要因素。它取決於鏡片的視場角、鏡片的屈光度數、後頂點度、後頂點到眼球迴轉中心的距離(Center of Rotation Distance; CRD)、鏡片折射率、鏡片厚度以及眼到注視目標的距離等因素。因此，對某一距離可以矯正像散情形的鏡片在其他距離可能還有殘餘像散(Residual Astigmatism)，所以被矯正的像散只是控制在某一臨界值範圍內。

範例 12-1

有一鏡片之遠用度數為 −10.00 DS，若鏡眼距為 12 mm，鏡片材質折射率為 1.523，求鏡片的最佳形式為何？

解答：

由鏡眼距 12 mm，$n = 1.523$ 等參數找出相應的 Tscherning 橢圓。因為是遠用鏡片，故由 $F'_v = -10.00$ DS 這一數據在內橢圓下，找出前表面屈光力 $F_1 = +3.00$ D 而後表面屈光力 $F_2 = -13.00$ D。因此

前表面曲率半徑 $r_1 = (n-1)/F_1 = (1.523-1)/3 \times 1000 = 174.3$ mm

後表面曲率半徑 $r_2 = (n-1)/F_2 = (1.523-1)/-13 \times 1000 = 40.2$ mm

所以鏡片的形式為新月形

常用屈光度在 +7.00 D ~ −14.00 D 範圍的正鏡片或負鏡片，其最佳片形為新月形，由圖 12-11 可知關於斜向像散的消除使用新月形鏡片會較平凸形鏡片為佳，至於鏡片屈光度若大於 ±14.00 DS 以上者，其最佳鏡片形式應接近於平凸或平凹形。

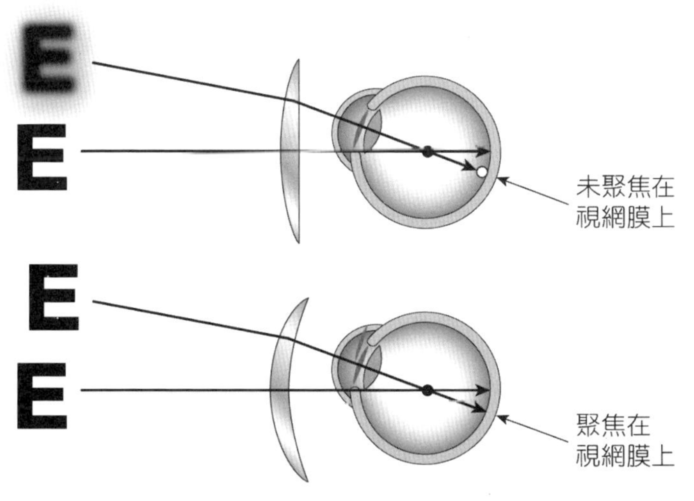

圖 12-11：新月形鏡片與平凸形鏡片之成像比較

對環曲面鏡片，通常凹環曲面的成像品質優於凸環曲面形式，因而對複性近視散光用的矯正鏡片，大都採用凹環曲面，即把負柱面做在凹面上之內散形式。對於複性遠視散光用的矯正鏡片，凹環曲面和凸環曲面對鏡片成像品質的影響相似。但考慮凹柱面對放大率等有好處，因而也常把凸柱鏡轉換成凹柱鏡而做在凹面上。

第四節 傾斜的鏡片對矯正效果的影響

眼鏡鏡框平面與垂直平面的夾角一般有6°、8°、10°幾種規格，許多不標準的眼鏡架及戴鏡的變形就可能形成傾斜度大小對視覺習慣的影響。例如，一個戴慣前傾角度(Pantoscopic Angle)為10°眼鏡的人，若其新配眼鏡之前傾角度為0°，即使鏡片度數與瞳距均與原有眼鏡相同，但是戴上新眼鏡後視物也可能出現頭暈、上下定位不準確等不適症狀，這種現象主要是因為傾斜的鏡片已經使原有屈光度產生了變化，若鏡片因為傾斜角度的變化會產生新的球面與柱面屈光度的現象，圖 12-12 可以看出鏡片傾斜時原本的像點變為散光之像散情形。

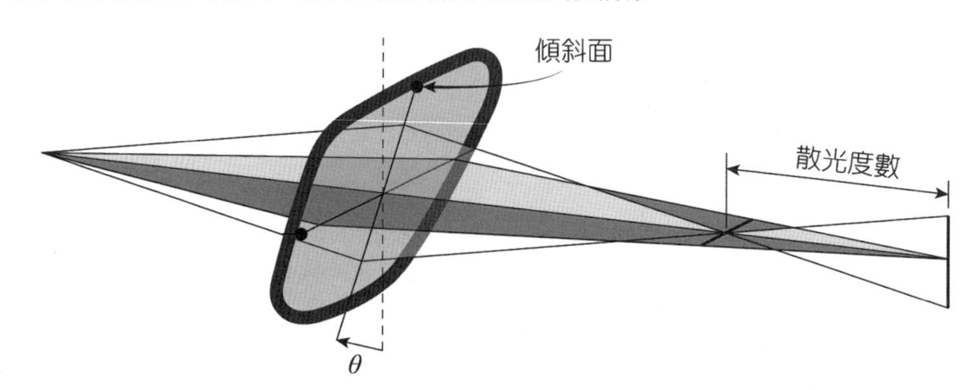

圖 12-12：矯正鏡片傾斜時的像散情形

當鏡片傾斜時影響屈光度變化的兩個因素為：鏡片在垂直方向的屈光度以及傾斜的角度。新的球面與柱面屈光度可以由以下公式求得：

$$S' = S(1+\frac{\sin^2\theta}{2n}) \qquad (12\text{-}2)\text{式}$$

上式中 S' 為新的球面度數，S 為矯正鏡片度數，θ 為鏡片傾斜角度，$\theta=0$ 為垂直方向的角度，n 為鏡片的折射率。

$$C = S'(\tan^2\theta) \qquad (12\text{-}3)\text{式}$$

上式中 C 為傾斜的矯正鏡片所引起的柱面度數，S' 為新的球面度數，一般正的球鏡會引起正的柱面度數，而負的球鏡則會引起負的柱面度，至於柱軸角度則在 180 方向。由(12-2)與(12-3)式可知產生新的球面度數與引發的柱面度數皆與原有矯正鏡片的度數呈正比，同時也與傾斜角度呈正比之關係，如圖 12-13。

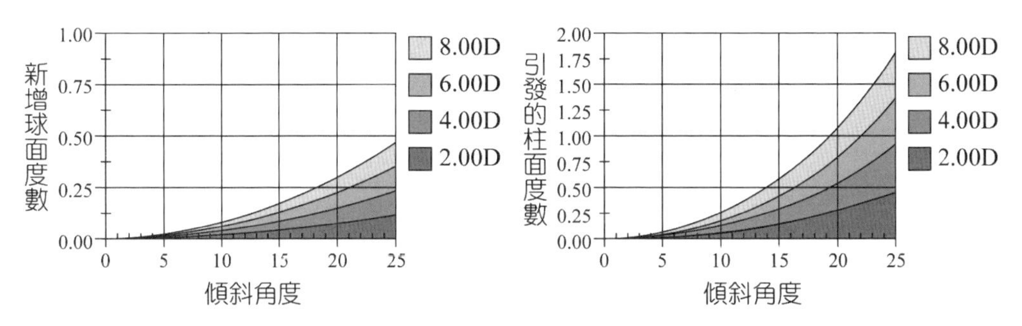

圖 12-13：鏡片傾斜角度與產生的新球面度數與柱面度數的關係

範例 12-2

有一玻璃鏡片 ($n=1.523$) 屈光度為 −5.00 DS，若鏡片前傾角度為 7°，問新的等效度數為何？

解答：

$$S'=S(1+\frac{\sin^2\theta}{2n})$$

$$=-5(1+\frac{\sin^2 7}{2\times 1.523})=-5.024\,\text{D}$$

$$C=-5.024(\tan^2 7)=-0.076\quad \text{axis}180°$$

∴新的等效度數為 −5.024 DS / −0.076 DCX180

因此可知此 −5.00 DS 鏡片傾斜 7°產生等效屈光度改變的效應可以忽略

範例 12-3

有一眼鏡鏡片 ($n=1.7$) 屈光度為 +14.00 DS，若鏡片前傾角度為 20°，問新的等效度數為何？

解答：

$$S'=S(1+\frac{\sin^2\theta}{2n})$$

$$=+14(1+\frac{\sin^2 20}{2\times 1.7})=+14.482\,\text{D}$$

$$C=14.482(\tan^2 20)=+1.919\quad \text{axis}180°$$

∴新的等效度數為 +14.482 DS / +1.919 DCX180

由以上範例可知高屈光度鏡片加上大的前傾角度將產生明顯的等效屈光度改變。

第五節 特殊眼鏡的設計

1. 近附加不為球鏡的設計

有時候遠用和近用矯正處方的柱鏡度數和軸位不同，最簡單的解決辦法是配戴兩副眼鏡分別看遠和看近用。但是也可以設計成雙光鏡的形式，最簡易的雙光鏡是分離型雙光鏡，將度數不同的遠用鏡片和近用鏡片各切割成一半，然後裝配到鏡架上去，也可以設計成膠合雙光鏡，將子片後表面製成環曲面。例如，有一處方為：

遠用 OD: +1.00 / +3.00×90

近用 OD: +3.00 / +3.25×90，近附加為 +2.00 / +0.25×90

其中近附加的柱鏡 +0.25×90 是用來完全矯正視近時的眼散光。

上述處方也可以設計成整體雙光鏡的形式，主片前表面曲率和視近區不同。另外，熔合雙光鏡也可以達到遠用、近用區域柱鏡度數或者軸位不同的目的，將凹陷面設計成環曲面。如圖 12-14，膠合雙光是將兩個鏡片分別磨好度數及形狀後再用膠黏合在一起的雙光，熔合雙光是將兩種鏡片熔合在一起後再整體研磨度數的雙光，另外整體雙光是主、子鏡片為同種材料且為一個整體的雙光。熔合雙光從外觀及主、子片結合牢固度來看優於膠合雙光，是人們喜愛選擇的一種雙光鏡片形式，因為整體雙光和膠合雙光一樣有明顯的凹凸感。

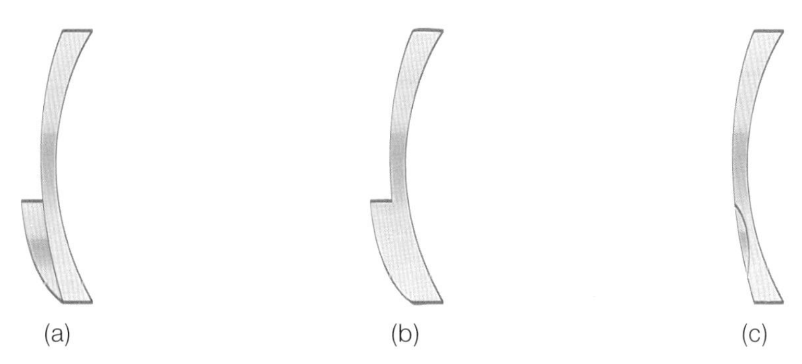

圖 12-14：(a)膠合雙光眼鏡；(b)整體雙光眼鏡；(c)熔合雙光眼鏡

2. 漸進多焦點鏡片的屈光循環設計

漸進多焦點鏡片的設計理念遵循了一個獨創的步驟，稱為「屈光循環設計」。屈光循環設計可以分為五個步驟，即生理需求數據採集、光學計算、鏡片製造、鏡片測量及臨床測試。這是一個不斷重複進行的循環過程，直至在臨床測試中獲得戴鏡者滿意的回饋為止，如圖 12-15。

在整個鏡片設計過程中的兩個基本前提如下：

(1) 眼鏡片是光學器具，如同照相機的成像原理，而且從物理學的角度不可能獲得一個完美的像，因此設計中必須進行折衷處理。

(2) 設計出來的鏡片不可能在臨床測試中很快就獲得令人滿意的效果。

設計者必須將生理測量數據轉換為設計係數。此外，透過在鏡片垂直主平面上所視物體的空間觀察和測量，設計者能夠較容易地推導出鏡片上主要注視點的軌跡，從而形成了漸進多焦點鏡片的結構圖。因為鏡片的各項特性是相互關聯的，為了確保一項常需修改其他方面。同樣，太致力於減少一個方面的不足，往往會在其他方面形成更多的不利因素。因此，解決的辦法就是設計中採用折衷處理原則。

真實鏡片和設計鏡片之間在測量上的差異，從中利用優化功能和最優化程式來進行改良，使其差異趨向零，這需要從長期積累的經驗知識中獲得。為了使整個鏡片系統獲得良好的性能，往往需要犧牲一些關鍵要素，事實上，在評估鏡片優化程式中，考慮了與光學相關的目標或臨界值的屈光力、偏離和像差等等，因為任何透鏡表面的變化都將改變光學特徵。

所設計出的鏡片可能會與戴鏡者實際期望不相符，所以在整個重複循環中，臨床測試是一個關鍵步驟，它是鑑別理論與實際是否一致的唯一標準。臨床測試通常是在嚴格的條件控制下進行。試戴鏡者要在排除任何偏見的條件下接受詢問，同時還要接受主客觀測量。如果一切順利，所設計的鏡片將能夠繼續被採用：上市或者保留；否則，帶著這個假設失敗的經驗進入下一個循環。不論使用了多少技術方法，這個設計過程完全取決於戴鏡者最後的正確判斷。這樣循環設計的步驟將可不斷完善鏡片的設計性能，滿足配鏡者的需求。

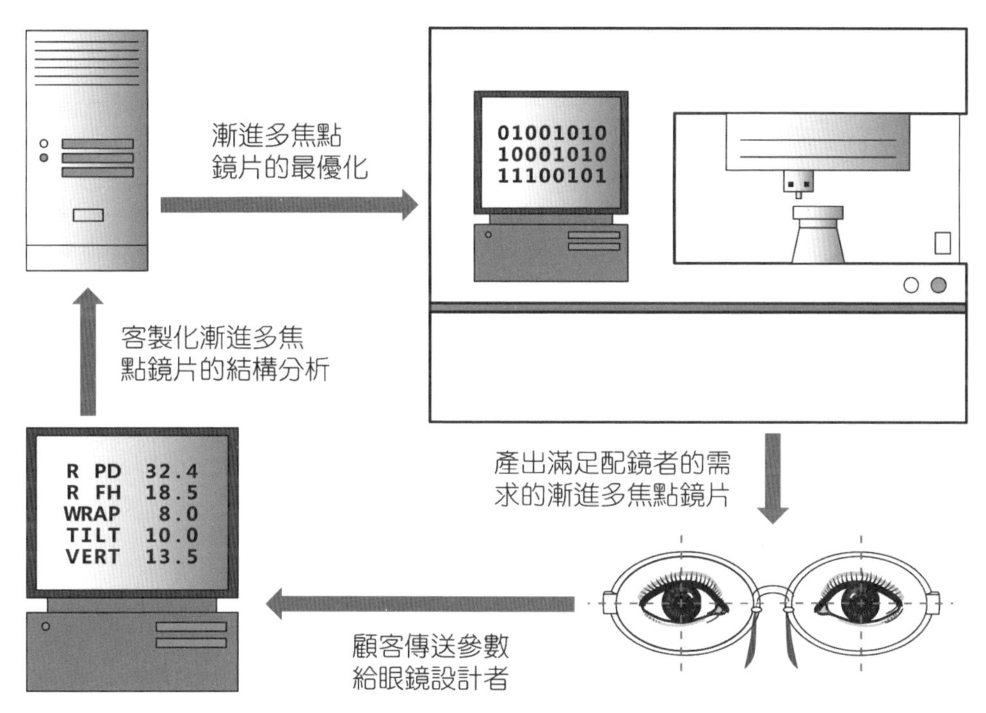

圖 12-15：漸進多焦點鏡片的設計流程

3. 菲涅耳鏡

法國科學家菲涅耳(Fresnel)發明的菲涅耳鏡，以聚氯乙烯(PVC)為材料，可以產生透鏡和稜鏡的光線折射作用。菲涅耳鏡可被認為由許多並列放置於一彈性薄膜上的小稜鏡單元組成，薄膜可以被切割成任意的形狀和大小，黏附在平光鏡片載體上形成單光鏡，也可以黏附到單光載體鏡片上形成雙光鏡等等。圖 12-16 為普通球鏡及稜鏡和菲涅耳鏡的區別，由於菲涅耳鏡外觀呈現斷續感，並且 PVC 材料光學性並不好，因此可能會影響視力。然而這種鏡片的優點是便捷、輕巧、纖薄，特別適合臨時試驗性給配戴者體驗，如試戴成功，則可正式驗配普通鏡片形式。

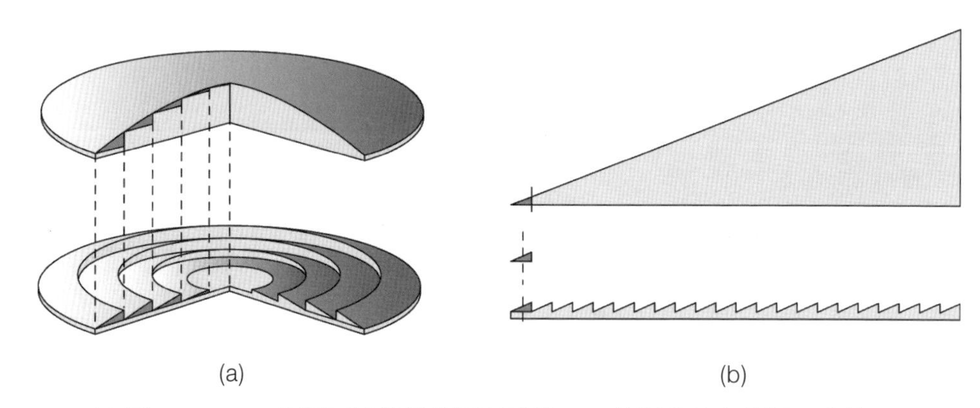

圖 12-16：(a)普通正球鏡與菲涅耳球鏡；(b)普通稜鏡與菲涅耳稜鏡

4. 改變眼睛外觀的鏡片

正鏡片往往可以將物體放大，而反之負鏡片使物體縮小，藉由這些放大率的變化不僅使視網膜像的尺寸發生改變，而且使配戴者眼睛的外觀大小發生變化。一般來說，我們需要盡可能減少這種放大率變化帶來的影響，但是有時候卻需要利用這種放大率的變化，以下說明改變眼睛外觀鏡片的應用情形：

(1) 如果某人雙眼中的一個眼球喪失了而更換一隻義眼，可能在顏色上義眼和另一眼球相匹配，但是由於義眼通常會內陷看起來會變小。這時候就可以透過配戴正球鏡來增加該義眼的外觀尺寸，或是可以使用負球鏡來減小正常一眼的外觀尺寸。

(2) 平柱鏡可以用來改變某一子午線方向眼睛外觀尺寸，例如某人雙眼中的一個眼球已無視力，但其眼瞼裂水平寬度偏窄，垂直方向的高度與有視力眼相同，則此時可以選用軸位在90°的平正柱鏡來改變眼睛外觀。

(3) 改變眼瞼傾斜，有時候義眼的眼瞼看起來有些傾斜，可以利用傾斜柱鏡的剪動原理，因為正柱鏡會使直線逆向旋轉，而負柱鏡則使直線順向旋轉，採用正柱鏡還是負柱鏡，關鍵是取決於想獲得的放大率，一般可以在眼前放置試鏡片，觀察使眼瞼正位的位置，可以幫助確定柱鏡軸位。

5. 非球面鏡片

非球面鏡(Aspherical Lens)是指表面不是球面或者柱面的透鏡，如圖12-17。非球面鏡的複雜表面可以減少或消除球差或者其他像差。單一非球面鏡可以替代很多的複雜球面鏡系統，這樣的系統設計會更小、更輕，甚至有時候會更便宜。非球面鏡元件被用來設計多光學元件的廣角鏡或者標準鏡頭，以此來減少像差。

非球面鏡通常被用來製造眼鏡鏡片，這種設計可以使眼鏡更薄，同時觀察者會感到戴眼鏡的人眼睛變形情形較小。非球面眼鏡並不會比「最優形式」球面眼鏡有更好的視覺效果，不過在沒有降低光學性能的條件下，使眼鏡厚度更薄，表面更平。

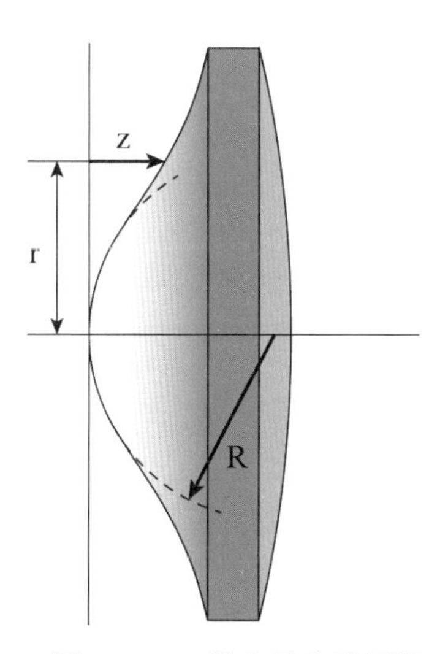

圖 12-17：雙凸型非球面鏡

非球面鏡片表面設計常依據以下公式：

$$z(r)=\frac{r^2}{R\left(1-\sqrt{1+(1+\kappa)\frac{r^2}{\kappa^2}}\right)}+\alpha_1 r^2+\alpha_2 r^4+\alpha_3 r^6+\cdots$$

上式中 z 為光軸的方向，$z(r)$ 為頂點(Vertex)與表面在 z 方向的位移量，r 為與光軸的距離，在頂點位置之 $r=0$，α_i 係數為描述表面與所指定的 R 與 κ 之軸向對稱二次曲面的偏差。若 α_i 係數為 0 則 R 為曲率半徑，而 κ 為錐形常數。若 $\kappa=0$ 為球面表面，$\kappa=-1$ 為拋物線表面，$-1<\kappa<0$ 表面為長型橢球表面，$\kappa>0$ 表面為扁型橢球表面。

習 題

1. 根據 Tscherning 橢圓，求 –7.00 D 鏡片的前後面屈光度？
2. 有一鏡片度數為 +6.00 DS，若中心厚度為 4 mm，材質折射率為 1.523，請根據 Tscherning 橢圓，求鏡片的最佳形式為何？
3. 若將+4.00 D 的透鏡前傾 15 度，問新的等效度數為何？（鏡片折射率為 1.50）
4. 光學設計上常將單色像差包含哪些？
5. 要消除鏡片的斜向像散像差可控制之變數有哪些？
6. 非球面鏡片在裝配時，光學中心的位置與什麼有關？

MEMO :

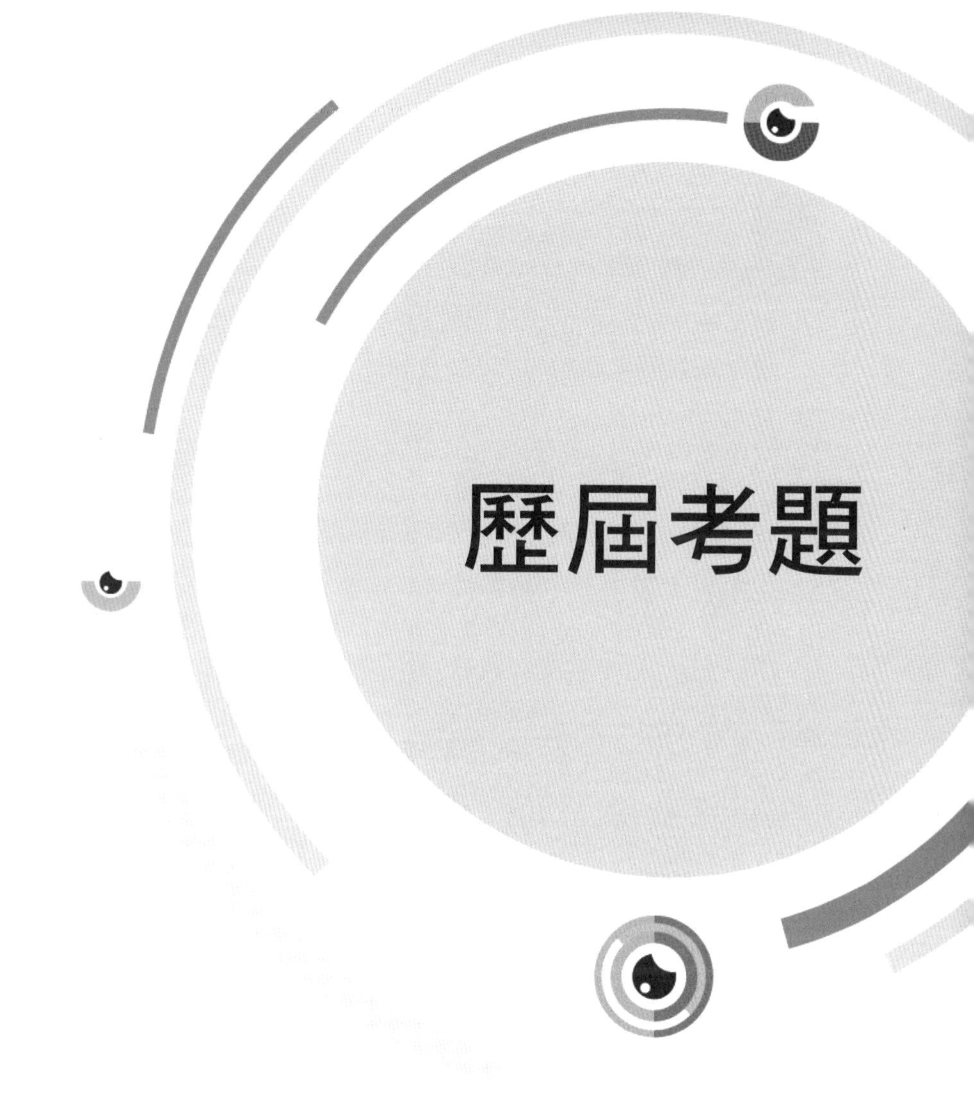

歷屆考題

109 年專技普考驗光人員考試－眼鏡光學概要
109 年第一次專技普考特種考試驗光人員考試－眼鏡光學概要
109 年第二次專技普考特種考試驗光人員考試－眼鏡光學概要
110 年專技普考驗光人員考試－眼鏡光學概要
111 年專技普考驗光人員考試－眼鏡光學概要

109 年專技普考驗光人員考試－眼鏡光學概要

1. 標準簡化屈光正常眼的屈光力是+60.00 D，假設有一散光性屈光不正簡化眼，在其簡化面屈光力在 90 方向為 F_e=+62.00 D，在其簡化面屈光力在 180 方向為 F_e=+58.00 D，眼睛折射率 n_e為 4/3，軸長 K'為 22.22 mm，一遠物所成線像，以下列屈光不正表示方法何者錯誤？(A) -2.00 D@090/+2.00 D@180 (B) -2.00 DS/+4.00 DC×090 (C) +2.00 DS/+4.00 DC×180 (D) +2.00 DS/-4.00 DC×180
2. 當臨床上遇到無水晶體症(aphakia)者，檢查結果最可能的狀況為下列何者？①遠視眼 ②近視眼 ③用凹透鏡矯正 ④用凸透鏡矯正。(A) ①④ (B) ②④ (C) ①③ (D) ②③
3. 有關散光的敘述，下列何者正確？①散光可因水晶體變化而改變 ②眼鏡可矯正不規則散光 ③不規則散光常因疾病或外傷引起 ④逆散光屬於不規則散光。(A) ①③④ (B) ②④ (C) ③④ (D) ①③
4. 有關屈光不正度數-3.00 DS/+1.00 DC×090，其前後兩焦線相對於視網膜的位置為何？(A)前焦線位於視網膜前方，而後焦線位於視網膜上 (B)前焦線位於視網膜上，而後焦線位於視網膜後面 (C)兩條焦線位於視網膜前方 (D)兩條焦線位於視網膜後面
5. 一實物體(real object)位於+5.00 D 凸透鏡前 25 公分，其影像與透鏡之距離為何？(A) 11.11 公分 (B) 20 公分 (C) 30 公分 (D) 100 公分
6. 一位小學生在課堂上，老師在白板上分別寫了“三”與“川”兩個字，結果他“三”看得很清楚，“川”卻看不清楚，下列哪一種屈光不正最符合此種現象？(A) plano/-3.00 DC×180 (B) plano/+3.00 DC×180 (C) plano/-3.00 DC×090 (D) +1.50 DS/-3.00 DC×090
7. 無窮遠處之點狀物體，經一球柱透鏡(spherocylindrical lens)折射後，分別在透鏡後方 33.33 及 50.00 公分處形成一水平與一垂直之焦線。此鏡片所形成之最小模糊圈(circle of least confusion)位於鏡後幾公分處？(A) 16.67 公分 (B) 40.00 公分 (C) 41.67 公分 (D) 83.33 公分
8. 天空的雲看起來是白色的，主要是因為下列何種原因？(A)漫反射 (B)雷利散射(Rayleigh scattering) (C)米氏散射(Mie scattering) (D)折射

9. 一白內障患者經超音波晶體乳化術後，經驗光測得之屈光度數為-2.50 D，當欲在 40 cm 處閱讀，需配戴何種眼鏡？(A)不用戴眼鏡或 0.00 D (B) +2.50 D (C) +1.50 D (D) -1.50 D

10. 一束光線投射到 3 公尺深的一池水，其入射角為 30°。當這束光線投射到水底時，它會產生大約多少公分的位移？（水的折射率為 1.33）(A) 22.09 公分 (B) 51.45 公分 (C) 121.76 公分 (D) 173.21 公分

11. 有關阿貝數(Abbe number)的敘述，下列何者最正確？(A)介質密度越高，阿貝數越大 (B)阿貝數越大，色像差(chromatic aberration)越小 (C)利用氫氣介質後所產生的藍光折射率減去紅光的折射率 (D)利用氫氣介質後所產生的折射率

12. 下列敘述何者正確？(A)一實物體放在凸透鏡前焦點外，其成像為位在透鏡後方的正立實像 (B)一實物體放在凸透鏡前焦點外，其成像為位在透鏡後方的倒立實像 (C)一實物體放在凸透鏡前焦點外，其成像為位在透鏡後方的正立虛像 (D)一實物體放在凸透鏡前焦點外，其成像為位在透鏡後方的倒立虛像

13. 有一個 10 公厘(mm)高的物體位在薄透鏡-6.00 D 左邊軸上 50 公分處，空氣為介質。下列有關成像的敘述，何者正確？①成像於左邊軸 ②成像於右邊軸 ③成像距離透鏡 25 公分 ④成像距離透鏡 12.5 公分 ⑤成像為 6.25 公厘高 ⑥成像為 16 公厘高。(A) ①③⑥ (B) ①④⑤ (C) ②④⑥ (D) ②③⑤

14. 當光線經過眼鏡片光學中心以外的點時，光線會發生偏折，因此所注視的物體的成像位置與實際位置會發生偏離之現象稱為下列何者？(A)斜向散光(oblique astigmatism) (B)畸變(distortion) (C)橫向色像差(transverse chromatic aberration) (D)稜鏡效應(prismatic effects)

15. 度數為-7.75 DS/-0.75 DC×180 隱形眼鏡的顧客，若想配戴眼鏡(vertex distance 15mm)，何者度數最接近？(A) -8.00 DS/-0.75 DC×180 (B) -8.25 DS/-1.00 DC×180 (C) -8.50 DS/-1.00 DC×180 (D) -8.75 DS/-1.00 DC×180

16. 有關隱形眼鏡用於矯正不等視(anisometropia)的優點，下列何者錯誤？(A)較不易造成視網膜影像的大小改變 (B)較適合用於矯正軸性不等視(axial anisometropia) (C)較適合用於矯正屈光性不等視(refractive anisometropia) (D)較不易有稜鏡效應

17. 一個眼睛的近視-4.00 D，若一物件放在角膜前 20 cm 處。依此條件回答第 17 題至第 19 題：若不戴隱形眼鏡或眼鏡，此眼睛需作用的調節(accommodation)屈光力是多少？(A) +1.00 D (B) +4.00 D (C) +5.00 D (D) +6.00 D
18. 若戴-4.00 D 之隱形眼鏡，請問此眼睛需作用的調節屈光力是多少？(A) +1.00 D (B) +4.00 D (C) +5.00 D (D) +6.00 D
19. 若戴對應度數之眼鏡（假設頂點距離為 12 mm），此眼睛需作用的調節屈光力是多少？(A) +4.00 D (B) +4.20 D (C) +4.55 D (D) +4.62 D
20. 李先生在無調節的狀態下凝視遠方的點狀物，在透過+5.75 D 的球面透鏡時，他看到清楚的水平物體；換成+8.75 D 的球面透鏡時，他看到清楚的垂直物體。有關於李先生屈光狀態的敘述，下列何者正確？①混合性散光(mixed astigmatism) ②複合性散光(compound astigmatism) ③順散光 ④逆散光。(A) ①③ (B) ①④ (C) ②③ (D) ②④
21. 柯先生戴著 3 年前配的眼鏡來驗光，左眼眼鏡度數為-6.00 DS，頂點距離為 15 公厘(mm)；你發現他現在的左眼遠點(far point)是鏡片前 50 公分，則柯先生左眼的隱形眼鏡處方應為何？(A) -5.00 DS (B) -6.25 DS (C) -7.25 DS (D) -8.00 DS
22. 採用視網膜檢影鏡和輔助鏡片時，調節作用放鬆下，在工作距離 50 公分處發現中和之光學十字如右，其眼鏡度數應為何？

+1.00D
+2.50D

(A) +0.50 DS/-1.00 DC×090
(B) +0.50 DS/-1.50 DC×180
(C) -1.00 DS/+0.5 0 DC×180
(D) -1.00 DS/+1.50 DC×180
23. 一個點光源位於一個+3.00 DS/+2.00 DC×180 的透鏡前方無限遠處。最接近透鏡的焦線與透鏡之距離為何？(A)鏡後 10 cm (B)鏡後 12.50 cm (C)鏡後 20 cm (D)鏡後 25 cm
24. 承上題，最小模糊圈的位置為何？(A)鏡後 10 cm (B)鏡後 12.50 cm (C)鏡後 20 cm (D)鏡後 25 cm
25. 承上題，史特爾姆間距(interval of Sturm)之線性距離為多少？(A) 5 cm (B) 13.33 cm (C) 20 cm (D) 25 cm

26. 一眼鏡度數為+4.75 DS/-1.50 DC×045，如果換算成光學十字標示法，下列敘述何者正確？(A) -1.50 D 在軸度 045 度，+3.25 D 在軸度 135 度 (B) +3.25 D 在軸度 045 度，+4.75 D 在軸度 135 度 (C) +3.25 D 在軸度 045 度，-1.50 D 在軸度 135 度 (D) +4.75 D 在軸度 045 度，+3.25 D 在軸度 135 度

27. 量測鏡片時，其鏡片前表面屈光度為+6.00 DS，後表面最高及最低屈光度分別為-4.50 D 與-3.25 D，在不考慮鏡片厚度下，此鏡片的屈光度為：
(A) +1.25 DS/-2.75 DC (B) -2.75 DS/+1.25 DC (C) -1.25 DS/+2.75 DC (D) +2.75 DS/-1.25 DC

28. 一屈光力為+5.00 D 的球面，將空氣和水(n=1.33)兩個介質分開。其球面的曲率半徑為多少？(A) -20 公分 (B) +6.60 公分 (C) +26.60 公分 (D) +46.60 公分

29. 有一處方為+1.50 DS/-3.00 DC×180，若把處方書寫成交叉圓柱鏡形式(crossed-cylinder form)，下列何者正確？(A) +1.50 DS/-3.00 DC×090 (B) -1.50 DS/+3.00 DC×090 (C) -1.50 DC×090/+1.50 DC×180 (D) -1.50 DC×180/+1.50 DC×090

30. 若有一虛像位在屈光力+15.00 D 冕牌玻璃球面鏡（折射率為 1.52）左側 5.00 cm 處，則物體位於球面鏡之左側或是右側？距離球面鏡多少？(A)左側 2.20 cm (B)右側 2.40 cm (C)左側 2.60 cm (D)右側 2.80 cm

31. 利用 Vogel's 公式計算，處方為+1.75 DS/-1.50 DC×030 鏡片的基弧度數為下列何者？(A) +6.00 D (B) +7.00 D (C) +8.00 D (D) +9.00 D

32. 下列何種鏡片材質最容易產生光色散(color dispersion)？(A)Trivex 樹脂 (B)冕牌玻璃 (C)CR-39 樹脂 (D)聚碳酸酯

33. 欲自加熱後的醋酸纖維素(cellulose acetate)鏡架移除鏡片，最容易將鏡片推出的方法是將拇指置於何處？(A)近耳側下方的鏡片前側，當手指拉著鏡圈(eyewire)時便以拇指推出鏡片 (B)近鼻側下方的鏡片前側，當手指拉著鏡圈時便以拇指推出鏡片 (C)近耳側下方的鏡片後側，當手指拉著鏡圈時便以拇指推出鏡片 (D)近鼻側下方的鏡片後側，當手指拉著鏡圈時便以拇指推出鏡片

34. 下列何種製造方式的雙光鏡片，只能使用玻璃材質？(A)一片式(one-piece) (B)膠合式(cemented) (C)融合式(fused) (D)混合式(mixed)

35. 下列金屬鏡架材料中，何者為重量最重的金屬材料？(A)鈦 (B)鎂 (C)鋁 (D)鎳

36. 下列何者不是影響變色鏡片（玻璃或塑膠）穿透率與變色速率的主要因素之一？(A)鏡片厚度 (B)鏡片顏色 (C)光線強度 (D)曝光時間

37. 操作驗度儀測量鏡片度數，若以鏡片的前表面抵著驗度儀的鏡片托，則所測量的度數稱為：(A)有效度數 (B)前頂點度數 (C)等效度數 (D)後頂點度數

38. 鏡腳標示為 53□18 145 Titan-C，其幾何中心距離為何？(A) 53 mm (B) 62 mm (C) 66 mm (D) 71 mm

39. 下列何種鏡框是針對閱讀時需要矯正，而看遠時不需要矯正的族群而設計的？(A)半眼鏡架(half-eyes) (B)複合式鏡架(combination frames) (C)半框(semirimless) (D)無框(rimless)

40. 下列塑膠鏡架的材質中，何者重量最重？(A)乙醯丙酸纖維素(cellulose aceto-propionate) (B)碳纖維(carbon fiber) (C)醋酸纖維素 (D)環氧樹脂(optyl)

41. 為了讓鏡片有良好的光學表現，當鏡框的前傾角(pantoscopic tilt)為 6 度，在裝配鏡片時，鏡片的光學中心（光心）該如何定位？(A)光心在視線上方 6 mm (B)光心在視線上方 3 mm (C)光心在視線下方 6 mm (D)光心在視線下方 3 mm

42. 使用四點接觸法測試鏡架前框時，若只有碰觸到兩顳側鏡圈，則鏡架狀況最可能為下列何者？(A)歪斜 (B)有鏡框彎弧 (C)未於共同平面上對齊 (D)有前框 X 型扭曲

43. 對於有輕微外斜視的老花眼，配鏡給予正透鏡處方，下列何種方法可以減緩看近所產生的雙眼內聚疲勞？(A)增加眼鏡的光學中心間距 (B)減少眼鏡的光學中心間距 (C)給予基底朝外的稜鏡處方 (D)眼鏡的光學中心向上偏移

44. 某患者有外斜視，右眼鏡片屈光處方為-4.00 DS/-1.00 DC×180，並給予稜鏡處方 4^{Δ} 基底朝內(BI)，稜鏡處方將讓鏡片的光學中心產生多少偏移？(A)向鼻側偏移 8 mm (B)向顳側偏移 8 mm (C)向鼻側偏移 10 mm (D)向顳側偏移 10 mm

45. 使用鏡片驗度儀量測某鏡片度數，儀器顯示畫面如右圖所示，依顯示畫面判斷此鏡片有多少稜鏡度與基底方向？(A)0.5^{Δ}基底朝上　(B)0.5^{Δ}基底朝下　(C)1^{Δ}基底朝上　(D)1^{Δ}基底朝下

46. 使用鏡片驗度儀檢測鏡片屈光度，量測下列何種鏡片時，會使鏡片移動方向與觀察畫面的十字光標產生逆動？(A)稜鏡　(B)正透鏡　(C)負透鏡　(D)正柱面透鏡

47 將一球柱面透鏡放在鏡片自動驗度儀，測量度數結果顯示為 S:+1.25; C: -0.75; A:045，下列何者符合此量測結果？(A) +1.25 DC×045/+0.50 DC×135　(B) +0.50 DC×045/+1.25 DC×135　(C) -0.75 DC×045/+1.25 DC×135　(D) +1.25 DC×045/-0.75 DC×135

48. 為學童裝配漸進多焦點鏡片時，依據 Donder's 年齡層與調節力對照表，15 歲以下學童仍具有很強的生理性調節力，因此漸進多焦點鏡片的＋字標(fitting cross)通常位於下列何處，有助於確保兒童能透過近用區閱讀：(A)瞳孔中央下方 2 mm　(B)瞳孔中央　(C)下眼瞼　(D)瞳孔中央上方 4 mm

49. 漸近多焦點鏡片遠用區至近用區的漸進度數變化速率可快或慢，若變化速率快，將不會出現以下何者狀況？(A)更多不必要的周邊柱面　(B)近用區通常較小　(C)鏡片的漸進區較短　(D)中間區的寬度通常較窄

50. 鏡腳張幅一般大於直角是正常的，通常介於幾度之間？(A) 100~102 度　(B) 96~98 度　(C) 98~100 度　(D) 94~95 度

標準答案

1	2	3	4	5	6	7	8	9	10
C	A	D	C	D	C	B	C	A	B
11	12	13	14	15	16	17	18	19	20
B	B	#	D	D	B	A	C	C	C
21	22	23	24	25	26	27	28	29	30
C	B	C	D	B	D	D	B	D	A
31	32	33	34	35	36	37	38	39	40
B	D	D	C	D	B	B	D	A	C
41	42	43	44	45	46	47	48	49	50
D	B	B	D	C	C	B	D	B	D

備註：第 13 題一律給分。

109 年第一次專技普考特種考試驗光人員考試－眼鏡光學概要

1. 眼睛的調節狀態(accommodation)產生的機轉為何？(A)睫狀肌收縮　(B)水晶體厚度減少　(C)眼球全屈光力減少　(D)角膜屈光力增加
2. 有關近視眼的敘述，下列何者錯誤？(A)近視眼成因可能是水晶體焦距太短　(B)近視眼成因可能是眼球太長　(C)近視眼情況是遠處物體成像在視網膜之後方　(D)近視眼矯正是配戴凹透鏡
3. 遠點為 1 m 的近視眼，若已經戴上正確矯正度數的隱形眼鏡後，又再需要看清楚眼前 50 cm 的物件，所需要使用的調節力為多少？(A) 0.5 D　(B) 1 D　(C) 2 D　(D) 3 D
4. 有關散光的敘述，下列何者正確？(A)規則性散光是指兩個主要徑軸(meridians)互相垂直　(B)不規則性散光是指散光軸不在 0，90 度上　(C)不規則性散光是指散光軸在 45，135 度上　(D)規則性散光是指兩個主要光軸互相夾角為 45 度
5. 一個人站在平面鏡之前，此平面鏡只有此人身高的一半並垂直置於地上，有關此人在平面鏡之成像的敘述，下列何者錯誤？(A)為原來身高的一半大小　(B)位於鏡後，其與鏡面之距離等於物體與鏡面之距離　(C)為正立　(D)為虛像
6. 一物體的成像為正立放大的虛像，此物體在凸透鏡前的位置為何？(A)在凸透鏡焦點之內　(B)在凸透鏡一倍及兩倍焦點之內　(C)在凸透鏡兩倍焦點上　(D)在凸透鏡前兩倍焦距外
7. 受檢者驗光結果為 plano/-1.50DC×090，而散光是由角膜引起的話，下列敘述何者正確？(A)角膜水平方向比較平坦，在視網膜上形成一條水平橫向焦線，在視網膜之後形成一條垂直豎立焦線　(B)角膜垂直方向比較平坦，在視網膜上形成一條水平橫向焦線，在視網膜之前形成一條垂直豎立焦線　(C)角膜水平方向比較平坦，在視網膜之前形成一條垂直豎立焦線，在視網膜上形成一條水平橫向焦線　(D)角膜垂直方向比較平坦，在視網膜上形成一條垂直豎立焦線，在視網膜之後形成一條水平橫向焦線
8. 關於鏡片成像大小的敘述，下列何者正確？(A)近視眼鏡片有放大影像的效果　(B)遠視眼鏡片有放大影像的效果　(C)透鏡鏡片放大縮小影像的效果與度數無關　(D)透鏡鏡片放大縮小影像的效果與前表面屈光度數無關

9. 若一患者的屈光不正藉由透鏡來矯正，其處方為-3.00 DS/-5.00 DC×180，則患者眼球的屈光不正是屬於下列那一種類型？(A)順規(with-the-rule)混合散光 (B)順規複合近視散光 (C)逆規(against-the-rule)混合散光 (D)逆規複合近視散光
10. 有關紅綠雙色檢查(duochrome test)之敘述，下列何者錯誤？(A)紅綠雙色檢查的原理是色像差(chromatic aberration) (B)色弱患者仍可以此方式確認驗光度數 (C)白內障患者看紅色背景上的視標可能比較清楚 (D)如受試者看綠色背景上的視標比較清楚，應加上負透鏡矯正之
11. 一片-8.00 D 凹透鏡，前表面屈光力為+3.00 D，若不考慮厚度，後表面屈光力為多少？(A) -5.00 D (B) +5.00 D (C) -11.00 D (D) +11.00 D
12. 有關眼鏡鏡片的敘述，下列何者錯誤？(A)比較同樣屈光度的鏡片，鏡片折射率越高，鏡片越薄 (B)玻璃鏡片耐磨但不耐撞，且重量較重 (C)聚碳酸酯(polycarbonate)鏡片特色為耐撞擊且色像差少 (D)深色太陽眼鏡可預防紫外線傷害且提升視覺對比敏感度
13. 遠視眼需配戴下列何種矯正鏡片及其鏡片的功能為何？(A)凸透鏡，因為凸透鏡能發散光線 (B)凸透鏡，因為凸透鏡能會聚光線 (C)凹透鏡，因為凹透鏡能發散光線 (D)凹透鏡，因為凹透鏡能會聚光線
14. 我們在黃昏中看到紅色的夕陽呈現紅色，主要是根據光的何種原理？(A)紅光的折射作用較大 (B)紅光的反射作用較小 (C)紅光的繞射作用較大 (D)紅光的散射作用較小
15. 在下列物質中，何者光線的穿透率最低？(A)水 (B) CR-39 樹脂鏡片（折射率=1.498） (C) MR-7（折射率=1.67） (D)冕牌玻璃（折射率=1.52）
16. 關於配戴硬式隱形眼鏡時，鏡片與角膜之間的淚水所產生的淚膜層鏡片效應(tear lens effect)的敘述，下列何者錯誤？(A)鏡片與角膜之間的淚水所產生的淚膜層鏡片效應與鏡片後表面弧度及角膜前表面弧度有關 (B)當鏡片後表面弧度等於角膜前表面弧度時，鏡片與角膜之間的淚水所產生的淚膜層鏡片效應未產生凹凸透鏡的效果 (C)當鏡片後表面的曲率半徑小於角膜前表面曲率半徑時，鏡片與角膜之間的淚水所產生的淚膜層鏡片效應等同凹透鏡的效果 (D)鏡片與角膜之間的淚水所產生的淚膜層鏡片效應與鏡片前表面弧度無絕對直接關聯

17. 關於隱形眼鏡與一般有框眼鏡度數換算的敘述，下列何者正確？(A)原本配戴-8.00 DS 眼鏡的人，改配戴隱形眼鏡時，其適合的度數數字絕對值是減少的 (B)原本配戴+8.00 DS 眼鏡的人，改配戴隱形眼鏡時，其適合的度數數字絕對值是減少的 (C)原本配戴-8.00 DS 隱形眼鏡的人，改配戴有框眼鏡時，其適合的度數數字絕對值是減少的 (D)原本配戴-8.00 DS 隱形眼鏡的人，改配戴有框眼鏡時，其適合的度數數字絕對值是一樣的
18. 白光經過透明物質後，因不同波長的光感受到的折射率不同，將造成顏色分散，此現象稱為：(A)繞射 (B)反射 (C)散射 (D)色散
19. 有關高折射率鏡片，下列敘述何者正確？(A)折射係數大於 1.6（含）以上 (B)材質僅限於玻璃片 (C)折射係數越大，阿貝值越高 (D)玻璃片高折射率鏡片需要抗刮塗料
20. 若以鏡片弧度儀(lens clock)測量折射率為 1.51 的玻璃鏡片前表面屈光力為+6.00 D，則此鏡面的曲率半徑為多少？(A) 75 mm (B) 80 mm (C) 85 mm (D) 90 mm
21. 承上題，若玻璃鏡片改用 CR-39 樹脂鏡片（折射率為 1.498），則此鏡片前表面屈光力(refractive power)為何？(A) +5.35 D (B) +5.56 D (C) +5.75 D (D) +5.86 D
22. 兩個圓柱鏡其屈光力各為+1.50 DC×180，+1.50 DC×090，密接組合後等效屈光力為多少？(A) +1.00 DS (B) +1.50 DS (C) +2.00 DS (D) +3.00 DS
23. 下列以光學十字表示的兩個透鏡，如果不考慮距離，其總和之屈光度等於下列何者？(A) +2.00 DS/-4.00 DC×180 (B) +2.00 DS (C) -2.00 DS/+4.00 DC×180 (D) -2.00 DS/-2.00 DC×180

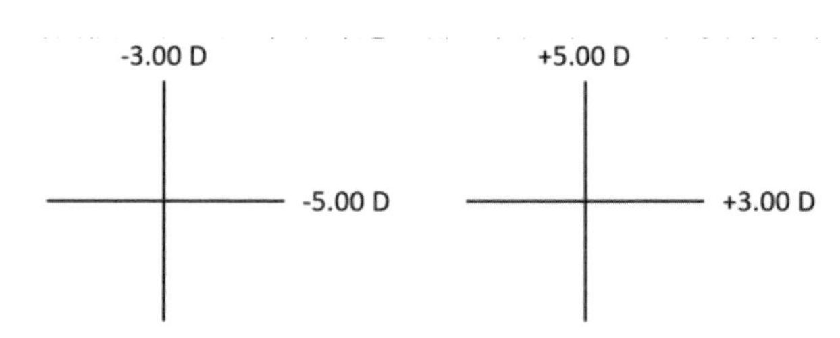

24. 一個位於透鏡第一焦點左側 10 cm 的物體，其像位於第二焦點右側 40 cm 處。該透鏡的屈光力為何？(A) +3.00 D (B) +4.00 D (C) +5.00 D (D) +6.00 D

25. 當高度正鏡片離眼睛愈遠時，其所需要的度數會比原來的屈光度：(A)增加 (B)減少 (C)不變 (D)散光軸度減少

26. 兩組鏡片的十字光學表示如下圖。此兩組鏡片的等效球鏡度(spherical equivalent)分別為：(A) A 鏡片為+1.00 D；B 鏡片為-1.00 D (B) A 鏡片為+0.50 D；B 鏡片為-0.50 D (C) A 鏡片為-1.00 D；B 鏡片為+1.00 D (D) A 鏡片為-0.50 D；B 鏡片為+0.50 D

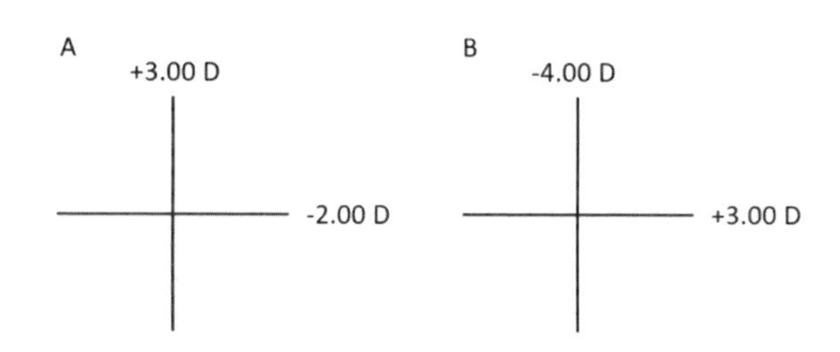

27. 一薄球面透鏡之前表面曲率半徑為+4 cm，後表面曲率半徑為+8 cm，此透鏡為何種類型？(A)雙凸型(biconvex) (B)雙凹型(biconcave) (C)新月凸型(meniscus-convex) (D)新月凹型(meniscus-concave)

28. 凸透鏡在空氣中不能產生下列何種影像？(A)倒立縮小的實像 (B)倒立相等的實像 (C)倒立放大的實像 (D)直立縮小的虛像

29. 有一透鏡度數為+5.00 DS/+5.00 DC×045，當平行光線由左側進入時，以屏幕於透鏡右側幾 cm 處可見 135° 有一線成像？(A) 5 cm (B) 10 cm (C) 15 cm (D) 20 cm

30. 柱面透鏡的處方，若為+2.00 DS/+5.00 DC×180，相當於下列何者光學十字？

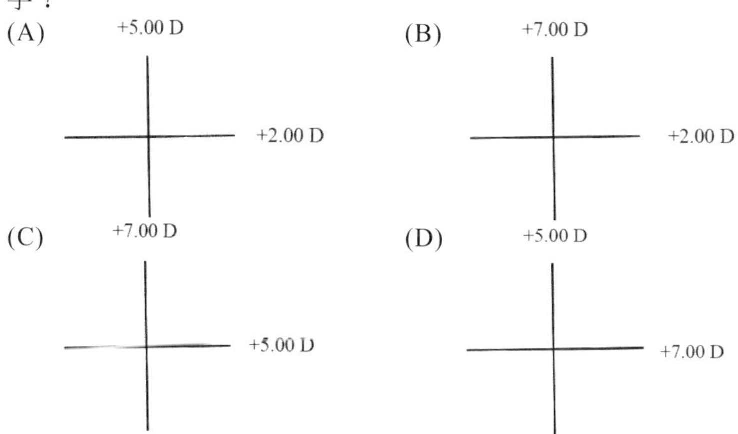

31. 針對可見光的中心波長(550 nm)所設計，在鏡片表面鍍一層氟化鎂(n=1.38)的抗反射膜，則下列何者符合此抗反射鍍膜的厚度要求？(A) 100 nm (B) 275 nm (C) 550 nm (D) 1100 nm

32. 下列那一種眼鏡鏡片的特徵不是用來阻擋紫外線？(A)染成黃色的鏡片 (B)偏光太陽眼鏡 (C)鍍抗反射膜的鏡片 (D)變色鏡片

33. 一般偏光太陽眼鏡是利用何種光學作用將水平偏振光阻擋掉？(A)吸收 (B)散射 (C)反射 (D)干涉

34. 下列何種染色鏡片比較不適合做太陽眼鏡來減少對眼睛造成傷害？(A)藍色 (B)綠色 (C)黃色 (D)紅色

35. 下列那一種顏色的染色冕牌玻璃鏡片之穿透率曲線在可見光譜中段呈現「山丘」狀分布，且對紫外線與紅外線有很好的吸收率？(A)粉紅色 (B)綠色 (C)黃色 (D)灰色

36. 一近視眼可以被-10.00 DS 的眼鏡完全矯正，假設頂端距離為 15 mm，此病人可被隱形眼鏡完全矯正的度數為多少？(A) -4.00 D (B) -8.70 D (C) -10.00 D (D) -11.76 D

37. 頂點距離為鏡片後表面至角膜頂點的距離，當鏡片基弧每增加 1.00 D 時，通常頂點距離改變最接近下列何者？(A)增加約 0.6 mm (B)增加約 1 mm (C)減少約 0.6 mm (D)減少約 1 mm

38. 使用傳統的十字視標鏡片驗度儀，當單條標線在-5.00 處清晰且柱軸調節輪指在 45，若柱軸調節輪維持不變，三條標線在-3.50 變清晰，此鏡片度數為何？(A) -5.00 DS/-1.50 DC×045 (B) -5.00 DS/+1.50 DC×045 (C) -3.50 DS/-1.50 DC×045 (D) -3.50 DS/+1.50 DC×135

39. 一副鏡架其鏡腳標示為 VO2002 1146 48□18 140，若鏡片形狀為圓形，則鏡片的有效直徑(ED)為何？(A) 48 mm (B) 52 mm (C) 66 mm (D) 70 mm

40. 下列塑膠鏡架的材質中，何者具熱彈性？(A)賽璐珞(cellulose nitrate) (B)橡膠(rubber) (C)碳纖維(carbon fiber) (D)環氧樹脂(Optyl)

41. 某君的 PD:64mm，選擇一副鏡框，其參數為 54□16，有效直徑為 59 mm，其單光鏡片的最小鏡胚尺寸(minimum blank size, MBS)應為多少？(A) 69 mm (B) 68 mm (C) 67 mm (D) 66 mm

42. 下列何者主要為調整鏡架前傾角之目的？(A)為了美觀考量 (B)為了配戴舒適 (C)擴大看遠區的視野 (D)擴大看近及中間區的視野

43. 將+4.00 D 之球面鏡片置於右眼，處方指定 2^{Δ}基底朝外，則此鏡片需如何偏心，才能得到正確的稜鏡量？(A)向外偏心 5 mm (B)向內偏心 5 mm (C)向外偏心 2 mm (D)向內偏心 2 mm

44. 配戴一單光球面鏡片，鏡片的光學中心向下偏移 4 mm，產生 2^{Δ}基底朝上的稜鏡效應，此鏡片的屈光度數是多少？(A) +0.50 D (B) -0.50 D (C) +5.00 D (D) -5.00 D

45. 有一處方，OD: -3.75 DS/-1.25 DC×180 2^{Δ}BD，OS: -4.25 DS/-0.75 DC×180 2^{Δ}BU，則配鏡時移心量和方向為何？(A)右眼向上移 5.3 mm，左眼向下移 4.7 mm (B)右眼向下移 5.3 mm，左眼向上移 4.7 mm (C)右眼向上移 4 mm，左眼向下移 4 mm (D)右眼向下移 4 mm，左眼向上移 4 mm

46. 偏光眼鏡鏡片具有特殊的方向性，其目的是為了消除：(A)斜向振波 (B)垂直振波 (C)水平振波 (D)所有振波

47. 若配戴者睫毛摩擦至鏡片背面，配鏡人員應做下列何種解決方法？(A)增加頂點距離 (B)調高鏡架 (C)開展鏡腳 (D)分開鼻墊

48. 若配戴者的鏡架會自鼻部兩側下滑，且耳後感到疼痛最可能的解決方法為何？(A)將鏡腳上的彎折部分往前移 (B)將鏡腳上的彎折部分往後移 (C)增加鏡腳張幅 (D)減小鼻橋尺寸

49. 若一患者配戴 5^{Δ}基底向上稜鏡，在距離物體 15 cm，則患者的眼睛旋轉中心為 30 mm，此稜鏡有效度數為何？(A) 4.17^{Δ} (B) 2.5^{Δ} (C) 4.52^{Δ} (D) 3.5^{Δ}

50. 有一患者想藉由增寬鏡架鼻橋區域，以改善舒適度。下列何者情況不適用？(A)漸進多焦點鏡片中心高度過低 (B)鏡片距離眼部過遠 (C)鏡架於臉部位置過高 (D)鼻橋對於鼻部過小

標準答案

1	2	3	4	5	6	7	8	9	10
A	C	C	A	A	A	B	B	B	D
11	12	13	14	15	16	17	18	19	20
C	C	B	D	C	C	A	D	A	C
21	22	23	24	25	26	27	28	29	30
D	B	C	C	B	B	C	D	B	B
31	32	33	34	35	36	37	38	39	40
A	C	A	A	B	B	A	B	A	D
41	42	43	44	45	46	47	48	49	50
C	D	A	D	C	C	A	C	A	A

109 年第二次專技普考特種考試驗光人員考試－眼鏡光學概要

1. 下列何者為凸面鏡與凹透鏡成像的共同點？(A)都在鏡前 (B)都在鏡後 (C)都為縮小正立虛像 (D)都為縮小正立實像
2. -0.50 DS/+1.00 DC×145 屬於下列哪類型的散光？(A)複合性遠視散光(compound hyperopic astigmatism) (B)複合性近視散光(compound myopic astigmatism) (C)混合性散光(mixed astigmatism) (D)單純性近視散光(simple myopic astigmatism)
3. 一近視眼鏡片處方為-4.00 D，關於此鏡片之敘述，下列何者正確？(A)此鏡片為焦距 20 公分的凹透鏡 (B)此鏡片為焦距 25 公分的凹透鏡 (C)此鏡片為焦距 20 公分的凸透鏡 (D)此鏡片為焦距 25 公分的凸透鏡
4. 有關正常人眼瞳孔(pupil)的敘述，下列何者錯誤？(A)可以調節人眼的進光量 (B)當亮度(luminance)改變時瞳孔會有直接反射(reflex)動作 (C)瞳孔大小隨著年齡的增加而變大 (D)瞳孔大小會受外在因素（如藥物、情緒等）所影響
5. 若有一位屈光不正(ametropia)+2.00 D 遠視眼患者，在未配戴矯正鏡片的情況下，為了看清楚 25 cm 遠的物體並成像在視網膜上，需要多少調節力？(A) 4.0 D (B) 5.0 D (C) 5.5 D (D) 6.0 D
6. 阿美今年 60 歲，如果戴+5.00 DS 隱形眼鏡可以讓她清楚的看到遠方的物體。下列敘述何者錯誤？(A)阿美是遠視眼 (B)阿美的遠點在角膜後 20 公分 (C)阿美可配戴凸透鏡矯正 (D)阿美可配戴凹透鏡矯正
7. 承上題，若頂點距離為 15 公釐(mm)，則阿美需要配戴多少度數的眼鏡？(A) +4.00 DS (B) +4.25 DS (C) +4.65 DS (D) +5.00 DS
8. 眼軸長度大約增加多少，會導致近視增加一個屈光度？(A) 1/3 mm (B) 1 mm (C) 3 mm (D) 10 mm
9. 關於色散現象的敘述，下列何者錯誤？(A)阿貝係數為色散力(dispersive power)的倒數 (B)阿貝係數越高，色散效應越小 (C)阿貝係數與鏡片的折射係數有絕對的正相關 (D)色散現象與入射光線的波長有關係
10. 一個可以用-3.00 D 軟式隱形眼鏡正確矯正的近視眼，如想要改配戴硬式隱形眼鏡矯正。假設角膜的前表面弧度為 43.00 D，硬式隱形眼鏡的基弧為 42.00 D。下列敘述何者正確？(A)鏡片與角膜之間的淚水所產生的淚膜層鏡

片效應為 0 D，建議配戴硬式隱形眼鏡的度數為-3.00 D (B)鏡片與角膜之間的淚水所產生的淚膜層鏡片效應為-1.00 D，建議配戴硬式隱形眼鏡的度數為-2.00 D (C)鏡片與角膜之間的淚水所產生的淚膜層鏡片效應為+1.00 D，建議配戴硬式隱形眼鏡的度數為-2.00 D (D)鏡片與角膜之間的淚水所產生的淚膜層鏡片效應為+1.00 D，建議配戴硬式隱形眼鏡的度數為-4.00 D

11. 當配戴 RGP 時，鏡片和角膜中間的淚液敘述，下列何者錯誤？(A)當 RGP 後表面較角膜平，則淚液層如同凸透鏡(plus lens) (B)當 RGP 後表面較角膜平，則淚液層如同凹透鏡(minus lens) (C)當 RGP 後表面較角膜陡，則淚液層如同凸透鏡 (D)當 RGP 後表面完全貼合角膜，則淚液層如同平面透鏡(plano lens)
12. 關於配戴隱形眼鏡及眼鏡的調視需求(accommodative demand)，下列敘述何者正確？(A)近視眼的人，配戴隱形眼鏡的調視需求較戴眼鏡的人少 (B)近視度數愈高的人，戴隱形眼鏡及眼鏡的調視需求的差異愈大 (C)遠視眼的人，配戴隱形眼鏡的調視需求較戴眼鏡的人多 (D)遠視度數愈高的人，戴隱形眼鏡及眼鏡的調視需求的差異愈小
13. 若一物體位在第二焦距為-10 公分的透鏡前 25 公分處，其影像的性質為：(A)放大倒立實像 (B)放大正立實像 (C)縮小正立實像 (D)縮小正立虛像
14. 任何波長的光在真空中的傳播速率：(A)紅光最慢 (B)綠光最慢 (C)紫光最快 (D)都一樣快
15. 一光線從一介質進入另一介質時，若入射角小於折射角，則現象為：(A)光線無法呈現全反射現象 (B)折射線偏向法線 (C)光線從密介質進入疏介質 (D)光線從疏介質進入密介質
16. 以綜合驗光儀驗光，若頂點距離設定為 14 mm，測得度數為-8.00 DS/-2.00 DC×170，欲配軟性隱形眼鏡，則其處方應為何？(A) -7.50 DS/-2.00 DC×170 (B) -7.25 DS/-1.50 DC×170 (C) -7.00 DS/-1.25 DC×170 (D) -8.50 DS/-2.25 DC×170
17. 有關光的散射，下列敘述何者錯誤？(A)眼睛大部分散射光來源是水晶體和角膜造成的 (B)使用偏光鏡片可消除部分散射光 (C)藍光散射比紅光有更多的散射光 (D)雷利(Rayleigh)散射的光強度與入射光波長成正比
18. 若一需要鍍抗反射膜的 CR-39 鏡片（折射率 1.498），其薄膜折射率約為多少？(A) 1.15 (B) 1.22 (C) 1.32 (D) 1.42

19. 當光線從空氣進入玻璃，若入射角是 20 度，折射角會是幾度？（空氣與玻璃之折射係數分別為 1.00 及 1.52）(sin20°=0.342, sin15°=0.258) (A) 25 度 (B) 18 度 (C) 15 度 (D) 13 度

20. 光線通過一個稜鏡，若這個稜鏡的鏡度是 1 稜鏡度(△)，哪麼光線在通過此稜鏡後於 10 公尺處會被偏移多少距離？(A) 1 公分 (B) 1 公尺 (C) 10 公分 (D) 10 公尺

21. 在空氣中將一根吸管放入水中會覺得吸管向上彎，但其實吸管仍然是直的，這是因為光線的何種現象造成的結果？(A)反射 (B)繞射 (C)折射 (D)干涉

22. 球面透鏡中，有會聚光線功能是哪種透鏡？①雙凸透鏡 ②雙凹透鏡 ③平凸透鏡 ④平凹透鏡。(A) ①② (B) ①③ (C) ③④ (D) ②④

23. 一虛像(virtual image)位在-4.00 D 鏡片的 8.00 公分處，其物體位置在何處？(A)鏡前 6.06 公分 (B)鏡後 6.06 公分 (C)鏡前 11.76 公分 (D)鏡後 11.76 公分

24. 紅外線(IR)的波長範圍大約為多少？(A) 200~300 nm (B) 300~400 nm (C) 400~500 nm (D) 750~1000 nm

25. 光線從空氣中由左至右進入一曲率半徑為 14 cm 的球面玻璃(n=1.7)，試計算其折射面的屈光度為何？(A) +2.00 D (B) +5.00 D (C) -2.00 D (D) -5.00 D

26. 一患者透鏡處方為-4.00 DS/-1.50 DC×170。若欲提供患者最佳視力，應選用何種屈光力的球面透鏡較適合？(A) -4.00 D (B) -4.25 D (C) -4.50 D (D) -4.75 D

27. 右圖的光學十字是何者驗光度數？

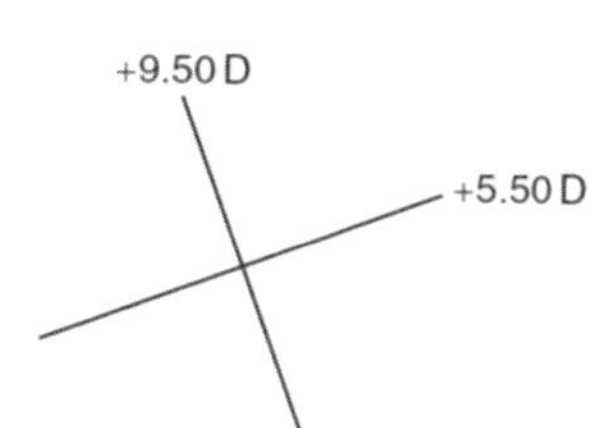

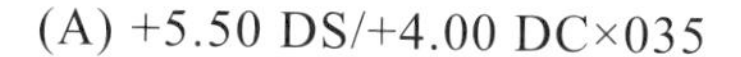

(A) +5.50 DS/+4.00 DC×035

(B) +5.50 DS/+4.00 DC×125

(C) +9.50 DS/+4.00 DC×125

(D) +9.50 DS/-4.00 DC×035

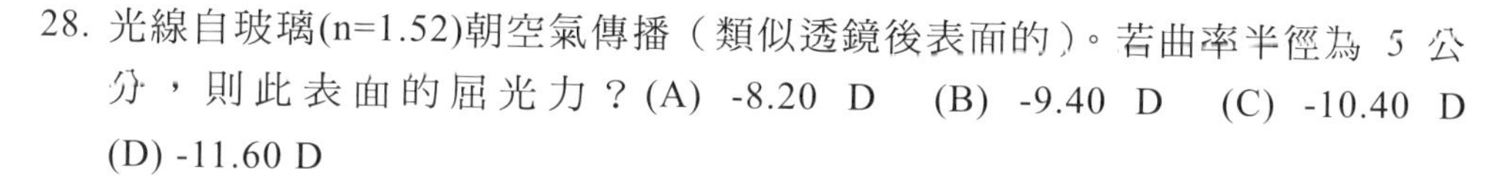

28. 光線自玻璃(n=1.52)朝空氣傳播（類似透鏡後表面的）。若曲率半徑為 5 公分，則此表面的屈光力？(A) -8.20 D (B) -9.40 D (C) -10.40 D (D) -11.60 D

29. 一個物體位於+5.00 D 的球形冕牌玻璃表面的左側 50 公分處。物體光線入射經玻璃折射後的聚散度為何？(A) -3.00 D (B) -2.00 D (C) +2.00 D (D) +3.00 D

30. 有關光線經過三稜鏡折射，下列敘述何者正確？(A)光線會偏向稜鏡底部方向，影像會偏向稜鏡頂端方向 (B)光線會偏向稜鏡頂端方向，影像會偏向稜鏡底部方向 (C)光線會偏向稜鏡底部方向，影像會偏向稜鏡底部方向 (D)光線會偏向稜鏡頂端方向，影像會偏向稜鏡頂端方向

31. 在沒有任何鍍膜處理下，將下列鏡片依表面產生光反射強度排序？①冕牌玻璃(n=1.523) ②高折射率樹酯(n=1.66) ③CR-39 樹脂(n=1.498) ④聚碳酸酯(n=1.586)。(A) ④>②>①>③ (B) ②>④>①>③ (C) ①>②>③>④ (D) ②>①>④>③

32. 以色像差問題為參考依據來選擇高度數鏡片時，下列何種材質最不適合做為高度數鏡片？(A)冕牌玻璃 (B)聚氨酯 (C) CR-39 樹脂 (D)聚碳酸酯

33. 下列鏡片材質，在未鍍膜的條件下，何者透光率最高？(A)冕牌玻璃 (B) CR-39 樹脂 (C)聚碳酸酯 (D)高折射率玻璃鏡片

34. 在同樣度數、同樣體積的條件下，下列常見鏡片的材料何者的重量最重？(A)氨基甲酸乙酯聚合物(Trivex)鏡片 (B)冕牌玻璃(crown glass) (C) 1.7 高折射率樹脂 (D) 1.8 高折射率玻璃

35. 眼鏡架測量與標記的方框法(the boxing system)中，DBL 表示下列何種尺寸？(A)鏡片尺寸 (B)鼻橋尺寸 (C)子片高度 (D)有效直徑

36. 下列何種臉型可選擇的鏡框樣式最多類型？(A)橢圓形(oval shape) (B)長方形(oblong shape) (C)圓形(round square shape) (D)鑽石形(diamond shape)

37. 一副眼鏡的鏡架前框(front)相對於臉部平面傾斜的量，稱為前傾斜(pantoscopic tilt)，每 2 度的前傾斜，會使鏡片的光學中心對應於瞳孔中心：(A)往上升高 0.6 mm (B)往上升高 1 mm (C)往下降低 0.6 mm (D)往下降低 1 mm

38. 下列何者不屬於低致過敏性材料？(A)環氧樹脂(Optyl) (B)醋酸纖維素(cellulose acetate) (C)不鏽鋼(stainless steel) (D)鈦(titanium)

39. 使用驗度儀(lensometer)量測鏡片時，觀察十字光標移動方向與鏡片移動方向相反，此屬下列何種鏡片？①正面鏡 ②負面鏡 ③正透鏡 ④負透鏡。(A) ①② (B) ③④ (C) ①③ (D) ②④

40. 在右眼產生 5^{Δ}基底朝外的稜鏡度，以 360°基底方向表示為何？(A) 5^{Δ}base 0 (B) 5^{Δ}base 90 (C) 5^{Δ}base 180 (D) 5^{Δ}base 270

41. 若視線偏移了一球面鏡片光學中心的右側 5 mm 處，發現位於 6 m 以外的物像向左偏移了 30 cm，則此球面鏡片的度數為何？(A) +5.00 D (B) -5.00 D (C) +10.00 D (D) -10.00 D

42. 排序鏡框調整的順序：①垂直對齊（四點接觸） ②水平對齊 ③鏡腳平行度（平面接觸測試） ④鏡腳摺疊角 ⑤鏡腳開展度對齊 ⑥鏡腳下彎的對齊。(A) ①②③⑤⑥④ (B) ①②⑤③⑥④ (C) ②①⑤③⑥④ (D) ②①④③⑤⑥

43. 下列何者不是導致鏡架前框上下歪斜的主要原因？(A)鏡腳張幅太小 (B)個案兩耳高低 (C)鼻墊變形 (D)鼻橋歪斜

44. 屈光檢查時，頂點距離設定為 12 mm，量測出最佳處方為+8.00 DS，今配製成框架眼鏡，若框架眼鏡頂點距離為 16 mm，則下列何者正確？(A)度數需增加 0.25 D (B)度數需減少 0.25 D (C)度數需增加 0.50 D (D)度數需減少 0.50 D

45. 有一患者配戴多焦點的眼鏡，其看遠方視的處方為平光，加入度+1.50 D，其透過光學中心下方 4 mm 處視物，所導致稜鏡效應為何？(A) 0.6^{Δ}基底向下(BD) (B) 1.2^{Δ}基底向下(BD) (C) 0.6^{Δ}基底向上(BU) (D) 1.2^{Δ}基底向上(BU)

46. 下列何者不是在眼鏡處方加上向內的鏡框彎弧(face form)之常見因素？(A)配戴者的瞳孔距離比鏡框的幾何中心小 (B)為了避免光學誤差 (C)為了維持鏡片表面的光學中心與視線垂直 (D)使配戴者的眼鏡不易滑落

47. 眼鏡製作時，鏡片鍍多層膜之最主要目的為何？(A)增加美觀 (B)增加屈光力 (C)增加硬度 (D)減少反射率

48. 配戴者的兩眼眼鏡處方均為+3.00 DS，矯正眼鏡的光學中心均向下偏移 3 mm，則配戴眼鏡後會讓影像往哪個方向偏移？(A)向內偏移 (B)向上偏移 (C)向下偏移 (D)無偏移

49. 某個眼球震顫症狀的患者，當患者觀看前方時，頭會往左側轉，應如何使用鏡片處方給予矯正？(A)兩眼皆給予基底向右的稜鏡 (B)兩眼皆給予基底向左的稜鏡 (C)兩眼皆給予正度數鏡片 (D)兩眼皆給予負度數鏡片

50. 有一遠視患者，40 歲，OD:+5.00 DS/-1.25 DC×180，OS:+5.00 DS/-0.75 DC×180，抱怨感覺長時間近距離工作有些困難，如把一般眼鏡改配正確的隱形眼鏡度數，則近距離工作時，由於所使用的調節力改變，應有何種效果？(A)將感覺更疲勞 (B)疲勞程度仍然相同 (C)疲勞感將獲得改善 (D)無法預測

標準答案

1	2	3	4	5	6	7	8	9	10
C	C	B	C	D	D	C	A	C	B
11	12	13	14	15	16	17	18	19	20
A	B	D	D	C	B	D	B	D	C
21	22	23	24	25	26	27	28	29	30
C	B	C	D	B	D	A	C	D	A
31	32	33	34	35	36	37	38	39	40
B	D	B	D	B	A	D	#	B	C
41	42	43	44	45	46	47	48	49	50
D	C	A	B	C	D	D	B	B	C

備註：第 38 題一律給分。

110 年專技普考驗光人員考試－眼鏡光學概要

1. 關於屈光狀態及眼鏡對視網膜影像大小的影響，下列何者錯誤？(A)屈光性遠視以眼鏡矯正會造成視網膜影像放大 (B)屈光性近視以隱形眼鏡矯正並不會造成視網膜影像放大 (C)軸性近視的視網膜影像會比正視眼大 (D)屈光性遠視的視網膜影像會比正視眼小
2. 一光點位於透鏡前 50 cm 處，透鏡屈光度為+6.00DS/-2.00DC×090，最小模糊圈(circle of least confusion)距離透鏡為多少？(A) +14.29 cm (B) +16.67 cm (C) +33.33 cm (D) +100.00 cm
3. 人眼的光學成像可用簡化眼(reduced eye)作為類比，若前焦點的屈光度為+60 D，眼球折射率為 1.336，則其折射面的曲率半徑為多少？(A) +5.60 mm (B) +7.20 mm (C) +8.02 mm (D) +11.20 mm
4. 若一患者眼球未矯正，有一物體位於屈光度-3.00 D 近視眼的角膜前 20 cm，為了將物體成像於視網膜，則需要多少調節(accommodation)？(A) +1.00 D (B) +2.00 D (C) -1.00 D (D) -2.00 D
5. 若以光的波動性解釋瞳孔大小(pupil size)的光學性質，下列敘述何者錯誤？(A)瞳孔大小會影響視覺靈敏度(visual acuity)是由於繞射現象 (B)光源經過直徑 3 mm 瞳孔後會在視網膜上產生繞射圖案 (C)當瞳孔直徑變小，則繞射圖案(Airy disc)會變小 (D)若瞳孔直徑減小至 1.5 mm，則辨識兩物點的解析度會受到限制
6. 某患者的眼睛需要下列透鏡處方：+2.00DS/-3.00DC×090，其眼睛的散光類型為何？(A)混合性散光 (B)簡單性遠視散光 (C)複合性遠視散光 (D)簡單性近視散光
7. 高度近視-12.50 D 患者，經白內障手術置入單光人工水晶體後，殘留近視為 -1.00 D，當其欲在 40 cm 處閱讀時，下列近用眼鏡度數何者最為恰當？(A) plano (B) +1.50 D (C) +2.50 D (D) +11.50 D
8. 下列何者為順散光(with-the-rule astigmatism)？(A) -2.00DS/-1.00DC×090 (B) -2.00DS/+1.00DC×090 (C) -2.00DS/+1.00DC×180 (D) -2.00DS/-1.00DC×135
9. 散光患者，屈折力最強主徑線在 90 度，最弱主徑線在 180 度，此為何種散光？(A)順散光 (B)逆散光 (C)混合性散光 (D)不規則散光

10. 有一物體在薄透鏡+8.00 D 左邊軸上 25 cm 處，空氣為介質，則成像位於何處？(A)透鏡右方軸上 25 cm (B)透鏡左方軸上 8.3 cm (C)透鏡右方軸上 8.3 cm (D)透鏡左方軸上 25 cm
11. Purkinje-Sanson 影像的產生，是根據光的何種原理？(A)反射(reflection) (B)折射(refraction) (C)繞射(diffraction) (D)干涉(interference)
12. 在無調節(accommodation)的狀態下，最遠可看清楚角膜前 12 cm 的視標，下列何度數的眼鏡能夠提供最佳矯正視力？假設頂點距離(vertex distance)為 12 mm。(A) -7.75 D (B) -8.25 D (C) -9.25 D (D) -10.25 D
13. 有關繞射(diffraction)及散射(Rayleigh scattering)，下列敘述何者正確？(A)可見光波長越短繞射現象越明顯，波長越短散射效應越大 (B)可見光波長越長繞射現象越明顯，波長越短散射效應越大 (C)可見光波長越長繞射現象越明顯，波長越長散射效應越大 (D)可見光波長越短繞射現象越明顯，波長越長散射效應越大
14. 若光線從介質 A 斜向射入介質 B，在 A 的入射角是 θ_1，折射係數(refractive index)是 1.5，B 的入射角是 θ_2，折射係數是 1.7，根據 Snell 定律，下列何者正確？(A) $\theta_1=\theta_2$ (B) $\theta_1<\theta_2$ (C) $\theta_1>\theta_2$ (D)無法判斷 θ_1和 θ_2的大小關係
15. 在無散光的角膜上配戴一個基弧屈光度為 42.00 D 的硬式隱形眼鏡。若角膜弧度儀的讀值為 43.00D@090，43.00D@180。在角膜平面上測得患者屈光度為-3.00 D。若隱形眼鏡屈光度為多少可矯正患者的屈光不正？(A) -1.00 D (B) -1.50 D (C) -2.00 D (D) -2.50 D
16. 有一薄透鏡折射率為 1.50，在空氣中的屈光力為+5.00 D，若將它浸入某種液體中，屈光力改變為-1.00 D，則此液體的折射率為何？(A) 1.48 (B) 1.52 (C) 1.56 (D) 1.60
17. 假定有一理想的偏振濾光片(polarizing filter)作為眼鏡片，此偏光鏡片(polarizing lens)的吸收軸沿子午線方向 180 度，若配戴偏光鏡片的人將頭部傾斜 30 度觀看時，則有多少百分比的水平偏振光可通過偏光鏡片？(A) 25% (B) 37.5% (C) 50% (D) 75%
18. 有關折射率的敘述，下列何者錯誤？(A)和介質組成有關 (B)在真空以外的介質，光的速度越快，折射率越小 (C)在真空以外的介質，波長越長，折射率越大 (D)全反射發生在光線由高折射率的介質進入低折射率的介質時

19. 一雙凹薄透鏡，折射率為 1.33，前、後表面曲率半徑分別為 33 cm 和 22 cm，此一雙凹薄透鏡的屈光力為多少？(A) -1.50 D (B) -2.00 D (C) -2.50 D (D) -3.00 D

20. 有關厚透鏡成像的性質，下列敘述何者錯誤？(A)凸透鏡可製成放大鏡，而且有會聚光線的作用 (B)厚透鏡不是只有單一焦距，而是具有多個焦距 (C)厚透鏡成像是利用光的折射原理 (D)凹透鏡在空氣中所成的像為倒立縮小的實像

21. 關於液面鏡片(fluid lenses)的敘述，下列何者錯誤？(A)軟式隱形眼鏡的配戴不需考慮液面鏡片 (B)硬式隱形眼鏡的液面鏡片造成的度數可能有正有負或是平光的 (C)液面鏡片在計算隱形眼鏡的度數時不須列入考慮 (D)硬式隱形眼鏡與角膜間的淚液層，與硬式隱形眼鏡可以矯正角膜表面不規則散光有關

22. +3.00DS/+1.00DC×050 轉換為負性散光的處方為：(A) +3.00DS/-1.00DC×050 (B) +4.00DS/-1.00DC × 140 (C) +4.00DS/-1.00DC × 050 (D) +3.00DS/-1.00DC×140

23. 驗光時在垂直方向以-3.00 D 被中和，而在水平方向以+0.75 D 被中和，驗光距離為 50 cm，下列何者為對此顧客之處方？(A) +0.75DS/-3.00DC×090 (B) +0.75DS/-3.75DC × 090 (C) +0.75DS/-3.75DC × 180 (D) -1.25DS/-3.75DC×180

24. 下圖中此兩組鏡片緊密結合後，最終的度數為何？

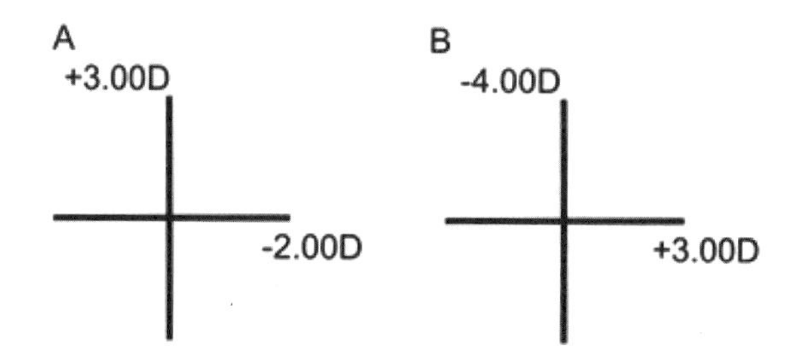

(A) -1.00DS/+2.00DC×180　(B) +1.00DS/-2.00DC×090
(C) -1.00DS/-2.00DC×180　(D) -1.00DS/+2.00DC×090

25. 下列哪組鏡片，代表的度數是一樣的？
(A)-1.00DS/+2.00DC×090; +1.00DS/-1.00DC×180
(B)-2.00DS/+2.00DC×180; +2.00DS/-2.00DC×090
(C)+2.00DS/-1.00DC×180; +1.00DS/+1.00DC×090
(D)+1.00DS/-2.00DC×180; -1.00DS/-2.00DC×090

26. 有一平凸鏡片的折射率為 1.52，若測得鏡片的直徑為 60 mm 且其垂度(sag)為 10 mm，則此鏡片精確的屈光力為多少？(A) +8.56 D (B) +9.50 D (C) +10.40 D (D) +11.56 D

27. 患者驗配隱形眼鏡，在配戴上-4.00 D 的隱形眼鏡後接受視網膜檢影鏡檢查。在工作距離 66.7 cm 處，發現 90 度時使用-0.50 D、180 度時使用+0.50 D 可中和，則患者正確的隱形眼鏡度數應為下列何者？(A) -4.50DS/-1.00DC × 180 (B) -4.50DS/-1.00DC × 090 (C) -5.00DS/-1.00DC × 180 (D) -5.00DS/-1.00DC×090

28. 有關正視眼(emmetropia)之敘述，下列何者錯誤？(A)未經過調節的眼睛，遠點在無限遠處 (B)未經過調節的眼睛，第二焦點與黃斑部中心重合 (C)指的是遠距視力，所以永遠假設眼睛是完全調節的，即屈光度最強的狀態 (D)成像在黃斑部上，不需要矯正鏡片也能看得很清楚

29. 一個實物放置在焦距為 20 cm 的凹透鏡前方 10 cm 處，其成像為：(A)鏡前約 6 cm 處，正立虛像 (B)鏡前約 20 cm 處，正立虛像 (C)鏡後約 6 cm 處，倒立虛像 (D)鏡後約 20 cm 處，倒立虛像

30. 下列哪一個處方可算是傑克森交叉圓柱鏡(Jackson cross cylinder)的一種？
(A) -2.00DS/+4.00DC×180 (B) -1.00DS/+1.00DC×090
(C) +2.00DS/+2.00DC×180 (D) +1.00DS/-0.50DC×090

31. 在夜間駕駛鏡片鍍抗反射膜，下列何者是優點？①其原理來自增加鏡片表面對光反射之比率 ②鏡片後表面鍍抗反射膜可減少後方來車大燈的干擾 ③鏡片前後表面鍍抗反射膜可提升夜間視力。(A)② (B)①② (C)②③ (D)①②③

32. 前弧+3.00 D，後弧-5.00 D，在不考慮鏡片厚度的情況下，此鏡片的度數為何？(A) +8.00 D (B) -6.00 D (C) +2.00 D (D) -2.00 D

33. 一般抗紫外線(UV)的鏡片鍍膜是指阻擋掉哪一波長以下的光波？(A) 400 nm (B) 420 nm (C) 450 nm (D) 480 nm

34. 有關偏光太陽眼鏡的應用，下列敘述何者錯誤？(A)在白天下雨時可以配戴偏光眼鏡增加行車安全 (B)配戴偏光眼鏡應避免選用垂直偏振的 LCD 螢幕 (C)在下雪天配戴偏光眼鏡可以減少雪盲症的發生 (D)可減少反射偏振光的眩光，讓顏色不失真更鮮明

35. 某鏡片其曲率半徑為 20 cm，若在空氣中的表面度數為+3.00 D，則此鏡片的折射率為何？(A) 1.33 (B) 1.5 (C) 1.6 (D) 1.8

36. 以黃金加上基底金屬，從內到外均勻混合，稱為哪一類的眼鏡架材質？(A)實金(solid gold) (B)填金(gold filled) (C)鍍金(gold plating) (D)閃鍍金(gold flashing)

37. 一副鏡架其鏡腳標示為 53□18 145，若 PD 為 63 mm，要使眼鏡片的光學中心與瞳距相符，則水平移心量是多少？光學中心向哪個方向移動？(A) 4 mm，向鼻側移動 (B) 4 mm，向耳側移動 (C) 8 mm，向鼻側移動 (D) 8 mm，向耳側移動

38. 當光線通過有 10 個稜鏡度的稜鏡之後，光線在 10 m 處會偏移多少距離？(A) 1 cm (B) 10 cm (C) 1 m (D) 10 m

39. 有一厚鏡片規格尺寸如下：前表面屈光度 = +8.00 D，後表面屈光度 = -4.00 D，鏡片厚度 t = 5 mm，折射率 n = 1.6，此鏡片的後頂點度數約為何？(A) -3.75 D (B) -4.20 D (C) +3.75 D (D) +4.20 D

40. 某右眼鏡片度數為 plano/-4.00DC×180，右眼 PD = 32 mm，若眼鏡的右 PD 誤做為 37 mm，其產生的稜鏡效應為何？(A) 2^{Δ}BI (B) 2^{Δ}BO (C) 2^{Δ}BU (D)無稜鏡效應

41. 有一鏡片，處方為-6.00DS/-2.00DC×165，使用 Vogel 公式估算，此鏡片的基弧應為：(A) +2.50 D (B) +3.00 D (C) +4.00 D (D) +6.00 D

42. 個案兩眼皆為-5.00 DS，若要使左眼產生 2ΔBU，兩眼的光學中心點的位置為何？(A)左眼比右眼的光心高 2 cm (B)左眼比右眼的光心高 2 mm (C)左眼比右眼的光心低 4 cm (D)左眼比右眼的光心低 4 mm

43. 一位 PD 64 mm 的個案，右眼-4.00 DS，左眼+4.00 DS，若要使其兩眼皆產生 2^{Δ}BI(base in)，眼鏡的光學中心距離應為多少？(A) 64 mm (B) 74 mm (C) 54 mm (D) 69 mm

44. 一個有雙眼複視的內斜視患者，驗光師欲用稜鏡配鏡矯正，使患者右眼配戴稜鏡片時，雙眼看到影像往內偏移，此稜鏡應如何擺放？(A)基底朝右 (B)基底朝左 (C)基底朝下 (D)基底朝上

45. 右眼的鏡片處方為-1.00DS/-1.00DC×180，當右眼配戴後產生 0.4^{Δ} 基底朝上的稜鏡量，則鏡片的光學中心偏移多少？(A)向上 2 mm (B)向下 2 mm (C)向上 4 mm (D)向下 4 mm

46. 將+2.00DC×090/-2.00DC×180 轉變為正柱面形式，應為下列何者？
(A) plano/+2.00DC×180 (B) -2.00DS/+2.00DC×090
(C) -2.00DS/+4.00DC×090 (D) -2.00DS/+4.00DC×180

47. 有關透鏡之敘述，下列何者正確？(A)正透鏡沿豎直方向平移，影像沿水平方向逆動 (B)正透鏡沿豎直方向平移，影像沿豎直方向順動 (C)負透鏡沿豎直方向平移，影像沿水平方向逆動 (D)負透鏡沿豎直方向平移，影像沿豎直方向順動

48. 配戴者的瞳孔距離為 58 mm，則 A 尺寸(A size)為 50 mm，鏡片間距(distance between lens, DBL)為 19 mm，有效直徑(effective diameter, ED)為 50 mm，則最小鏡坯尺寸(minimal blank size, MBS)為何？(A) 63 mm (B) 59 mm (C) 60 mm (D) 62 mm

49. 一配戴-5.00 D 單光眼鏡鏡片的配戴者，欲清楚看見距離眼鏡平面 40 cm 處的物體，其調節量應為何？（假設頂點距離為 12.5 mm）(A) 1.50 D (B) 2.15 D (C) 2.50 D (D) 2.78 D

50. 基本上，紫外線也可分為三個波段，UVC (100～280 nm)、UVB (280～315 nm)、UVA (315～380 nm)，哪一波段的紫外線一般可被大氣層中的氧、氮、臭氧層吸收？(A) UVA (B) UVB (C) UVC (D) UVA 跟 UVB

標準答案

1	2	3	4	5	6	7	8	9	10
D	C	A	B	C	A	B	B	A	A
11	12	13	14	15	16	17	18	19	20
A	C	B	C	C	D	A	C	C	D
21	22	23	24	25	26	27	28	29	30
C	B	D	D	C	C	C	C	A	A
31	32	33	34	35	36	37	38	39	40
C	D	A	B	C	A	A	C	D	D
41	42	43	44	45	46	47	48	49	50
A	D	A	A	B	C	D	A	B	C

111 年專技普考驗光人員考試－眼鏡光學概要

1. 下列何種屈光狀態屬於順散光(with-the-rule astigmatism)？
(A)-1.00DS/+1.00DC×180　(B)-1.00DS/-1.00DC×180
(C)+1.00DS/+1.00DC×180　(D)-1.00DS/-1.00DC×090

2. 一眼有 3D 的調節幅度(amplitude of accommodation)時，其近點(near point)在眼前 25 cm 處，則此眼之遠點(far point)是在？(A)眼前 100 cm　(B)眼前 50 cm　(C)眼前 75 cm　(D)眼前 125 cm

3. 關於近視眼或遠視眼的遠點之敘述，下列何者正確？(A)遠視眼的遠點落在角膜的後方，需要用凹透鏡矯正　(B)近視眼的遠點落在角膜前方，需要用凹透鏡矯正　(C)遠視眼的遠點落在視網膜的後方，需要用凹透鏡矯正　(D)近視眼的遠點落在視網膜前方，需要用凸透鏡矯正

4. 有一位+3.00 D 遠視眼患者有 4D 調節幅度，未經矯正時，此患者的近點位置為何？(A) 58.3 cm　(B) 70 cm　(C) 85cm　(D) 100 cm

5. 關於非正視眼的視網膜影像大小，下列敘述何者錯誤？(A)未矯正的屈光性近視網膜影像大小與正視眼相同　(B)未矯正的屈光性遠視網膜影像大小與正視眼相同　(C)用眼鏡矯正的屈光性近視網膜影像大小較正視眼為小　(D)用眼鏡矯正的屈光性遠視網膜影像大小與正視眼相同

6. 遠點為 1m 的近視眼，如果需要看清楚眼前 50 cm 的物件，所需要使用的調節力為多少？(A) 1D　(B) 2D　(C) 0.5 D　(D) 0D

7. 隱形眼鏡配戴+10.00 D 的遠視眼，使用頂點 15 mm 的距離的遠視眼鏡，其度數應該約為多少？(A) +10.00 D　(B) +11.00 D　(C) +8.70 D　(D) +5.00 D

8. 下列何者是屬於斜散光的軸度範圍？(A) 75±15 度　(B) 15±15 度　(C) 165±15 度　(D) 45±15 度

9. 以靜態視網膜檢影鏡法(static retinoscopy)測得 30°經線(meridian)度數為-9.25 D，120°經線度數為-7.50 D，下列表示何者正確？
(A) -9.25DS/-1.75DC×030　(B) -7.50DS/-1.75DC×030
(C) -9.25DS/+1.75DC×030　(D) -7.50DS/+1.75DC×030

10. 假設眼球之折射率為 1.333，屈光度為 60 D，計算一眼球軸長(axial length)為 23.80 mm 之眼球，其遠點(far point)為何？(A) -25.06 cm　(B) -31.73 cm　(C) -45.01 cm　(D) -79.98 cm

11. 當隱形眼鏡鏡片的直徑維持不變時，如果基弧曲率半徑增加，下列敘述何者正確？(A)基弧曲率半徑增加會減少矢高，鏡片配適在角膜上的狀況會變比較鬆 (B)基弧曲率半徑增加會增加矢高，鏡片配適在角膜上的狀況會變比較緊 (C)基弧曲率半徑增加會增加矢高，鏡片配適在角膜上的狀況會變比較鬆 (D)只改變基弧曲率半徑不影響矢高，不需調整
12. 光的全反射現象是發生在下列何者？
(A)當光線於光疏介質進入光密介質時，發生在入射角小於臨界角度時
(B)當光線於光疏介質進入光密介質時，發生在入射角大於臨界角度時
(C)當光線於光密介質進入光疏介質時，發生在入射角小於臨界角度時
(D)當光線於光密介質進入光疏介質時，發生在入射角大於臨界角度時
13. 當光線由折射率為 1.0 的空氣，以入射角度為 45 度角，進入折射率為 A 的介質，得到光線的折射角為 30 度，介質折射率 A 的數值最接近下列哪個數字？(A) 1.8 (B) 2.0 (C) 1.1 (D) 1.4
14. 承上題，當光線反向由折射率為 A 的介質進入空氣中時，會產生全反射的臨界角度與下列哪個數值最接近？(A) 10 度 (B) 30 度 (C) 45 度 (D) 60 度
15. 關於常見材質折射率的大小，下列敘述何者正確？
(A)空氣＜水＜CR-39＜聚碳酸酯 (B)空氣＜CR-39＜水＜聚碳酸酯
(C)空氣＜水＜聚碳酸酯＜CR-39 (D)空氣＜CR-39＜聚碳酸酯＜水
16. 當選擇適當度數，軟式隱形眼鏡仍無法提供可接受的視力，下列何者為最不可能的原因？(A)未矯正的散光 (B)鏡片沉積物 (C)鏡片太緊 (D)表面濕潤度不佳
17. 下列何者經透鏡折射後，路徑偏移的角度最大？(A)紅光（波長 780 nm） (B)黃光（波長 597 nm） (C)綠光（波長 577 nm） (D)藍光（波長 490 nm）
18. 一高度為 20 cm 的物體，置於一個+15.00 D 的凸透鏡前方 20 cm，其成像應為下列何者？
(A)與物體在鏡片同側，高度 10 cm (B)與物體在鏡片對側，高度 10 cm
(C)與物體在鏡片同側，高度 20 cm (D)與物體在鏡片對側，高度 20 cm
19. 一個基弧(base curve)為 42.00 D 的硬式隱形眼鏡配於一個無散光的角膜，其角膜曲率測量為 43.00 D，所需矯正的度數為-3.00 D，則此硬式隱形眼鏡

所需配的度數何者為佳？（假設隱形眼鏡和淚液層均是位於空氣中）

(A) -4.00 D (B) -3.50 D (C) -3.00 D (D) -2.00 D

20. 一真實物體位在+4.00 D 鏡片前 80 cm，它所對應的影像為：①實像②正立③小於物體④位在鏡片的焦點後⑤位在物體的同側。(A)①②⑤ (B)①③④ (C)②③④ (D)②③⑤

21. 若一種隱形眼鏡片中心厚度為 0.2 mm，前後表面曲率半徑皆為 7.5 mm，鏡片折射率為 1.490，則其後頂點屈光力約為多少？(A) +0.45 D (B) +0.50 D (C) +0.55 D (D) +0.60 D

22. 關於隱形眼鏡的特性，下列敘述何者錯誤？(A)計算時通常可以將隱形眼鏡視為一種透鏡 (B)對近視眼而言，同一隻眼睛配戴隱形眼鏡所需度數會比眼鏡鏡片高 (C)配戴隱形眼鏡比配戴玻璃鏡片有較大的視場(field of view) (D)高度近視患者也適合配戴硬式隱形眼鏡

23. 一光點光源放在透鏡前 40 cm 處，經過實驗後的結果發現，光線經過透鏡後會以平行光離開透鏡，此透鏡的屈光度為何？(A) +2.50 D (B) -2.50 D (C) +25.0 D (D) -25.0 D

24. 有一新月型凹透鏡，折射率為 1.5，若前表面屈光度為+5.00 D，後表面曲率半徑為 5 cm，此鏡片的屈光度應為何？(A) -3.00 D (B) -4.00 D (C) -5.00 D (D) -6.00 D

25. 右圖示之光學十字轉換為眼鏡處方應為下列何者？

(A) +7.00DS/-5.00DC×090

(B) +7.00DS/-2.00DC×090

(C) +7.00DS/+5.00DC×180

(D) +7.00DS/+2.00DC×180

+7.0D

+2.0D

26. 某患者一隻眼睛配戴+8.00 D 眼鏡作為遠視矯正，而後頂點至角膜距離為 10 mm，若後頂點至角膜縮短為 5 mm，則後頂點屈光度(back vertex power)為多少？(A) +8.13 D (B) +8.23 D (C) +8.33 D (D) +8.43 D

27. 一白光經過稜鏡產生色散現象，下列何種顏色光線會最靠近稜鏡頂端？(A)紅 (B)黃 (C)藍 (D)紫

28. 有一位小朋友經過檢查，發現遠視度數增加，請問下列哪一個方法可以用來增加遠視鏡片的矯正度數？(A)增加鏡片的曲率半徑 (B)增加鏡片的尺寸 (C)增加鏡片材質的折射率 (D)減少鏡片與眼睛之間的距離

29. 以視網膜鏡(retinoscope)搭配工作鏡片檢查，在水平方向測得屈光度為-1.50 D，在垂直方向測得屈光度為+1.50 D，其處方為何？
(A)-1.50DS/+1.50DC×090 (B)-1.50DS/+3.00DC×090
(C)+1.50DS/-3.00DC×090 (D)+1.50DS/-1.50DC×180

30. 將+2.00DS/+5.00DC×180 轉變為負圓柱面透鏡形式，應為下列何者？
(A)+7.00DS/-5.00DC×090 (B)+7.00DS/-2.00DC×090
(C)+7.00DS/+5.00DC×180 (D)+7.00DS/+2.00DC×180

31. 高度數鏡片配戴者，在選擇鏡框鏡片裝配時，下列何種鏡片選項最佳？(A)冕牌玻璃光學鏡片 (B)低折射率鏡片 (C)大尺寸鏡片 (D)非球面或非複曲面鏡片

32. 有關 CR-39 樹脂光學鏡片優於冕牌玻璃光學鏡片之特點，下列何者錯誤？(A) CR-39 鏡片重量更輕 (B) CR-39 鏡片更耐衝擊 (C) CR-39 鏡片鍍膜後抗刮度可以增加 (D) CR-39 鏡片更防霧

33. 鏡片的阿貝數及稜鏡效應是影響視力的重要因素，已知某屈光不正的眼睛配戴-4.00 DS 時，如果眼睛的視線經由光學中心看視標，測得視力值為 1.0；當此眼睛的視線經由光學中心往鼻側偏移約 20 mm 處看視標時，在鏡片的阿貝數約為 20 的情況下，推測此眼睛的視力值約為多少？

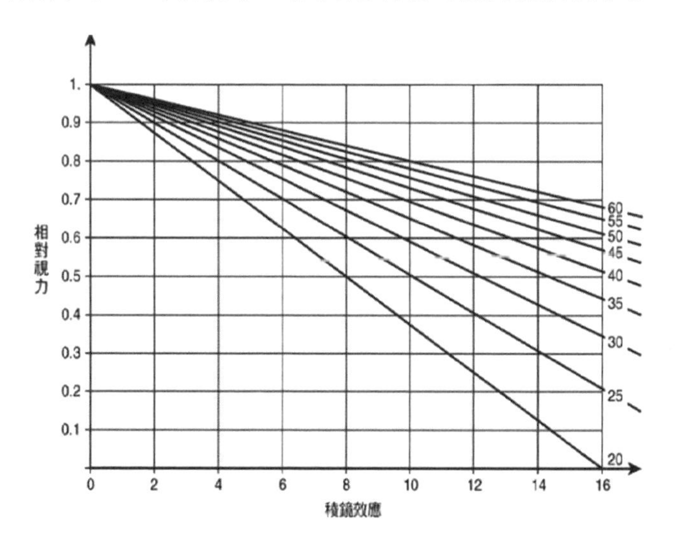

(A) 0.2 (B) 0.5 (C) 0.8 (D) 1.0

34. 在相同屈光度下，下列何種鏡片材質的阿貝數最低？(A)冕牌玻璃 (B) CR-39 樹脂 (C)聚碳酸酯(polycarbonate) (D)氨基甲酸乙酯聚合物(Trivex)
35. 依照 ANSI Z80.3-2001 的標準，一般太陽眼鏡的顏色深度，最少應該要有多少百分比的遮光率？(A) 70% (B) 60% (C) 50% (D) 40%
36. 一副只有藍色鏡面鍍膜(mirror coating)的太陽眼鏡，其眼鏡正面反射出藍色光，配戴者從鏡片內觀看白色天空，視覺會產生什麼顏色的色偏？(A)紅色 (B)黃色 (C)綠色 (D)藍色
37. 學理上對於鏡框外形的挑選，下列何者錯誤？(A)對於臉部較長者，應挑選較高端片的鏡腳以縮短臉型長度 (B)顏色深且全染色的鏡架比垂直漸層染色的鏡架易有縮短臉型長度的效果 (C)倒三角形臉型應儘可能挑選淺色鏡架 (D)橢圓形臉型可挑選任何類型的鏡架
38. 美國視覺協會(Vision Council of America, VCA)針對含鈦的鏡架建立了自發性標示準則，針對 Beta 鈦金屬的認證(certified Beta Titanium)，下列敘述何者正確？(A)所有主要零件依據重量至少含 80%鈦，不含鎳成分 (B)所有主要零件依據重量至少含 80%鈦，可含鎳成分 (C)所有主要零件依據重量至少含 70%鈦，不含鎳成分 (D)所有主要零件依據重量至少含 70%鈦，可含鎳成分
39. 一副鏡架，在方框系統法中，其尺寸規格為：A=52、B=49、C=50、DBL=18，若子片高度(seg height)為 21 mm，則其子片降距(seg drop)，即水平中線以下的距離應為何？(A) 2.5 mm (B) 3 mm (C) 3.5 mm (D) 5 mm
40. 學理上正方形的臉型比較短，下頷突出並有稜角，此臉型在選用鏡架時，下列何種較不適合？(A)圓形或特別是底部圓形的鏡架 (B)較扁型且鏡腳位置比較高的鏡架 (C)鏡圈底邊較透明的鏡架 (D)鼻橋較低的鏡架
41. 驗光人員配好一副眼鏡前，必須將鏡架置於「對齊標準(standard alignment)」，這個名稱也稱為？(A)調整(adjusting)鏡架 (B)成型(forming)鏡架 (C)校準(truing)鏡架 (D)前框 X 型扭曲鏡架
42. 超音波清潔器是鏡片及鏡架清潔工具之一，下列何項最應避免使用超音波清潔器？(A)金屬全框鏡架 (B)抗反射鍍膜鏡片 (C)環氧樹脂鏡架 (D)聚碳酸酯鏡架

43. PD 為 62 mm 的患者選擇具有以下尺寸的鏡框標示：54□16 140。在這種情況下，每個鏡片的水平移心量是多少？(A) 2 mm (B) 4 mm (C) 8 mm (D) 16 mm

44. 假如使用驗度儀去測量鏡片，右眼鏡片測量到 2^{Δ}BU 和左眼鏡片測量到 3^{Δ} BD，下列敘述何者正確？(A)對於配戴者右眼來說產生 5^{Δ}BU (B)對於配戴者左眼來說產生 5^{Δ}BU (C)對於配戴者右眼來說產生 1^{Δ}BU (D)對於配戴者左眼來說產生 1^{Δ}BU

45. 下列何者不適合調窄鼻橋區域？(A)鏡架配戴位置過低 (B)漸進多焦鏡片的十字過低 (C)鼻橋相對於鼻部過小 (D)睫毛常摩擦到鏡片背面

46. 使用聚碳酸酯(n=1.586)製成-3.00 D 的鏡片，鏡框水平寬度為 40 mm，鏡片在鼻側邊緣厚度為 4.5 mm、在顳側邊緣厚度為 6.2 mm，求此鏡片中心產生

的稜鏡度為哪一種斜視的矯正處方？(A)單眼上斜視 (B)單眼下斜視 (C)內斜視 (D)外斜視

47. 患者左眼鏡片處方 +1.50DS/-2.50DC×090，右眼鏡片處方 -1.00DS/-1.00DC×180，雙眼鏡片中心間距(DBOC)為 62 mm，雙眼配戴眼鏡後產生 0.4^{Δ}基底朝外的稜鏡量，求患者的雙眼瞳距(PD）？(A) 58 mm (B) 60 mm (C) 64mm (D) 66 mm

48. 鏡片度數為-5.50 D，其向外偏移 2 mm，向下偏移 3 mm，其產生的稜鏡效應為何？(A) 1.1^{Δ}基底朝內，1.65^{Δ}基底朝下 (B) 1.1^{Δ}基底朝內，1.65^{Δ}基底朝上 (C) 1.65^{Δ}基底朝外，1.1^{Δ}基底朝上 (D) 1.65^{Δ}基底朝外，1.1^{Δ}基底朝下

49. 使用 Vogel's 公式估算，下列基弧中，何者是製作+1.00 D 球面度數鏡片的最佳選擇？(A) +4.00 D (B) +5.00 D (C) +6.00 D (D) +7.00 D

50. 若稜鏡度數為 0.5^{Δ}，使物體位移了 50mm，則該物體與稜鏡之距離為何？(A) 5m (B) 50 cm (C) 100 cm (D)10 m

標準答案

1	2	3	4	5	6	7	8	9	10
B	A	B	D	D	A	C	D	C	A
11	12	13	14	15	16	17	18	19	20
A	D	D	C	A	C	D	B	D	B
21	22	23	24	25	26	27	28	29	30
D	B	A	C	A	C	A	C	C	A
31	32	33	34	35	36	37	38	39	40
D	C	B	C	B	B	A	C	C	D
41	42	43	44	45	46	47	48	49	50
C	B	B	A	C	C	D	B	D	D

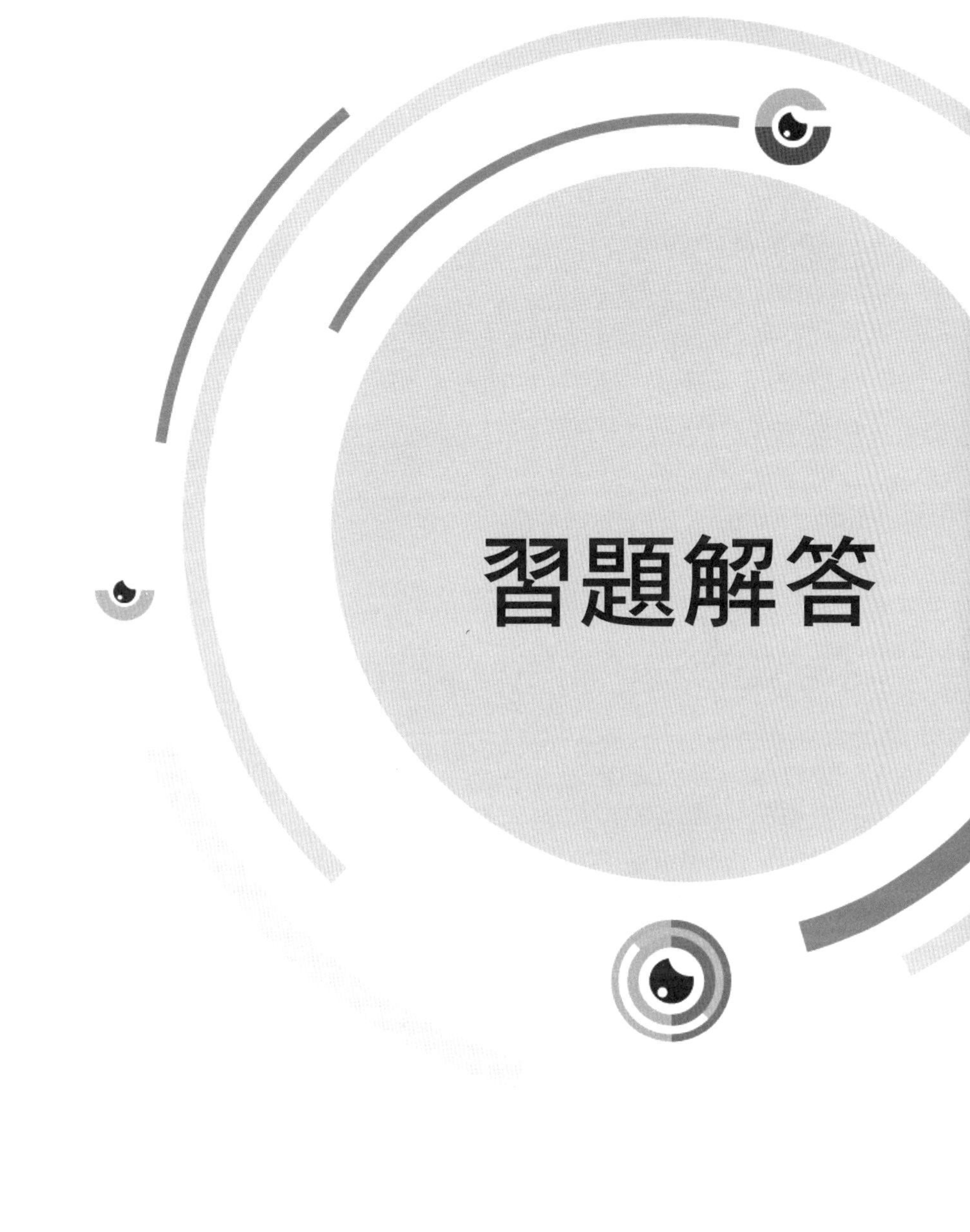

習題解答

第 1 章　答案

1. (1) +3.00 D；(2) −0.24 m
2. (1) −12.5 D；
   (2) $f_1 = 8$ cm，$f_2 = -12$ cm
3. −3.77 D
4. 鏡前 20 cm
5. 15 cm
6. (1)+11.24 D；
   (2)+38.9 cm 倒立實像

第 2 章　答案

1. +41.59 D
2. (1) $F = +12.00$ D；
   (2) $F_v = +12.00$ D，$F_v' = +13.25$ D；
   (3) $V_1H = 0$ m，$V_2H' = -7.86$ mm
3. $F = +3.24$ D，$F_v = +3.12$ D，
   $F_v' = +3.40$ D
4. 20 cm（在第二面透鏡的右側）
5. $F_e = +8.00$ D，$F_v' = -20.00$ D
6. (1) 90 cm（在透鏡後頂點的右側）；
   (2) $F_v = +5.08$ D，$F_v' = +5.35$ D

第 3 章　答案

1. (1) +2.50 DS / +3.25 DCX153，
   +2.50 DCX63 / +5.75 DCX153
   (2) −1.75 DS / −2.75 DCX167，
   −1.75 DCX77 / −4.50 DCX167
   (3) +1.25 DS / −3.00 DCX90，
   −1.75 DS / +3.00 DCX180
2. +2.25 D
3. −1.50 DS/ +3.00 DCX150
4. +0.13 DS/ +1.73 DCX15
5. +3.25 DS/ −1.25 DCX90
6. 殘餘度數
   OD: +1.50 DS/ −3.00 DCX180，
   OS: −0.50 DS/ −0.25 DCX90

第 4 章　答案

1. −4.00 DCX180/ −5.00 DCX90
2. $\dfrac{+9.00\text{ DCX180} / +12.00\text{ DCX90}}{-4.00\text{ DS}}$
3. $\dfrac{+4.00\text{ DS}}{-3.00\text{ DCX165} / -5.00\text{ DCX75}}$
4. $\dfrac{+6.00\text{ DCX180} / +4.00\text{ DCX90}}{-10.00\text{ DS}}$
5. (1) −7.75 DS/ −0.75 DCX110；
   (2) +2.75 DS / −1.50 DCX180
6. (1) $\dfrac{+6.00\text{DS}}{-2.50\text{DCX90} / -3.50\text{DCX180}}$
   +3.50 DCX90/ +2.50 DCX180
   (2) $\dfrac{+2.75\text{DCX90} / +4.50\text{DCX180}}{-2.00\text{DS}}$
   +0.75 DCX90 / +2.50 DCX180
   (3) $\dfrac{+6.00\text{DS}}{-3.00\text{DCX90} / -3.75\text{DCX180}}$
   +3.00 DCX90 / +2.25 DCX180

第 5 章 答案

1. 4.29 mm
2. 6.09 mm
3. (1)5.80 mm；(2)3.87 mm
4. $r_S = 38.5$ mm，$s_S = 9.2$ mm，
   $r_B = 83.3$ mm，$s_B = 3.8$ mm，
   $r_C = 58.8$ mm，$s_C = 5.6$ mm，
   中心厚度 = 6.9 mm，
   厚邊厚度 = 3.3 mm
5. 10.46 D
6. 1.654

第 6 章 答案

1. 1°，1.22^{Δ}
2. 新式英國標示法：
   OD: 2^{Δ} B 下 30°，
   360°標示法：
   OD: 2^{Δ} B210°，
   直角坐標法：
   OD: 1^{Δ} BD 1.731^{Δ} BO
3. 6.12 mm
4. 2^{Δ} BU，3^{Δ} BO
5. 2.83^{Δ} B45°
6. OD: 2^{Δ} BU 與 1^{Δ} BO，
   OS: 2^{Δ} BD 與 1^{Δ} BO

第 7 章 答案

1. $P_V = 3.2^{\Delta}$ BU，$P_H = 2.0^{\Delta}$ BO，
   $P_{合} = 3.77^{\Delta}$ B122°
2. 0.9^{Δ} BO
3. $P_H = 1^{\Delta}$ BI，$P_V = 2^{\Delta}$ BU 或
   2.24^{Δ} B45°
4. 光心向上移動 6 mm
5. 向上移 4 mm 與向內移 2.5 mm
6. 5.6^{Δ} BI

第 8 章 答案

1. −9.00 DS
2. −6.38 DS / −1.43 DCX90
3. 遠視+11.11 D，$F = +9.52$ D，
   $F = +9.26$ D
4. 1.235
5. 0.901、0.941
6. 視覺視場 = 74.47°，
   實際視場 = 65.72°

第 9 章 答案

1. 遠視 +2.00 D，$A.A. = 6.00$ D
2. (1) 單純近視倒散光(SMA, A/R)；
   (2) 單純遠視直散光 (SHA, W/R)；
   (3) 複合近視直散光 (CMA, W/R)；
   (4) 複合遠視倒散光 (CHA, A/R)；
   (5) 混合性直散光(MA, W/R)
3. $h' = -0.1212$ mm
4. 遠視+3.67 D
5. +0.193 mm
6. 0.87

第 10 章　答案

1. +4.87 D
2. (1) $F_N = +1.06\ \text{D}$；
   (2) $F_N = -4.55\ \text{D}$；
   (3) $F_N = +3.11\ \text{D}$
3. (1)62.39 mm；(2)51.38 mm
4. $P_{總} = 0.8^{\Delta}$ BU
5. $P_V = 1.25^{\Delta}$ BD，$P_H = 0.25^{\Delta}$ BO
6. $P_V = 5.25^{\Delta}$ BD，$P_H = 0.25^{\Delta}$ BI

第 11 章　答案

1. $F_1 = +10.00\ \text{D}$，$F_2 = -10.50\ \text{D}$，$t = 8\ \text{mm}$
2. 0.9569，1.0054，0.962（縮小 3.8%）
3. 9.29 mm
4. (1) OD: 6^{Δ} BI，OS: 2^{Δ} BO，總稜鏡效應為 4^{Δ} BI；
   (2) OD: 12^{Δ} BO，OS: 2^{Δ} BI，總稜鏡效應為 10^{Δ} BO
5. $M = 200\%$
6. OD: $P = 4^{\Delta}$ BD，OS: $P = 2^{\Delta}$ BD，總稜鏡效應為 2^{Δ} BD，右眼

第 12 章　答案

1. $F_1 = +5.00\ \text{D}$，$F_2 = -12.00\ \text{D}$
2. $F_1 = +17.00\ \text{D}$，$F_2 = -11.00\ \text{D}$
3. +4.09 DS/+0.29 DCX180
4. 球差、彗差、斜向像散、場曲、畸變
5. (1) 鏡片後頂點(Back vertex)至眼睛轉動中心(Center of rotation)之距離、
   (2) 鏡片厚度、
   (3) 鏡片之介質折射率、
   (4) 在總屈光度(Total Power)保持定值下，調整鏡片前、後面屈光力值
6. 瞳孔，眼鏡面之傾斜角

參考文獻

1. 孟建國 *眼鏡光學* 東華大學出版社 2004
2. 王滿堂 *鏡片光學* 藝軒出版社 2002
3. 王滿堂 *眼屈光學* 藝軒出版社 2005
4. 張榮森 *光學鏡片製作* 五南出版社 2008
5. 林煒富 *幾何光學* 新文京出版社 2014
6. 陳揚捷 *基礎雙眼視覺學* 新文京出版社 2016
7. Brooks, Clifford. *Essentials for Ophthalmic Lens Work,* Butterworth-Heinemann 1983
8. Dowaliby, Margaret. *Practical Aspects of Ophthalmic Optics,* New York Professional Press, 1988
9. Keating, Michael. *Geometric, Physical and Visual Optics,* Butterworth-Heinemann 1988
10. Colin Fowler & Keziah Latham Petre. *Spectacle Lenses Theory and Practice,* Butterworth-Heinemann 2001
11. Mark E. Wilkinson. *Essential Optics Review for the Boards,* F.E.P. International Inc. 2006
12. Darryl Meister & Jim Sheedy. *Introduction to Ophthalmic Optics,* Carl Zeiss Vision, 2008

MEMO :

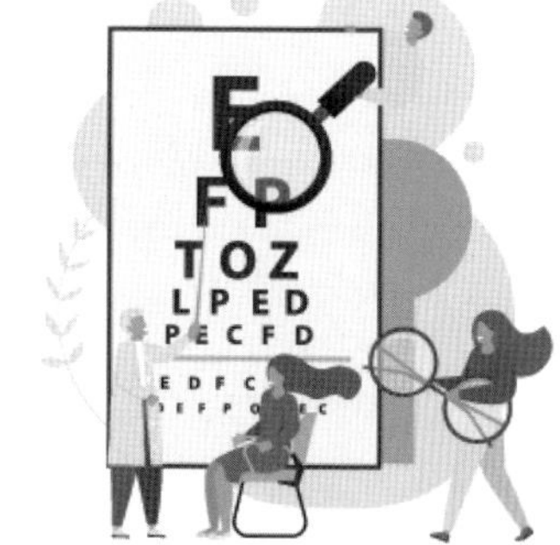

MEMO :

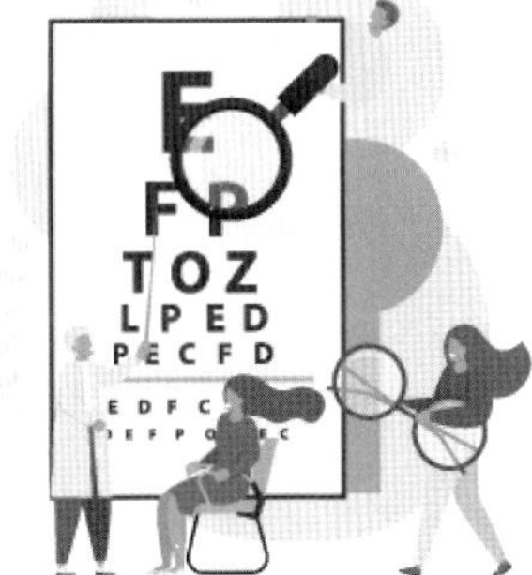

MEMO :

MEMO :

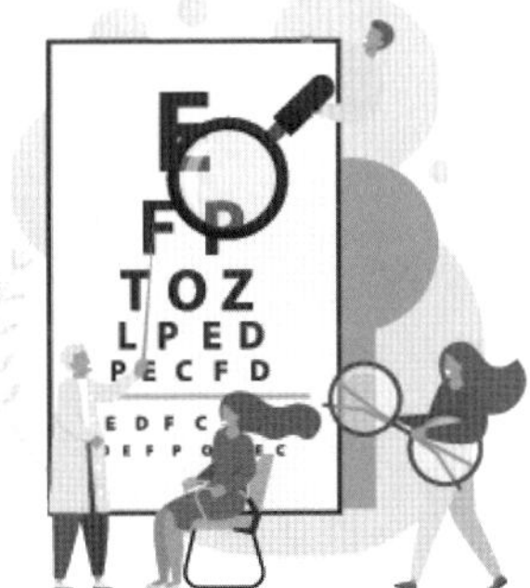

國家圖書館出版品預行編目資料

眼鏡光學概要／卓達雄編著.　– 初版. –
新北市：新文京開發出版股份有限公司,
2022.12
面；　公分

ISBN　978-986-430-901-6（平裝）

1.CST: 光學　2.CST: 眼鏡　3.CST: 驗光

416.767　　111020727

眼鏡光學概要　（書號：**B433**）

編 著 者	卓達雄
出 版 者	新文京開發出版股份有限公司
地 址	新北市中和區中山路二段 362 號 9 樓
電 話	(02) 2244-8188（代表號）
F A X	(02) 2244-8189
郵 撥	1958730-2
初 版	西元 2023 年 01 月 10 日

建議售價：430 元

法律顧問：蕭雄淋律師

ISBN　978-986-430-901-6

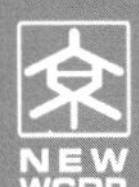

New Wun Ching Developmental Publishing Co., Ltd.

New Age · New Choice · The Best Selected Educational Publications—NEW WCDP